刘沈林

脾胃病临证心悟

主　编　刘沈林

副主编　王瑞平　叶　柏
　　　　徐陆周　商洪涛

编　委（按姓氏笔画排序）

朱超林　祁明浩
李　烜　吴　坚
谷　雨　邹　玺
张　力　张小琴
陆　原　陈　敏
陈玉超　房良华
徐　艺　舒　鹏
彭海燕

人民卫生出版社

图书在版编目（CIP）数据

刘沈林脾胃病临证心悟 /刘沈林主编 . —北京：人民卫生出版社，2014

ISBN 978-7-117-19701-4

Ⅰ. ①刘… Ⅱ. ①刘… Ⅲ. ①脾胃病 – 中医学 – 临床医学 – 经验 – 中国 – 现代 Ⅳ. ①R256.3

中国版本图书馆 CIP 数据核字（2014）第 197885 号

人卫社官网	www.pmph.com	出版物查询，在线购书
人卫医学网	www.ipmph.com	医学考试辅导，医学数据库服务，医学教育资源，大众健康资讯

刘沈林脾胃病临证心悟

主　　编: 刘沈林
出版发行: 人民卫生出版社（中继线 010-59780011）
地　　址: 北京市朝阳区潘家园南里 19 号
邮　　编: 100021
E - mail: pmph @ pmph.com
购书热线: 010-59787592　010-59787584　010-65264830
印　　刷: 北京铭成印刷有限公司
经　　销: 新华书店
开　　本: 710×1000　1/16　印张: 12　插页: 2
字　　数: 222 千字
版　　次: 2014 年 9 月第 1 版　2022 年 11 月第 1 版第 3 次印刷
标准书号: ISBN 978-7-117-19701-4/R·19702
定　　价: 29.00 元

打击盗版举报电话: **010-59787491　E-mail: WQ @ pmph.com**
（凡属印装质量问题请与本社市场营销中心联系退换）

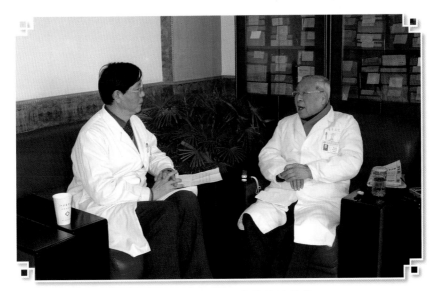

1．与恩师"国医大师"徐景藩教授

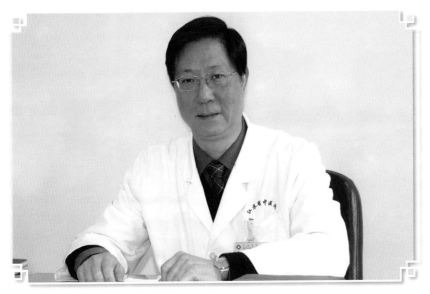

2．作者学术讲座

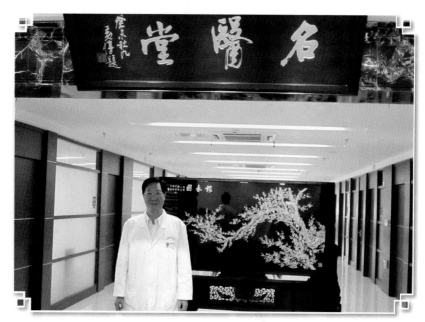

3. 特色浓郁的江苏省中医院名医堂

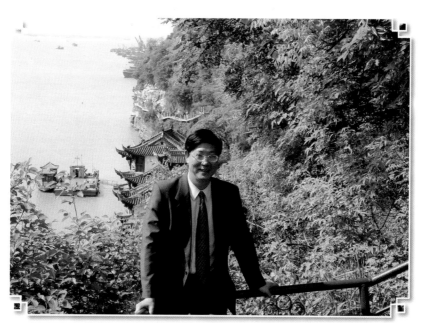

4. 享受南京江边的自然与幽静

庆祝 江苏省中医院成立六十周年

六旬华诞勃蓬光人才辈出杏林芳

中西益重业手执精诚创新又辉煌

徐景藩

周　序

　　一位名医就是一面旗帜，一位名医就能铸起一座丰碑。山不在高，有仙则名；水不在深，有龙则灵。医院不在大，有名医则名，故曰先有名医而后有名科、名院也。20世纪50年代，新中国成立不久，百废待兴，国家总理周恩来亲自委命姑苏名医叶橘泉出任江苏省中医院首任院长，开创国家兴办大型综合性中医院之先河，中医药界群情振奋，豪情万丈，一时引得江苏各地多少名医、大家纷纷来附，同心协力，旨在振兴中医大业矣。承淡安、邹云翔、张泽生、施和生、童葆麟、曹鸣高、马泽人、周筱斋、颜亦鲁、沙星垣、马云翔、邹良材、邱茂良、江育仁等一位位地方名医、大家，携家带口，义无反顾，纷至沓来。他们或来自吴门医派、孟河流域，或为世医之家、御医后代，或秉承家学、享誉一方。群英汇聚钟山脚下、扬子江畔，石婆婆庵8号开门悬壶济世，著书立说，开坛讲学，百花齐放，百家争鸣，开创了中医学术之新风，既为医院的发展奠定了深厚的学术根基，并为新中国各地开办中医医院摸索出了有效的经验与全新的模式，更为新中国的中医药学教育事业作出了积极的探索和不可磨灭的贡献。

　　"逝者如斯夫"，一个甲子春秋转眼过去了，历经几代人的艰苦努力，薪火传承，中医药学在这片沃土上已经枝繁叶茂，花香四溢，江苏省中医院已飞越嬗变为一所现代化的大型综合性中医院，享誉海内外。而这一切荣耀与辉煌，与我们后来诸多名医们继续高举"大医精诚"的旗帜指引作用密不可分，与诸多名医们的持之以恒地辛勤耕耘和传承创新密不可分。

　　师者，传道、授业、解惑也。我们的名医们在繁重的临床诊疗工作之余，仍然不忘中医学术经验的传承与创新，且不遗余力，毫无保留，因此我们才得以有机会在医院60周年庆典之际一次性地看到这部丛书，一部涵盖今日江苏省中医院里的27位名老中医的个人学术经验的丛书。他们中既有内科的名医，也有消化科、老年科、肛肠科、骨伤科、心内科、呼吸科、耳鼻喉科、妇科、生殖医学科、肾内科、肿瘤科、针灸康复科、血管外科、眼科、儿科、推拿科、风湿科、神经科的名医，因此又是一部集大成的现代中医临床各科学术经验总结的丛书。

　　"古为今用，根深则叶茂；西为中用，老干发新芽。知常达变，法外求法臻化境；学以致用，实践创新绽奇葩。"盛世修典，在现代医学迅猛发展的今天，中医药仍能以顽强的生命力屹立于世界医学之林，一方面是中医药自身蕴含着深刻的科学性，另一方面也得益于历代名家学者的学术经验总结与传承。我们在感恩于这些名医们诲人不倦"仁心"之时，更应悉心学习研究他们的"仁术"，让更多的患者早日享受他们的"仁术"，才是对他们最好的"感恩"与"回报"。历史的经验告诉我们，在继承的基础上创新，在创新的过程中勿忘继承，繁荣中医学术，积极开拓未来，不断提高疗效，丰富治疗手段，走自主创新之路，才能不断继续推动中医药事业向前发展，福泽天下苍生。

午马年秋于金陵

朱　序

　　江苏省中医院是我省乃至全国中医院的典范和楷模,因为医院在筹建过程中,就十分重视人才的遴选,邀集了当时省内著名的中医大家,如邹云翔、叶橘泉、马泽人、张泽生、曹鸣高、马云翔、沙星垣、江育仁等名医专家(马、沙二位后因军区需要而调出),随后又有邱茂良、邹良材、许履和等名家的到来,可谓高贤毕至、群星灿辉,极一时之盛,学术气氛浓郁,仁者之风熏陶,患者慕名云集,青年医师纷来求教,声誉鹊起,名扬四海,充分显示了"纯中医"的优势、特色,令人赞不绝口。几代人秉承优良传统,坚持中医主体,保持"纯"的真谛,默默奉献,拯济群黎,培育新人,弘扬岐黄,振兴中医。这是江苏省中医院的优势特色,"纯"的味道。迄今还保持着,这是很了不起的。

　　当然,历史在前进,时代在发展,我们不能故步自封,因循守旧,应跟上新的形势。当前中医药工作是形势大好,一派欣欣向荣的景象,令人欣喜。但中医的传承和发展,有些浮躁,存在一些不足,例如"中医现代化研究"已成为风气,诊疗、科研、著书立说均套上许多新名词,片面的实验数据,看似新颖,却少实用,由于脱离中医原理、临床实际,收效不著。个人认为,中医的研究,必须确立自我主体,而不是削弱、消融自己的理论体系,更不是用现代医学来论证、解释或取代自己。近代著名学者蔡元培先生关于学术研究,曾有中肯的评述:"研究者也,非徒输入欧化,而必于欧化之中,为更进之发明;非徒保存国粹,而必以科学方法揭国粹之真相。"也就是要坚守中华传统文化的内涵,保持原有中医经典理论和临床应用特色,在这个基础上充分吸收和运用现代科学技术成果,以达到创新的目的。而无论是继承,还是创新,更重要的、最现实的是深入临床实际,所以匡调元教授曾经说过:"没有临床实践,就没有中医学,因为中医学不是从解剖室和实验管理分析出来的。"我完全赞同这个认识,"实践出真知",这是真理。振兴中医,必须回归中医,以中医经典、中医基础理论为指导才是。我的老师章次公先生早在1929年提出:"发皇古义,融会新知"的主张,要在继承的基础上进行创新,基础是中医创新的源泉,任何创新都离不开基础,离不开历史条件与环境。老友顾植山教授曾指出:"将被淹没的传统文化进行发掘,就是创新;将被后人曲解了的中医药理论重新解读,修正现行错误模型,就是创新,而且是首要的、更重要的创新。"这是很正确的。这在江苏省中医院就得到明确的印证,如今拥有干祖望、周仲瑛、徐景藩、夏桂成、徐福松等专家教授、学术带头人近百名之多,值得我们学习和赞颂。

2014年是江苏省中医院创建60周年的诞辰,医院发生了翻天覆地的变化,不仅由"螺蛳壳里做道场"(李国光院长语,意为房屋虽窄,人才众多)的环境,变为高楼耸立、雄伟壮观的大厦,而且人才辈出,科研成果丰硕,成为当代省级中医院的典范,为广大病员解除疾苦,为繁荣中医学术,作出卓越贡献,始终保留着"纯中医"的元素,"继承不泥古,创新不离宗"。这是一份十分珍贵的传统文化的精神财富,应该发扬光大。所以医院领导为了向60周年院庆献礼,就有策划《中医名家临证传真》系列丛书(共27册)的编写,与人民卫生出版社合作梓行。院里专家精心撰写,每册都传递着"纯中医"的元素,闪烁着继承创新的光芒,将是一份高雅珍贵的纪念礼品,值得大家珍藏和应用,为回归中医,弘扬岐黄作出新的更大贡献!愚有幸先睹为快,赞赏不已,乐而为之序。

九七叟朱良春谨志
甲午夏月

方　序

　　中医药是我国优秀传统文化瑰宝,是中国特色医药卫生事业的重要组成部分。千百年来,中医药为中华民族的繁衍昌盛作出了卓越贡献。

　　江苏自古人杰地灵,名医辈出,尤其明清以来,更是医家众多,问世医著影响极大,因而有了"江南医术最盛"之赞誉。回顾江苏省中医院建院60年的历程,名医云集,学术流派,继承创新,蜚声杏林。如首任院长、中国科学院学部委员叶橘泉先生;全国著名肾病学家、中央保健局特聘专家邹云翔先生;孟河四家之一、清末御医马培之之曾孙马泽人先生;孟河医派传人、脾胃病学家张泽生先生;吴门医派代表、六代中医世家、清代御医曹沧洲之嫡孙曹鸣高先生;中医眼科学家童葆麟先生;骨伤推拿学家施和生先生;肝病学家邹良材先生;中医外科学家许履和先生;针灸学家邱茂良先生;中医儿科学家江育仁先生等。现仍有中医耳鼻喉科学专家干祖望教授、中医内科学专家周仲瑛教授、中医脾胃病学专家徐景藩教授、中医妇科学专家夏桂成教授等近百位中医药学名家正忙碌在临床、教学、科研工作的一线,为患者解疾除厄,繁荣中医学术,促进学术流派发展。

　　名老中医的学术经验和技术专长,是他们几十年临证的心血凝聚,是理论和时间相结合的升华之物,其精辟之论、金石之言,弥足珍贵。为了能够将这些宝贵资料保存下来,传承下去,江苏省中医院组织编撰了《中医名家临证传真》系列丛书。丛书共载我院名中医27位,均为全国和省级著名中医药专家。这是一套汇集诸位名师学术思想、诊疗经验、医案精华的专著,有着极高的学术价值和应用价值,也是现代医史文献研究不可多得的珍贵资料。愿本套丛书的出版,能进一步传承岐黄薪火,弘扬中医学术;愿我院中医药事业更加兴旺发达,更好地造福于民。

方祖元

江苏省中医院

2014 年 7 月

徐 序

　　李东垣说:"人以脾胃中元气为本","内伤脾胃,百病由生",说明脾胃在维护人体健康、抗御疾病中的重要作用。自古以来,在长期的临证实践中,脾胃病已形成了日臻完善的理论体系和治法特色,其疗效也是显著的。本书作者是我的学生,自1978年进院之始,即随余侍诊,冬去春来,日月如梭,与我师生之谊已有三十余载。多年来,为发扬岐黄之术,他注重理论与实践的结合,勤耕不懈,在中医学术和消化病诊治上逐步形成了自己的认知和经验体会,实属可喜。"实践出真知",中医的生命在于疗效,学术的继承创新也不能脱离临床实际。书中的论述和医案,均出自作者对病证机制的深入思考,对辨治用药的切身感悟,内容丰富,颇有特色。

　　"盛年不再来,一日难在晨,及时当勉励,岁月不待人。"中医学术,犹如薪火相传,需要不断继承,不断创新,不断发展。我期待在大家精勤不倦的努力下,通过相互切磋和交流,博采众长,日益提高,使中医学术之花,春色满园,造福众生。所阅之余,特为之序。

徐景藩

甲午春

自　序

岁月匆匆,不知不觉已过花甲之年。1975年,我从南京中医学院毕业,后到江苏省中医院工作,有幸师从国医大师徐景藩教授学习,临证抄方,耳濡目染,受益良多。以后读硕士研究生及全国首届名老中医药专家学术经验之继承,均是在老师指导教诲下完成的。如果说,在日后的中医临证和脾胃病学术方面有点浅薄基础的话,很大程度上受益于当时的跟师学习。

江苏自明清以来,中医学术繁荣,名医辈出。江苏省中医院深厚的学术根基,多源于孟河和吴门医派的学术传承,前贤医家辨治精当,处方用药细腻妥帖,临床治效显著,充分显示了江南名医的证治风格,对后学有很大影响。诸如《张泽生医案》、《曹鸣高医案》、《邹云翔医案》、《许履和医案》、《徐景藩临证经验集萃》等,都是我日常爱看的临证读本,从中受到很多启发。

1991年和1996年,我曾两次公派赴日本留学,分别在爱知县癌中心和东京大学附属医院研修消化病和胃肠肿瘤,学习和了解日本在消化病方面的诊疗技术和研究进展,从而认识到在重大疑难疾病上,中西医之间互补作用的重要性。

1999年起,我担任院长。十三年间,除兢兢业业履行职责,推动医院发展外,于岐黄之术尤不能忘,每周两节门诊,一次查房,从未间断。"学而后知不足",晚间自习,温故知新。2012年7月,从行政岗位退下来后,每周又增加两节门诊,使之有更多时间接触临床和病人,同时在带教、指导学生的过程中,教学相长,从中体验看病和读书的乐趣。

古人云:"医之所患患方少"。多年来,置身临床,诊治患者,感触颇多……因病有多端,治有多途,有治之能愈者,有治之不能愈者;也有先有改善,而后又少效者。因而深感医道未通,学养不足,经验不丰,倾注的苦功也很不够。实践证明,中医的深奥医理,经典著作,以及前人的经验,非自己勤于实践、学习、思考而不能真正掌握。

"路漫漫其修远兮",在脾胃病和消化道肿瘤方面,既有中医治疗上的特色,也有许多疑点和难点问题。如何在现代社会和医疗背景下,继承创新,探求未知,提高治效,给患者和需求中医的人们减少病苦,带来希望,这是我热爱祖国医学恒久不变的初衷。

刘沈林

2014年4月于金陵石头城

前　言

　　刘沈林教授为全国第四、五批名老中医药专家学术经验继承指导老师、省名中医、享受国务院特殊津贴专家；江苏省中医院教授、主任医师、博士生导师；国家科技部重大基础理论研究"973"项目中医专家指导组成员，中医消化病学术带头人，《江苏中医药》杂志特聘主编。曾师从国医大师徐景藩教授，中医临床工作近四十年，有丰富的临证经验。尤其在脾胃病和消化道肿瘤方面，学有建树，勤于实践，深入思考，强调经典理论与临证实践的结合，前人的经验与个人悟性的结合，从而提高对疑难病症的治疗效果。

　　作者在学术方面，受江南孟河医派和吴门医派的影响较大，尤其推崇对清代以来名医典籍的学习与研究，感悟其中遣方用药的细腻熨贴，品尝古方化裁运用的实际效果。如以风药用于腹胀、肠鸣、泄泻等肠道病证的治疗，认为防风、羌独活等药物，通过适当配伍，能够加强散郁结、调气机、和脾胃的作用。在消化道肿瘤的治疗上，善于借鉴脾胃病学术与治法特点，突出辨证与辨病、扶正与祛邪的诊治原则，提出了某些值得探索的思路。

　　本书分为医论、医话、医案等几个部分。主要阐述作者中医学术观点和临证心得。通过真实的临床案例，详细载录了有关脾胃病、肿瘤疾病以及部分杂病的治案资料，反映了作者在疾病治疗过程中的辨证思路和选方用药特色。

编　者

2014 年 4 月

目　录

上篇　医论

一、慢性萎缩性胃炎及其癌前病变的诊治与思考

当前慢性萎缩性胃炎（CAG）发病率较高，在中年以上的人群中较为常见，它是以胃黏膜上皮和腺体萎缩、黏膜变薄、肌层增厚并多伴有肠腺化生为特征的慢性消化道疾病。临床多表现胃脘隐痛、上腹部饱胀、食纳不振、嗳气、泛酸等症状。从胃镜检查来看，CAG的程度有轻重之别，不少患者伴有幽门部黏膜糜烂、食管炎症，或合并消化道溃疡以及胆汁反流性病变，因而在症状表现上可能会有各种差异。从胃黏膜病理活检来看，腺体萎缩的病变伴有不完全性大肠型肠上皮化生和不典型增生，属于胃癌前病变，在防治措施上应引起临床重视。

慢性萎缩性胃炎是一个长期病变的过程，目前很难用药物的方法取得根本性治愈，但对伴有轻中度异型增生者，却可能经过中医药的治疗干预使病变获得逆转，这已是临床屡见不鲜的事实。目前西医对此尚无针对性治疗药物，从某种意义上讲，中医药防止胃癌前病变有一定优势，值得深入研究。兹将本人近年来对该病的治疗体会略述如下：

（一）突出辨证，结合辨病

从临床实践来看，无论是CAG或其癌前病变，中医治疗有效果，仍然是在中医理论指导下，根据脾胃病的证治特点，采取辨证为主结合辨病的施治结果。中医认为，该病的病位虽然在胃，但与其他脏腑相互联系，当然也与机体正气强弱、虚实盛衰的内在因素有关。癌变的发生是一个复杂的渐进的病理演变过程，中医治疗之长在于调节阴阳，善于从整体着眼。长期构建的脾胃病学术理论和证治特色，为诊治该病积累了丰富的经验，我们应当遵循中医规律，"审因论治"、"辨证用药"，同时结合现代医学的研究成果，跟踪观察，提高疗效。

（二）从本而治，补益脾胃

"久病多虚，纳食主胃，运化主脾"，慢性萎缩性胃炎及其癌前病变，以脾胃虚弱多见，如病程较长，食欲不振，大便不实，神疲倦怠，舌边齿印、脉细弱等。《脾胃论》说："人以脾胃中元气为本"，"内伤脾胃，百病由生"，强调脾胃在抗御疾病中的重要作用，诊疗时应处处固护脾胃之本。"虚则补之"，临证又当分别气血阴阳，或补气健脾，或温养中焦，或甘凉濡润。由于脾胃气虚多见，我常以

归芍六君子汤化裁,在此基础上加减,若伴有气虚明显者加炙黄芪,胃气虚寒者加桂枝或肉桂,脾阳不振者加炮姜炭、肉豆蔻,兼有中虚气滞者加木香、砂仁等。至于脾阴虚或胃阴不足者,又当避其辛温,远离苦寒,前者以参苓白术散为主,药如太子参、炒白术、云茯苓、淮山药、炒扁豆、莲肉、炒苡仁、炒白芍、炙甘草等;后者以益胃汤或沙参麦冬汤加减,药如:北沙参、麦冬、生地、川石斛、玉竹、天花粉、炙乌梅、白芍、炙甘草等,甘凉之中参以酸甘,又能增强滋阴养胃的效果。前人有"脾贵在运,胃贵在养"之说,补益脾胃,是 CAG 及其癌前病变的治本之法,但在药物配伍时要做到温而不燥、补而不滞、滋而不腻,适当加入轻宣流动的行气之品,使之不呆补、不碍胃、不滞气,也是有利于脾胃受纳、腐熟、运化功能的常用配伍。

(三)重视疏调,治肝安胃

慢性萎缩性胃炎及其癌前病变,病在脾胃,但与肝的关系尤为密切。肝失疏泄可以影响运化功能。《沈氏尊生书》说:"胃痛,邪干胃脘病也,唯肝气相乘为尤甚,以木性暴,且正克也。"指出肝郁气滞是引起脾胃病的一个重要病理因素。从临床实际来看,由情志因素,诸如急躁易怒,情怀不畅,忧思气结而引起者不占少数。更由于对该病的焦虑不安,"恐癌心理"而使症状加重者尤多。因此重视疏调气机,缓解情志,善于从肝论治,是取得良好治疗效果的重要方法。

对于胃脘胀痛、嗳气、胸胁胀闷者,当疏肝和胃,我常取用香苏饮加味,如肝经症状明显则以柴胡疏肝散化裁,药如:醋柴胡、枳壳、制香附、青陈皮、白芍、苏梗、郁金、佛手等。临证尚须注意有无郁火及阴伤现象,若兼口干、口苦、舌红、苔黄者,宜加丹皮、山栀或黄芩、蒲公英等清热凉肝;如为肝胃郁热、吞酸吐苦,胃脘灼热而痛者,则宜泄肝和胃,加入左金丸之类等。若兼舌红口干,夜不安寐,郁热阴伤者,又宜在疏肝、清肝的基础上参以滋阴养血之品。方如《医宗己任编》的滋水清肝散(熟地、山萸肉、山药、丹皮、茯苓、泽泻、柴胡、白芍、山栀、枣仁)可供临证加减选用。总之,有兼阴伤者,以理气不伤阴为原则。"忧思伤脾",情绪紧张,心理障碍,会催生各种疾病的发生发展,而长期精神压力又是肿瘤发病的一个重要因素。因此,对慢性萎缩性胃炎患者而言,除药物治疗以外,还要注意疏导情志,抚慰患者,使之放松心情、减轻压力。

(四)注意夹湿夹瘀,分清主次加减

脾虚生湿,湿阻中焦影响运化,可见脘痞腹胀、便溏、苔腻等症,慢性萎缩性胃炎伴有湿浊者以芳香化浊、苦温燥湿与清化湿热分别治之,不换金正气散、平胃散、清中饮或黄连温胆汤等方,均可随证选用。一般湿浊化,胃口开,肚腹松,则症状易于改善,故对夹湿者,临证当以化湿为先,尤宜注意舌苔厚腻者少用参芪之类,以免"甘能满中",不利于宣化湿邪。临证亦有慢性萎缩性胃

炎表现，如胸闷脘痛，胃塞如堵，舌苔白腻者，治宜通阳泄浊，方用瓜蒌薤白半夏汤或枳实薤白桂枝汤加减，取效颇佳。

关于慢性萎缩性胃炎是否兼有瘀血的问题，当前认识多不一致。有认为"久病入络"或舌下脉络青紫，以及胃黏膜微循环障碍即有血瘀存在，应参以活血化瘀治疗，有利于病情改善。也有认为，胃脘部固定不移之刺痛者不多，舌质瘀紫现象少见，以瘀血立论依据不足。据我临证观察，真正属于典型瘀血证者并不多见，个人认为，如在脾胃虚弱的同时确实兼有脘部刺痛隐隐，舌有瘀斑或黯紫者，可按瘀血论治，或在健脾的基础上加用桃红四物汤或失笑散之类方药；如果治不从证，过用化瘀药物，非但效果不佳，而且难以达到治疗目的。

（五）关于幽门螺杆菌的治疗

幽门螺杆菌（HP）感染与慢性萎缩性胃炎的病程进展以及胃癌的发生有密切关系，根除 HP 感染，近年来一直是消化系统疾病的治疗研究重点。随着纤维胃镜的广泛使用和 ^{14}C 检查的方便，被发现 HP 感染的人群逐渐增多，尽管西医抗 HP 感染的四联疗法强度较大，但仍然难以根除治愈，问题在于 HP 对药物的耐药性在增加，使之变得越来越不敏感，不断用药，不断复发。中医如何根治 HP 感染，目前研究报道颇多。一般将幽门螺杆菌作为"热毒"论治，所用药物以清热解毒为主，药物如蒲公英、苦参、黄连、黄芩、仙鹤草、白花蛇舌草等。据观察，HP 感染者，除胃黏膜萎缩性病变外，多数还伴有幽门部黏膜糜烂，在活动期常出现胃脘胀痛明显、口中黏腻、口苦口臭、大便不畅、舌苔黄腻等脾胃湿热的表现，其症状有轻有重，与 HP 感染的程度有关。临证我每病证合参，而以辨证治疗为主，或清化和中或苦降辛开，并不一派苦寒。从临床来看，即使是 HP 感染，并非全是"热毒"或"湿热"，也有脾胃气虚甚至中虚胃寒者，故当遵循施治从证原则，宜在益气健脾、调气和血的基础上，略加辨病用药一二味为妥。"苦寒败胃"，若不加辨证，以大量清热解毒之品杀菌，非但幽门螺杆菌不易清除，反增胃痛、腹胀、泄泻等病情，实不利于病。中医学认为，人体是一个有机整体，内环境的变化是 HP 感染的内在因素，调整阴阳，以平为期，促进脾胃功能的正常运行，是从本治疗的一个重要措施。

综上所述，慢性萎缩性胃炎及其胃癌前病变，从中医病因病机而言，是以脾胃虚弱为本，气滞、湿阻、瘀血等兼夹因素为标，可以表现虚实相兼、寒热错杂的证候。治疗宜以健脾益胃为主，结合疏肝行气、清热化湿、和血消瘀等相关治法。病程中还要注意辨病观察，定期复查，从而进一步提高该病的防治效果。

二、甘凉濡润法在慢性萎缩性胃炎中的运用

叶天士用养胃汤治疗阴虚胃痛，创甘凉濡润，滋养胃阴之先河，对脾胃病学说是一大贡献,弥补了清代以前对胃虚津伤,在认识和治法上的不足。慢性萎缩性胃炎有多种证候表现,以肝胃不和、中虚气滞较为多见。然胃阴不足证临床亦非少见,症如胃脘隐痛、嘈杂灼热、舌红少苔等。采用滋养胃阴的治法,一般均能取得较好的效果,常用方如益胃汤、沙参麦冬汤、一贯煎,药物如:沙参、麦冬、生地、石斛、玉竹、天花粉等。

慢性萎缩性胃炎在临床表现上,可以有隐痛、痞胀、嘈杂、灼热等症状,胃黏膜萎缩性病变可伴有肠上皮化生、部分黏膜糜烂性病灶、幽门螺杆菌感染,或伴有胃食管反流性病变,少数有异性增生。由于病程较长,症状反复,病机较为复杂。部分患者在证候表现上常有胃阴不足的特点,临证之时除滋阴养胃外,还须考虑某些夹杂因素的处理,如在阴虚的基础上,可以兼有气虚、气滞、虚火等不同情况,在辨证的基础上,掌握不同的病证特点,予以相应的药物兼顾是必要的。

(一)胃阴不足,兼脾胃气虚

一方面胃阴不足可见胃脘隐痛,舌红、口干;另一方面又有食少、便溏、腹满、脾气虚弱的表现。太阴湿土,得阳始运;阳明燥土,得阴自安。胃喜润恶燥,脾喜燥恶湿,两者同主运化,但在生理病理上却各有特点。治法上,既要养阴以润胃,又要益气以健脾。在用药上,既不能甘寒太过,以碍脾运,又不能辛温助阳,以伤胃阴。个人体会,以参苓白术散为主加减,似较平和适宜,不温不燥,甘缓补益,健脾养胃。另外,胃阴虚又可兼胃气虚,慢性萎缩性胃炎日久,常见胃脘痞胀隐痛,得食则缓,纳谷不香,或多食脘闷痞塞,口干,舌质红,胃酸少。治宜酸甘相合,调和胃气。药如太子参、淮山药、川石斛、玉竹、北沙参、麦冬、白芍、炙甘草、香橼皮、佛手等。临证可适当加减,如神疲气短,可加炙黄芪或生脉散意;津伤口干,可加天花粉、芦根之类。

如陈某,男,42岁。患慢性萎缩性胃炎伴肠上皮化生。胃脘疼痛隐隐,纳谷不香,口干,晨起口苦,恶心欲呕;腹部胀满,肠鸣,便溏日1~2次,气短乏力,舌质偏红,苔薄白,边有齿印,脉细。辨为胃阴不足,脾失健运,气阴两虚。治拟益气健脾,养阴和胃。药如:太子参15g,炒白术10g,云茯苓15g,淮山药20g,炒苡仁15g,炒扁豆15g,莲肉15g,川石斛15g,麦冬15g,白芍10g,橘皮5g,炙甘草3g。药服一周,脘痛、呕恶均止,大便已成形,唯仍觉口干口苦,原方加炒竹茹10g,再服一周,症状消失。

(二)胃阴不足,兼虚火内灼

"阴虚则内热",在阴虚的基础上可以出现虚火症状。由于肝郁气滞,郁而化热,既可气滞胃胀,也可郁火伤阴,表现胃部灼热、口干、便秘。对于阴虚郁热,一般不宜苦寒直折,而重在养阴,或在滋阴润燥的基础上,加强酸甘化阴的作用,伍入乌梅、白芍、木瓜、甘草等。若郁热明显,再加山栀、丹皮、蒲公英等清泄郁热。如大便秘结,可加瓜蒌仁、决明子、火麻仁等润肠通便,使虚火下泄。此证胃脘灼热,不同于左金丸证之烧灼感,前者是阴虚致热,可见舌红少苔,干燥少津,而后者属肝胃郁热偏于实证,有泛酸嘈杂症状。

如巫某,女,54岁。慢性萎缩性胃炎伴肠化生,幽门部黏膜局灶糜烂。胃脘隐痛不适,有灼热感,大便秘结,二日一行,咽干口燥。舌红少津,脉细。证属胃阴不足,虚火内灼,治以酸甘养阴,润肠通便。药如:北沙参15g,麦冬12g,大生地15g,天花粉15g,肥玉竹10g,炙乌梅5g,白芍10g,木瓜15g,炙甘草3g,枳壳10g,瓜蒌仁15g,火麻仁15g。服药一周,脘痛、灼热俱减,大便畅通;原方加蒲公英15g,再服一周,症情进一步改善。

(三)胃阴不足,兼气机郁滞

在胃阴虚的同时,伴有胃部痞塞闷堵,或胁胀、脘痛,多由肝胃不和、肝郁气滞所致。因久痛不愈,肝胃两伤,肝失柔养,厥气横逆,每因情志不遂,郁结不解而引发或加剧。这类病症经投疏肝和胃理气药不效,不宜再用辛温香燥行气之品以耗伤胃阴,当在滋阴润胃的同时配伍枳壳、郁金、佛手、川楝子、玫瑰花、绿萼梅等理气而不伤阴的药物。柴胡劫肝阴,一般较少使用,香附偏于香燥用之亦少。《内经》曰:"肝欲酸",又说"以酸泻之",对阴伤气滞之胃痛,亦可酌配乌梅、白芍、木瓜等酸味药物,以加强酸敛柔肝的作用。酸味又能开胃气,少用可以健胃消食,对慢性萎缩性胃炎伴有消化不良多有裨益。

如赵某,女,34岁。患慢性浅表萎缩性胃炎,HP(+)。胃脘闷塞不舒,胸胁胀痛,嗳气,每因情志因素而加重;口干口苦,大便不畅,夜不安寐。舌质红,少苔,经用疏肝行气,清中泄热的药物症不改善,后投甘凉濡润,佐以行气之法而取效。所用药物如:生地15g,北沙参15g,麦冬12g,川石斛15g,肥玉竹10g,白芍10g,炙甘草3g,枳壳10g,川楝子10g,娑罗子10g,绿萼梅5g,枇杷叶10g等。

综上所述,慢性萎缩性胃炎属胃阴不足者,宜用滋阴养胃法,所用药物以甘凉为主,"凉"不属于寒,或者说是次于寒,均与胃痛阴虚证甚为合适。《内经》曰:"脾欲甘","脾欲缓,急食甘以缓之"。观孟河医家每以甘凉药物与酸味药物配伍,一则酸甘相合,加强化阴生津的效果,又因肝气横逆而犯脾胃,是取"肝以敛为泻",补中寓泻之意。由于胃痛者每与情志因素有关,郁久化热则胃津暗耗,酸甘合用,"治肝安胃",则可改善病情。

从阴阳平衡来说,胃阴是消化腐熟水谷的重要物质基础,"脾气宜升则健,胃气宜降则和",不仅需要气机的正常运转流通,而且需要胃阴的濡润,以维持脏腑间的平衡。吾师徐景藩教授,对于慢性萎缩性胃炎证治经验丰富,对脾阴不足与胃阴不足尤有独到见解,提出"内伤疾病尤其胃病,要处处维护胃阴"。吴鞠通说:"欲复其阴,非甘凉不可……取益胃,用之义也。"个人体会,对于胃痛经久，在疏肝理气、健脾和胃等法治效不佳时，若能据证考虑胃的生理特征，给予甘凉濡润一法治疗，确能起到较好的效果。

三、论治痞满

痞满是脾胃病中十分常见的症状之一，如慢性浅表性胃炎、慢性萎缩性胃炎、胃神经官能症、胃下垂、消化不良症、胃肠功能紊乱等，在病变的初期或病程的某个阶段均可有此主症，其治法与某些胃痛、胃胀还是有所区别。兹结合临床实践，略论对痞满辨治的一点体会。

（一）痞满的概念及其类证鉴别

何谓痞满？历代医家多有阐发，《内经》称为"否"、"满"、"否塞"、"否膈"。《伤寒论》明确指出："满而不痛者，此为痞。"具体来说，痞满系指心下（即胃脘部）闭塞不通，胸膈满闷不舒，外无胀意之形，触之濡软，按之不痛的证候，临床亦称"痞证"或"胃痞"。多因痰气交阻、饮食阻滞、湿热中阻、情志失和、脾胃虚弱、正虚邪陷等多种原因导致脾失健运，胃失和降，气机升降失常而成。临床常需与胀满、胃缓及腹胀等类证加以区别：

胀满，是指腹内胀急，外见腹部膨隆，腹满拒按，按之则痛。《丹溪心法·痞》谓："胀满内胀而外也有形，痞则内觉痞闷而外无胀急之形也。"这是两者的主要区别。

胃缓，是指胃体弛缓，失却固托，而出现脘腹胀满、嗳噫、呃逆等证。一般多在食后出现，并伴肠鸣辘辘，重坠隐痛，当平卧或用手向上托脘腹时，则坠痛缓解，站立或剧烈活动时加剧，常见于胃下垂。痞满虽有胃脘痞塞胀满感，但无坠痛及餐后或活动时加剧的表现，临床常以此为辨。

腹胀，是指腹部胀大如鼓而言，以腹部胀大，皮色苍黄，其则腹皮青筋暴露为特征。痞满虽有心下满闷之感，却无胀急之形，更无皮色苍黄及腹大青筋外露等症状，据此不难鉴别。

（二）辨治痞满，当分清虚实寒热

《景岳全书》将本病分为虚痞、实痞论治，目前临床也多按此分类。实痞多因外邪、食积、情志或痰浊等为患，使气机不畅，中宫壅塞，气机升降失常所致，以邪实为主要矛盾。虚痞多因素体虚弱，脾失健运，胃纳呆滞，气机不畅，中焦失和而成，是以正虚为主要矛盾。

痞满的寒热之别，多从舌、脉、症等方面辨析。一般舌质红，舌苔黄腻或黄燥，脉滑数，症见口渴喜冷饮，口苦心烦，便秘者为热证，舌质淡，苔薄白或白腻，脉沉细，畏寒喜热，大便溏稀者为寒证。在病变过程中，寒、热、虚、实可相互转化，也可出现虚实相兼、寒热错杂等复杂证型。

痞满的治疗可根据虚实寒热的不同，分别采用清热散结、消食导滞、祛湿化痰、疏肝解郁或益气健脾、苦降辛通、消补兼施等法。

征诸临床,在慢性胃病中,最常见的痞满证是痰浊内阻、中虚气滞和虚实相兼、寒热错杂。如抓住辨证要点,立法处方恰当,往往收效明显。

1. 痰浊内阻者,祛湿化痰,理气宽中 该证大多为慢性胃病日久,脾虚失运,痰湿内生,尤其在初夏湿盛之时,内湿与外湿易于相兼为患,湿阻气滞,发病尤多。主要症状如胸闷脘痞,恶心欲吐,食欲不振,舌质淡红,苔厚腻,脉滑或弦滑。其中脘痞,舌苔厚腻是辨证要点。常用平胃散合二陈汤加减,药如半夏、茯苓、陈皮、苍术、厚朴、甘草等。若舌苔厚腻,色白不消,加藿香、佩兰、蔻仁以芳香化浊;胸脘满闷较甚者加薤白、枳壳、佛手以理气宽中;舌红苔黄,心烦口干者加黄连、蒲公英以清热去湿。

2. 中虚气滞者,疏肝和胃,法在调运 慢性胃病尤其是中年以上妇女患浅表性或萎缩性胃炎者,表现常以痞满为主症,属中虚气滞者居多。其特点是病程较长,反复发作,时轻时重,其病机以脾胃虚弱为主,但常夹气郁、瘀滞,以致胃气不和,痞胀不已。根据"健脾先运脾,运脾必调气"的理论,一般在健脾益气的基础上,添加疏导理气药物。香砂六君子汤、柴胡疏肝散等均为常选之方。药如炒党参、炒白术、茯苓、淮山药、陈皮、法半夏、厚朴、佛手、枳壳、醋柴胡、苏梗等。如舌红口干,胃阴不足者加麦冬、川石斛、白芍养益胃阴;食欲不振,脾运不健者加谷麦芽、鸡内金、焦建曲消食健脾;口苦苔薄黄,胃有郁热者加黄芩、仙鹤草、石见穿清热和中。徐景藩教授对该类患者,常在疏肝和胃诸药中,配加绿梅花、佛手花、白残花等质轻调气之品,使理气而不伤正。

3. 寒热错杂者,寒温并用,和中消痞 寒热错杂,是痞满症的又一特点,主要表现为心下痞满,按之柔软不痛,恶心欲吐,口渴心烦,或兼脘腹隐痛,肠鸣下利,舌质淡红,苔白或黄腻,脉沉弦,其病机是脾胃虚弱,寒热互结,气机壅塞所致,治法宜寒温并用,苦降辛通。方取仲景半夏泻心汤加减,药如半夏、黄芩、黄连、干姜、党参、炙甘草等。若脘痞腹胀较甚者加枳壳、厚朴行气除满;恶心呕吐者加竹茹、旋覆花降逆止呕;脾阳虚甚,中焦虚寒腹痛者加吴茱萸、制附子温经散寒;下利便溏,舌苔白腻者加茯苓、薏苡仁运脾化湿;脘闷纳差者加神曲、焦山楂消食导滞。

临床使用泻心汤治疗寒热错杂之痞满,一般应掌握下列四个主症:①心下痞满;②干呕或干噫食臭;③腹中雷鸣;④下利,脉多沉或濡,舌苔黄腻而厚。如果掌握主症,辨证准确,适时运用泻心汤方类,往往取效迅捷。自汉代以来,泻心汤类方一直被视为治疗胃肠病的重要方剂,临床使用十分广泛。

(三)病案举例

例1 李某,男,57 岁。于 1992 年 6 月初诊。患者十二指肠球部溃疡 4 年余,2 个月前因上消化道出血致胃脘痞胀,食欲不振。曾服疏肝和胃剂及吗丁啉等药,痞胀一直不消,近月来症状加重,胃脘痞塞作胀,恶心欲呕,食后尤甚,有时便溏,舌质淡红,苔厚白腻,脉濡。良由湿浊中阻,气机壅塞,运化失常所致。以香砂平胃散芳化和中,理气消痞。药用苍术 10g,厚朴 6g,陈皮 6g,法半夏 10g,茯苓 10g,佩兰 10g,煨木香 10g,砂仁(后下)3g,炒竹茹 10g,仙鹤草 10g,焦楂曲(各)15g,焦苡仁 5g,投药 7 剂,痞消症除。

例 2 张某,女,62 岁。患者有胆囊炎、胆石症及胆汁反流性胃炎史 10 余年,因症状加重于 1991 年 2 月入院治疗。查房诊察:胃脘部痞胀闷塞,右胁隐痛,干呕不食,口苦泛酸,便溏不爽,舌质淡红,苔黄腻,脉弦滑,胆胃同病,寒热错杂,中焦升降呆滞。方用半夏泻心汤加减,辛升苦降,化湿消痞。药用:法半夏 10g,川连 3g,淡芩 10g,茯苓 15g,川朴 6g,陈皮 6g,干姜 3g,枳壳 10g,蒲公英 15g,淡吴萸 3g,金钱草 30g,炙内金 10g,服药 7 剂,至再次查房复诊,痞胀、隐痛已减大半,诸症改善。

四、论肠易激综合征的证治规律

肠易激综合征(简称 IBS),是临床常见的功能性肠病。这类病症一般以腹痛、肠鸣、腹泻、便秘、黏液便等为主要特征,多伴有情志因素的影响。

现代医学检查常难以明确病理形态学或生化方面的诊断,故多从胃肠功能紊乱来解释。临床首先要排除器质性疾病,避免误诊。肠易激综合征的病理生理学基础,主要是胃肠动力学和内脏感觉异常方面的改变,而肠道感染或精神心理障碍又是其发病的重要因素。

本病所表现的各种症状,是一个以肠道症状为主的综合征,属于脾胃病证治范畴,且与情志不调、饮食不节、运化功能失常有关。从脏腑辨证来看,病在肠腑,但每与肝脾有关,其病理性质有寒热虚实以及兼夹气郁、湿阻之不同。临证治法当根据腹痛、腹胀、泄泻、便秘的不同表现,辨其脏腑,分清寒热,察其虚实,注意兼杂因素,方能谨守病机,方药妥帖,治有效果。据个人经验,肠易激综合征虽以肝郁脾虚为基本病机,但并非"痛泻要方"所能盖全。兹将三种常用治法略述如下:

(一)疏肝健脾法

适应证:适用于腹泻型肠易激综合征证属肝郁脾虚者,以腹痛、腹泻、泻后痛减为其主要特征,多有情志方面的影响。又称"木侮土"。

主方:痛泻要方。

常用药物:炒白术、炒白芍、炒陈皮、炒防风、制香附、枳壳、佛手、台乌药、茯苓、炙甘草等。

病案举例:

陈某,女,47 岁,2010 年 4 月初诊。患者腹痛、腹泻反复发作 4 年余。大便每日5~7次，便溏或泻下如酱，泻前腹部胀痛，泻后松快，肠鸣矢气多，嗳气胸闷口苦，每因精神刺激、情志不畅而症状易发或加重，苔薄白，舌质偏红，脉细弦。证属肝旺脾虚，治拟抑木扶土。药用：炒白术10g，炒白芍15g，炒防风10g，炒陈皮5g，炒枳壳10g，制香附10g，佛手10g，黄芩10g，炙乌梅5g，煨葛根15g，白夕利10g，沉香曲15g。7剂后腹泻、腹痛缓解，症状改善。

由于肝气郁结，疏泄失常，克侮脾土，影响脾的运化，治法的重点在于疏肝调气，使郁结之肝气得以疏畅，脾运恢复正常。关于肝郁脾虚之痛泻，从临证来看，有以下几点辨证用药时的具体方法：

一是关于疏肝。吴鹤皋曰："泻责之脾，痛责之肝，肝责之实，脾责之虚，故令痛泻。"临证施治，"先以泄肝制其胜，后以健脾收其功。"刘草窗的痛泻要方虽是此证的常用方剂，但药仅四味，药面较窄，疏肝之力尚嫌薄弱，故临证用时每多加减。余常参用费伯雄的抑木和中汤，或以痛泻要方加入枳壳、郁金、佛手、制香附、白夕利等药物以增强疏肝的作用。

二是关于泄肝。肝郁日久可以化热，在痛泻的同时，表现口干口苦，泻下如酱热臭，大便黏滞不畅，急躁而怒，胸胁胀痛，尿黄，舌红苔黄等症，治法应以泄肝为主，可参用化肝煎（《景岳全书》）、金铃子散（《圣惠方》）一类方药加减，药如：川楝子、玄胡索、丹皮、山栀、炒陈皮、生地、炒白芍、枳壳、泽泻、郁金、黄芩等，清肝泄热，以复脾运。

前人有肝旺郁火，脾土受克，腹痛而大便艰涩难下者不用柴胡、当归，认为此能助长气火，不利于病，临证可供参考。

三是关于健脾。久泻脾虚，轻则脾气虚弱，重则脾肾阳虚，运化无权，以致食少便溏，腹寒肢冷，肠鸣辘辘，或完谷不化，舌淡苔白，脉沉细。临证除疏肝之外，还应根据脾虚程度，用痛泻要方加四君子汤、附子理中汤或四神丸等，既疏肝郁，又温阳健脾。

（二）疏利行滞法

适用于便秘型肠易激综合征属于气郁肠结者，其特点是以排便不畅或大便不通为主要表现，腹部常有胀满不舒，得矢气则松，或便意不尽，肛门坠胀等，每因情志变化，或夜不安寐而症状加剧。

主方：六磨汤

常用药物：枳壳、厚朴、陈皮、木香、杏仁、槟榔、台乌药、沉香、皂荚、全瓜蒌等。

病案举例：

倪某，男，61岁，2012年初诊。患者排便不畅两年多，大便溏软，每次排出量少，甚则努挣汗出亦难以得便，腹胀，右上腹隐痛，肛门坠迫，喜怒，口干苦，尿黄，舌质偏红，脉细弦。B超检查：轻度脂肪肝；胃肠纤维镜检查：慢性浅表萎缩性胃炎伴肠上皮化生,慢性结肠炎,是由肝郁气滞,肠腑通降失常所致。治拟疏利通降,药用:枳壳10g,川朴10g,木香10g,槟榔10g,台乌药10g,黄芩10g,大生地15g,白芍15g,陈皮6g,杏仁10g,皂荚10g,全瓜蒌15g。服药7剂,大便通畅,肛门坠胀亦轻,后以上方略事加减调治,症状进一步改善。

"六腑以通为顺",由于气机郁滞,肠腑通降功能失常,以致腹胀疼痛,大便虽无硬结但黏滞难下,若仅以苦寒通下或润肠通便则常难以奏效,治法当疏泄厥阴,宽肠利气,通过疏调气机以使肠腑通降功能复常。对于"秘"的理解,并非都是便坚硬结,主要是指滞涩难下、闭塞不通而言。关于"气秘"的治法方药前人论述甚多,但总不离疏利二字,以顺气行滞为治。肠易激综合征有腹泻与便秘交替的患者亦属不少,其中属于肝经郁热,肠结气滞者,宜从清热疏腑着手。《内经》云"热则闭,寒则泄",由于气机郁滞,偏于气火,故临证配方,在疏调气机的基础上,适当配伍甘寒或苦寒之品,有利于腑行通降。

(三)温脾清化法

适用于黏液便型肠易激综合征属于脾虚湿热者。其特点是:腹痛、腹泻已久,脾虚,中阳不运,而肠腑积滞未清,表现大便不实或溏薄,便中夹有黏液,腹部隐痛不适,舌苔薄白,或黄白相兼,脉细。

主方:附子理中汤、香连丸等。

常用药:炒党参、炒白术、茯苓、炮姜炭、川连、木香、槟榔、炒陈皮、炙乌梅、马齿苋、炙甘草、焦楂曲等。

病案举例:

陈某,男,26岁,2009年3月初诊。患者慢性泄泻反复发作已五年余,据诉病起于饮食不节,肠道感染。近两个月来腹部作胀,左下腹疼痛时可触及肠形硬结,大便溏薄夹有多量黏液,纳谷不香,腹部怕冷畏寒。舌质偏红,苔薄白腻,脉细弦。肠镜检查:肠道黏膜轻度充血、水肿,诊断为慢性结肠炎。病程已久,脾阳不振,湿热积滞未尽,虚实寒热夹杂。治拟温阳运脾,清化湿热。药如:炒党参15g,炒白术10g,炮姜3g,川连3g,制附片5g,制军5g,木香6g,槟榔6g,炙乌梅5g,陈皮5g,地榆炭15g,炙甘草3g,焦楂曲(各)15g。两周后大便逐渐成形,黏液减少,腹痛、腹胀随之缓解。二诊:去制附片、制军,加煨葛根15g,继服,大便基本正常。

古人云:"肠腑一日不清,泻利一日不止"。中阳不运,表现为久泻不愈,腹冷畏寒;湿热积滞症见腹痛肠型、大便黏液夹杂,在病证上是属脾虚兼夹湿热积滞,治以温清并施,消补并进。如用附子理中汤中配用制军、地榆、木香、槟榔,既温补脾阳,又清热化滞,伍以乌梅,亦寓仲景苦辛酸法,治久利寒热错杂证颇合。

五、对溃疡性结肠炎证治方法的几点管见

溃疡性结肠炎是一种原因未明的难治性肠病,可能与人体免疫功能失调有关,病变多累及直肠和乙状结肠,呈节段性和弥漫性分布。临床以腹泻、血便、腹痛、里急后重为主要表现,可伴有消瘦乏力等症状。其病程缓慢,反复发作,迁延难愈,相当于中医学"泄泻"、"休息痢"、"肠风"、"脏毒"等病证范畴。兹结合临床实践,谈几点个人证治方面的体会。

(一)本虚标实的病机特点

溃疡性结肠炎与古称"休息痢"颇为相似,孙一奎曰:"休息痢者,愈后数日又复痢下,时作时止,积年累月不肯断根是也。"其特点是虚实夹杂、缠绵难愈。病程中常见大便溏薄、腹胀肠鸣或腹冷畏寒等脾虚不运、中阳不振的表现,甚则病久及肾,脾肾虚寒;另外,病起复发时,利下赤白,又以肠腑湿热兼见。根据本病病程较长、反复发作的证候特点,总以脾虚为本,湿热、积滞、肝郁为标,呈现虚实相兼,本虚标实的特征,与一般"泄泻"、"痢疾"在病机和证治上有明显不同。

(二)从利下赤白辨其寒热偏盛

临证详询利下赤白脓血之多少,对于辨别肠腑湿热或寒湿之偏盛至为重要。一般来说,利下白冻偏寒,赤冻偏热,赤白相兼,为寒热夹杂。在治法上,白脓黏冻,偏于寒湿或虚寒者,当以温中化湿为主;赤脓鲜红,偏于湿热者,当以清肠化湿为主。若赤白相兼者,则根据赤白之偏重,法取温清并用,或以温化之中佐用苦寒;或在清化之中,配以辛温。在药物具体配伍上,"黄连为治痢要药",如黄连、黄芩多用于肠腑湿热;黄连配炮姜用于寒热错杂;黄连配乌梅用于下利舌红;黄连配厚朴用于下利苔腻而腹胀者。总之,发作之时,当根据肠腑湿热或寒湿之偏重,辨证用药,灵活配伍,方能切合病情。

(三)脾虚夹有积滞,不宜一派苦寒

本病在缓解期,常见便溏不爽,并兼有少量黏液或黏冻,或伴腹部隐痛不舒。沈金鳌称此为"肠垢",是"冷热蕴积肠胃之间,滑泄垢腻所致"。其特点是:脾气已虚,而肠腑积滞未尽,是病情缠绵的表现。在治法上,应与单纯脾虚泄泻而无黏液或黏冻者有所区别,宜在健脾的基础上,加用木香、槟榔等行气导滞,或加少量黄连、马齿苋等清肠化湿,因为积滞不除,则脾运难复,症状不易改善。另外,由于脾虚为主,也不宜作为肠腑瘀热内盛而过用苦寒之品,以免损伤脾阳,败坏胃气,不利于病。

(四)补虚固本,当辨阴阳

溃疡性结肠炎,以脾虚为本,有偏于脾气虚、脾阳不振或脾肾阳虚者;也有少数因久泻伤阴或湿热阴伤而现脾阴不足者。另外,脾虚肝郁有时也是本病

的一个夹杂因素。对于缓解期,无脓血便,宜以固本培元为主,改善症状。临证仍应据症分析,凡偏于脾气虚者,便溏腹胀、食欲欠振、舌有齿印,治宜健脾益气,以助运化,方用异功散加减;偏于虚寒者往往兼有寒象,诸如下利完谷、腹冷畏寒、手足不温、舌淡苔白等,宜温补脾肾,以附子理中汤、四神丸加减;脾阴不足者,大便溏薄、口干舌红,可取健脾酸敛法,宜以参苓白术散加减,并配用酸味药物,柔敛肝脾;肝郁脾虚者,腹痛、肠鸣或便中夹水,又宜疏肝健脾,参用痛泻要方加减。

(五)关于腹痛、肛坠

溃疡性结肠炎,腹痛较为常见,其原因大概有三:一是肠腑湿热未尽,参用芩连芍药汤;二是夹寒夹滞,配用温中汤、木香导滞丸;三是气机郁滞不畅,配伍痛泻要方。腹痛往往不作为主症单独治疗,而是在辨证时加以综合考虑。另外,也有少数患者腹部冷痛,在肠腑无湿热的情况下,肉桂一味有良好的温中止痛效果。

肛门下坠,谓之后重;腹中窒迫,谓之里急。溃疡性结肠炎病经日久而肛门有坠胀者每可见之。孙一奎曰:"久痢与通荡之后,而后重仍在者,知大肠虚滑,不能自收而重。"又说:"气虚下陷而空者,虽用收涩之剂,仍必以升麻兼之"。考历代医家治久泻正虚而肛坠者,均用健脾兼以升提,而疏利下气之法甚少应用。对于溃疡性结肠炎,凡肠腑无湿热、积滞,大便次多不实而肛坠不适者,多为脾气下陷,我常在益气健脾或温运中阳的药物基础上加用少量炙升麻以升提脾气,多有效果。另外,也有因邪滞肠腑,排便不畅,肛门坠胀者,治法又当清化推荡。

(六)肠道给药,直达病所

溃疡性结肠炎的灌肠疗法临床运用较广,各地报道颇多。其优点在于:①能使药物与病变的肠道黏膜直接接触,该病的浅表小溃疡90%以上分布在直肠和乙状结肠部位,通过保留灌肠使药力直达病所,不但提高药物在肠道局部的浓度,而且停留时间较长。②某些主药剂量可大,药味宜少,起到药专效宏的作用,尤其是对发作时脓血较多、湿热较重者,可在短期内控制病情,并能避免苦寒药物的败胃之弊。保留灌肠的药物一般需浓煎100~150ml,排便后取半卧位,臀部抬高约15°,俟温缓慢滴入肠道,尽量停留较长时间,以利于药物的吸收。常用药物如:黄连、黄芩、黄柏、苦参、秦皮、地榆炭、白头翁、败酱草、马齿苋、白及、锡类散、赤石脂等,可随证取用。古方有苦参丸、黄柏丸等,均单用苦参或黄柏一味炒焦令黄,专治血痢。赤石脂入大肠经,能涩肠止泻、止血生肌,对久痢不止并有血便者,颇为适宜。古方有赤石脂丸、桃花汤等,均以赤石脂为主药,是取其酸敛涩肠、止血止泻之功。余每在灌肠方中配用赤石脂30g,效果确切。据现代药理报道:"赤石脂有吸附作用,能吸附消化道内有毒物质,并保护消化道黏膜,止胃肠出血"。例如:张某,女,17岁。反复发作脓血便三年,经肠镜检查诊断为溃疡性结肠炎。患者因学习紧张和饮食不调,致病情复发,经西医二十余天治疗血便未得控制,遂从合肥来宁求助中医治疗。2009年4月16日初诊,患者黏液血便每日5~6次,纯下鲜血,大便溏烂,腹部隐痛,舌苔薄黄腻,脉细。考虑久病脾虚虽为本,但肠腑湿热急为标,拟清肠化湿,调气和血为先。除口服汤剂外,另开灌肠方2周,嘱其浓煎100ml左右,并自购灌肠器,由其母在家按要求缓滴保留灌肠,药如:黄连5g,黄芩15g,秦皮15g,黄柏15g,白头翁15g,地榆炭30g,木香10g,陈皮5g,锡类散2支(后入),赤石脂30g。

2009年5月13日二诊:据云由于上课口服中药不方便,每晚临睡前于排便后仅用灌肠治疗,可保留至翌晨排便。灌肠第三天起,脓血已渐少,一周后下利便血均获控制,大便成条,腹已不痛,要求再取上方回家巩固治疗。

据个人体会,灌肠疗法简便易行,在病发之时,见有多量脓血黏液者,可起急则治标,控制病情的作用,若与口服药相互配合,其效更好。但平时若大便溏薄或无脓血及黏液者,则不宜使用。

六、乌梅丸法治疗难治性肠病临证经验

乌梅丸是仲景治疗厥阴病吐蛔腹痛的一首著名经方,《伤寒论》曰:"蛔厥者,乌梅丸主之。又主久利。"本方融酸敛、苦寒、辛温、补气、养血于一体,将性味作用不同甚或相反的药物组合于一方,寒温并投、补泻兼施,以适应复杂病症的治疗。笔者取乌梅丸组方立法之意,寒热互用,补泻并施,于临床化裁治疗慢性难治性肠病,颇获效验,兹述心得如下。

(一)慢性难治性肠道疾病基本病机特点

慢性难治性肠道疾病首先表现是慢性迁延,反复发作,症状较一般功能性肠病严重而复杂,有腹痛腹泻、里急后重、便下脓血等消化道症状,甚至有少数严重病例发生关节炎、皮肤红斑等肠外症状,个体差异较大。目前临床多见于溃疡性结肠炎(UC)和克罗恩病(CD)以及少数胃肠肿瘤手术后患者。前两个病统称为炎症性肠病(IBD),病变主要侵袭直肠和结肠,首先是肠黏膜浅层的弥漫性炎症改变,多数脓疡形成并融合后可产生小溃疡。克罗恩病以远端回肠和结肠多见,呈节段分布的全壁炎症,也有部分裂隙样溃疡以及肉芽肿和纤维组织增生,由于发病机制不明,现代医学治疗亦颇为棘手,因此是临床重点研究的消化系统疾病。

从中医角度分析,慢性难治性肠道病变,虽然病名不同,但在症状表现上确有很多相似之处,在病机形成上有本虚标实、虚实并见的共同特点,即发作时以标实为主,病机为湿热瘀结,肠腑血腐肉败,症见便下脓血。不发作时以

脾虚为主,脾胃运化功能薄弱,症见便溏多泻;或表现为虚中夹实,肠腑积滞未净,症见大便夹有黏液,腹部隐痛。另一个共同特点是寒热错杂,尤其在发作与未发作之间,有相当一部分病人在证候上既有脾阳不振,中焦虚寒,久泻脾虚的一面,症见腹部怯寒怕冷,大便溏而不实,同时又见有舌红苔黄,肛门坠胀,大便黏液,滞而不爽等湿热蕴结的一面,表现为"胃热肠寒"或"上热下寒"之证。面对纷纭的症状、寒热错杂的表现,常常使辨证论治难以入手。根据"异病同治"的经旨,笔者认为取效关键在于从该病的基本病机特点出发,抓住主症,在疾病发作时重点要分清湿与热的偏胜,在不发作时要明确虚和实多少以及寒和热孰轻孰重。详析病机,精细辨证,斟酌配伍,方能对这类复杂肠病的治疗获得意想不到的效果。

(二)乌梅丸药物配伍特点

分析乌梅丸药物配伍,具有以下三个特点。一是酸苦合法:取乌梅之酸和黄连之苦寒,既能酸敛柔肝,又能清热燥湿;二是寒温并用:既取干姜、附子辛温助阳,又伍以黄连、黄柏苦寒清化;三是寓泻于补:在祛邪消导的方药中,加上人参、当归补气调血。看似"寒热杂合",实则配合巧妙,颇有章法,紧扣病证特点,正合慢性难治性肠病寒热错杂、虚实并见的病机规律。

乌梅丸治疗慢性腹泻,古今文献记载报道不少。我院已故著名中医临床家、清代御医后裔曹鸣高先生善治肠病,他用乌梅丸法治疗顽固性肠病有着丰富的临床经验和深刻见地,疗效卓著。笔者虽未能有幸侍诊于侧,但每遇此类难治缠绵之肠病,均能从曹老先生的医案医话中受到启发。曹老运用乌梅丸治疗肠病,主要是取其组方之旨意大法,所谓"师法而不执方",根据不同病程和临床表现进行化裁。如在药物的配伍方面,他说:"干姜可改用炮姜,因干姜主散,炮姜主守,且能止血。大黄(制或炭)每亦配用,因大黄除清阳明瘀热湿浊之外,并有化瘀止血的作用。至于大黄、附子用量的比例,则按阴阳寒热的偏胜而定,如白多于红,附子之量重于大黄;红多于白,大黄之量重于附子。"灵活变通,交代甚详。笔者参之,也每有心得。盖附子、大黄药性虽刚,但由于寒热虚实辨之确切,剂量合于法度,并无孟浪。虽乌梅丸中并无大黄,但考前贤治寒积内阻之证,两药相用实多,如温脾汤证即是,大黄功能"荡涤肠腑","推陈致新",对脾虚中阳不运,而湿热积滞未净的慢性肠病配伍温阳散寒的附子,颇合病情,故临床用之多效。这也是前辈医家应用乌梅丸法治疗该类肠病提出的一个重要的药物配伍关系,尤值借鉴效法。

(三)病案举例

例1 张某,男,54岁,安徽马鞍山人,溃疡性结肠炎。2005年3月14日初诊。

患者慢性腹泻十余年,时作时止,发作时脓血便较多,呈果酱色。近3个月来,右下腹疼痛不已,大便溏而不爽,夹有多量黏液,每日 7～8 次,肛门坠胀,腹部畏寒,犹如"冷风"钻腹。舌苔薄黄而腻,脉细弦。分析其病机,良由久泻脾阳已虚,中运无权,肠腑湿热积滞未清。拟温运脾阳,清化湿热,消导积滞。处方:炒党参 10g,炒白术 10g,制附片 5g,制军 5g,炮姜炭 3g,川连 3g,煨木香 6g,川朴 6g,乌梅炭 5g,炒陈皮 6g,地榆炭 15g,炙甘草 3g。日 1 剂,水煎,分 2 服。

3 月 27 日二诊:药后大便渐已成形,便次减少,腹痛明显缓解,偶有少量黏液便。原方加炙升麻 3g,焦楂炭 15g。

4 月 11 日三诊:迭进寒温并投、健脾升清治法,腹部较舒,大便较实。此后以上方为主加减调治至 5 月底,2 年余未复发。

例 2　马某,男 30 岁,省外贸职工,克罗恩病。2008 年 5 月 22 日初诊。

患者慢性腹痛,大便带血 2 年。在省人民医院诊断为克罗恩病,反复发作,下腹疼痛,有时难以忍受,工作时断时续无法正常,因多方治疗少效(包括住院和灌肠),遂寻中医治疗。诊时下腹疼痛作胀,喜暖喜按,大便溏滞不爽,夹有果酱色黏液,舌质淡红、苔薄黄腻,脉细弦。其病机仍属寒热虚实夹杂之候,治拟健运消导。处方:炒党参 10g,炒白术 10g,制附片 3g,制军 6g,苦参 10g,木香 10g,槟榔 10g,川连 3g,炮姜炭 3g,小茴香 3g,乌药 10g,炙乌梅 10g。日 1 剂,水煎,分 2 服。

6 月 12 日二诊:服药后,第三天起大便排出黏液甚多,此后逐渐减少,腹痛有所缓解,大便仍未成形。原方去小茴香、槟榔,加云茯苓 15g,淮山药 15g。

6 月 25 日三诊:经寒温并用、补泻兼施治疗,腹痛基本缓解,大便成形,后以此方加减调治巩固。

例 3　卞某,女,48 岁,某化纤厂职工,结肠癌化疗后腹泻。2007 年 10 月 5 日初诊。

患者结肠癌手术后 4 个月余,因化疗致腹泻不止,每日二十余次,有多量白色黏液及絮状膜样物,伴下腹隐痛、肠鸣,虽经中西多种药物治疗,除腹泻次数略有减少外,症状未见改善,化疗中断。食纳甚差,恶心欲呕,形寒怕冷,肛门坠胀,肛周潮湿红肿。舌质偏淡、苔白薄腻,脉沉细。考虑术后脾胃受损,化疗引起胃肠道毒副反应。是为脾虚为本,肠道湿热瘀滞未尽,运化功能失司。姑拟健脾温运,清化导滞,补泻兼施。处方:炒党参 15g,炒白术 10g,制附片 10g,大黄炭 5g,炮姜炭 5g,川连 3g,炙乌梅 5g,煨木香 10g,煨葛根 15g,炒防风 10g,沉香曲 12g,半枝莲 30g。日 1 剂,水煎,分 2 服。

10 月 18 日二诊:药后症状明显改善,大便次数已减为每日 1～2 次,黏液已不多,腹痛缓解,略有痞胀。原方加砂仁(后下)3g、台乌药 10g。

11 月 1 日三诊:大便已成条,偶有少许黏液,食欲转振,后以香砂六君汤加减调理,继续完成化疗。

以上三则案例均为慢性难治性肠病,共同的病机是虚实并见、寒热夹杂,以乌梅丸化裁治疗。均用附子、干姜温运脾阳,黄连、大黄清化湿热,党参、白术健脾益气,乌梅酸敛止泻,或配以木香、槟榔行气导滞,或葛根、升麻升清。然而在药物配伍剂量上,例1脾虚与湿热偏胜不著,故附子与大黄药量相当;例2湿热积滞较之脾虚略重,则大黄药量多于附子;例3脾阳已虚,排出以白冻为主,故附子用量又重于大黄。如在发作期出血多者可加白头翁、地榆炭等,不发时若夹有肝郁、肠鸣、腹痛,也可合痛泻要方加减。

根据个人临床体会,肠腑湿热是该类肠病发作期的主要病理因素,在缓解期也可见到不同程度的湿热积滞未尽的症状。对湿热的治疗,虽以清利为主,但不可过用苦寒之品。因其病程长,缠绵难愈,大多脾虚,苦寒冰遏脾阳,效果并不理想。故此,治疗上必须兼顾,既不可一味温补兜涩,使邪滞不尽,脾运难复;也不可专事苦寒清化,使脾虚益甚,于病无补。

从现代医学来看,无论是溃疡性结肠炎还是克罗恩病,其发病原因尚不清楚,可能既有遗传免疫因素,也有肠道炎症感染,并非某一种单独疗法所能奏效,此与中医学扶正和祛邪的理论相合,中医治法有可鉴之处,值得进一步思考。此外,部分病人亦可配合中药保留灌肠,酌选黄连、黄柏、地榆、秦皮、五倍子、败酱草、赤石脂、云南白药、锡类散等入药,直达病所,提高疗效。

七、论胃肠肿瘤治疗大法的理论与实践

胃肠肿瘤是腹部常见消化道癌肿,包括胃癌和肠癌,其病理性质以腺癌为多,对于能够手术根治而没有进一步扩散者,是在目前医学条件下部分病人可能获得治愈的唯一手段。辅助化疗除毒副反应外,由于治疗作用有限,对患者生存期是否获益,仍有其不确定性。除手术、放化疗、分子靶向等治疗外,越来越多的病人寻求中医药治疗,希望从中找到康复和新生的希望。

中医药对肿瘤的认识源远流长,历代医家在长期实践中积累了丰富的防治经验,其中对肿瘤治法的运用,尤其值得我们思考与研究。随着时代变迁,古今差异,以及医学的进步与发展,当前对肿瘤的治法理论,需要在实践中继续深化认识。

(一)对积聚按初、中、末三期分治的见解

腹内癌肿,触之有形,坚硬不移,属于"癥积"一类。古人认为成因复杂,主要由于正气不足,气血凝聚逐渐形成。一般初期肿块较小或不坚,或痛或不痛,饮食活动如常,不易察觉,随着肿块渐大,则坚满作痛,食欲不振,消瘦乏力……

中医对于积聚的治疗,清•程钟龄提出按初、中、末三期论治,他说:"邪气初客,积聚未坚,宜直消之,而后和之。若积聚日久,邪盛正虚,法从中治,须以

补泻相兼为用。若块消及半,便从末治,即住攻击之药,但和中养胃,导达经脉,俾荣卫流通,而块自消矣。"又说:"虚人患积者,必先补其虚,理其脾,增其饮食,然后用药攻其积,斯为善治,此先补后攻之法也。"这是治疗积聚的大法,对后世治疗癌肿有重要指导意义。

个人对胃肠肿瘤的施治有几点认识:

1. 积聚包括肿瘤但不完全是肿瘤。古人认为,"积"和"聚"有联系,但性质上有区别,一般以血积坚著不移者为癥,属脏病;气聚移动不定者为瘕,属于腑病。同时认为,两者之间不能绝对划分,有先因气聚,日久成积的;也有积块坚固,治后能移动的。因此,积聚也包括部分良性肿瘤或其他腹腔病变。

2. 古谓积聚初、中、末三期的概念,不可能脱离当时认识疾病的时代背景,不能简单地与现代肿瘤诊断的病理分期画等号。古人对疾病演进过程中出现的邪正消长状态,提出在不同阶段分重点治疗是其主要内容,如说"邪气初客,积聚未坚",能够在肿瘤形成的早期加以认识已属不易。在治法上,提出正气未衰,邪气未盛,则"宜直消之而后和之"的观点。消法是祛邪之法,是"坚者削之"之意,待邪消之后则和中养正以善其后,这时强调的重点是祛邪为先。

3. 提出扶正与祛邪相兼为用的理论,主要用于"积聚日久,邪盛正虚"之时,相当于肿瘤未能祛除或积块增大而机体日渐虚衰,正气不足之状。此刻既不能一味攻邪伤正,也不能姑息养奸,任其滋长,宜采用"补泻相兼"的方法,虚实兼顾,不失偏颇,方能符合病况。

(二)肿瘤"同病异治,异病同治"的时代特征

"同病异治,异病同治"是中医的重要治法原则,体现了因人、因病、因证灵活施治的个性化原则。肿瘤的中医治疗,同样要在《内经》治法理论的指导下,贯通古今,融会新知,合理指导今天的临床实践。

1. 对于腹中已形成的肿块,因限于历史条件,古人无法区分是良性或恶性肿瘤,未能清晰阐述两者之间的预后差别,更无法通过手术方式切除瘤体,因而古之所论与今天对肿瘤的认识存在较大差异。比如对能够手术治疗的胃癌,首先是在明确诊断后,尽快施行手术切除病灶。在肿瘤切除后的无病生存期,腹腔内虽已无肿块,但治疗并没有停止,或化疗或其他治疗,其目的主要是防止肿瘤复发转移。

在手术、化疗后至肿瘤复发的中间过程,是现代医学治疗的空白期。由于手术和化疗均能损伤正气,可以进一步出现脾胃虚弱、气血不足等虚损症状。另外,脱落或逃逸的癌细胞,仍然是以后复发转移的"余毒",中医应采取积极的预防性措施,包括扶正与祛邪的"相兼为用"。

2. 所谓积聚的"末治",是指经过治疗,"块消及半"之时,认为"积聚日久,和中养胃,导达经脉,俾荣卫流通,而块自消矣。"对于非恶性肿瘤或可保守治疗，"养正积自除"。但对恶性肿瘤，如能创造条件手术者，仍应不失时机，祛邪务尽。如病属晚期，也有继续接受化疗者，对此虽有可能使肿块暂时缩小，但终难挽回局面。因此，中医又应遵循"养正"原则，不以攻邪消积为目标，而以健脾养胃，调和气血，扶助正气为重点，争取"带瘤生存"，改善生活质量，延长生存期。

3. "同病"和"异病"古今认识有差别。比如同样是腹内积块，有胀有痛，古称"积聚"，其中有气滞郁结者，移动不定，其病在腑，是属"瘕聚"；有血结瘀凝者，坚著不移，其病在脏，是属"癥积"。其治法一则以疏调行气为主，一则以化瘀散结为主，虽然统称积聚而治法各有不同。今天对"同病"和"异病"的认识，更增加了现代医学的诊断概念，如对腹内包块，首先通过影像学检查，明确是否有形占位，还要通过病理组织学诊断明确是良性或恶性，在治疗的方法上两者差异很大。比如说，即便是恶性肿瘤，现代医学也在遵循"同病异治"的原则，像肠癌的靶向药物治疗，根据肿瘤基因类型的不同，有的敏感，有的不敏感，在选择治疗对象时则因人而异。中医的治疗，面对不同的肿瘤疾病，只要所表现的临床证候相同，均可运用相同的治法，体现"异病同治"的原则；另外，即使是同一类肿瘤，由于病期不同，患者体质差异以及出现的不同证候，则又采用不同的治疗方法，体现"同病异治"的原则。中医的这一重要治则，充分体现了个性化治疗特点，在肿瘤治疗方法学上有其灵活性、合理性和科学性。

（三）补虚旺脾与化瘀解毒在消化道肿瘤中的配合运用

经云："正气存内，邪不可干；邪之所凑，其气必虚。"肿瘤之发生与正气虚衰有着密切的关系。《景岳全书·噎膈》认为："少年少见此症，惟中衰耗伤者多有之"。肾为先天之本，脾为后天之本，由于正气内虚，瘀毒内结而发生肿瘤。从扶正方面来说，多从补脾益肾入手，《脾胃论》对"正虚"有独到见解，认为"人以胃气为本"，所以胃肠肿瘤更要重视补气健脾。从临床治疗效果来看，补脾不但患者症状改善明显，食欲转振，体重增加，而且有利于气血的生长，降低化疗药物所致的胃肠毒副反应。动物试验亦表明，健脾益气的黄芪、党参、白术、茯苓等能显著增强人体的免疫功能，对肿瘤细胞有较强的抑制作用，"四季脾旺不受邪"，它的抑癌作用是通过恢复和提高免疫功能实现的，因而补虚旺脾是胃肠肿瘤的重要治法，它应贯穿在辨证治疗的各个阶段，前人称此为"善治"。

另外，"瘀毒内结"是腹部肿瘤邪实的重要特征，《医林改错》提出："肚腹积块，必有形之血"。肿瘤患者的血液普遍处于高凝状态，微观癌栓形成与肿瘤生长、浸润、转移存在密切的关系。因此，古谓"攻邪"、"削坚"等治法，重点在于化瘀散结，使有形之瘀毒得以化解，初萌之癌栓难以成形，可能有利于复发转移的积极预防。另外，中医对于肿瘤本质的寒热属性，古今认识差异较大。古人认为,积聚的成因与寒证有关,如《灵枢·百病始生》云:"积之始生,得寒乃生,厥乃成积"、"温气不行,凝血蕴里而不散,津液涩渗,著而不去而积成矣"。历代治疗积聚的方药偏于温药居多,认为瘀属阴邪,非温不克,与现今治疗肿瘤大量使用清热解毒类中药在思路上有所不同。

基于肿瘤的基本病机,补虚旺脾与化瘀解毒常相兼为用。比如肿瘤手术、化疗后,正虚而"余毒"未尽或肿瘤术后复发转移,以及发现时已属晚期肿瘤者,均可根据前人治疗积聚的大法,结合今天的肿瘤医学研究进展,病证结合,灵活掌握扶正与祛邪的治法运用。

八、论胃癌证治特点

我国消化道肿瘤的发病率逐年增高,其中胃癌位居首位。除手术、化疗外,中医药治疗日益受到患者的欢迎和临床医生的重视,成为消化道肿瘤综合治疗不可缺少的重要组成部分。进展期胃癌属于中晚期胃癌范围,系指无论病灶之大小或有无转移,其癌组织已侵及胃壁肌层或浆膜层者。近些年,笔者在临床诊治不少消化道肿瘤患者,对进展期胃癌的病机和证治特点进行了一定的研究探索,旨在提高中医的防治水平。

(一)脾胃虚弱,邪实积聚是病因病机的关键所在

尽管中医古代文献中并无胃癌的病名,但有类似的病证记载,如"伏梁"、"积聚"、"胃反"等实际中包含了类似胃癌诸多临床表现的描述,如《素问·腹中论》曰:"病有少腹盛,上下左右皆有根……病名曰伏梁……裹大脓血,居肠胃之外,不可治。"指的就是难以治愈的胃肠肿瘤,历代古籍中也有大量关于本病治疗的方药记载。

现代医学对肿瘤的发病机制迄今尚不完全清楚,中医认为以内因为主,与先天禀赋和情志因素有关。因脏腑功能失调,气血逆乱,痰瘀郁结,由小滋大,日久而成癌块。根据胃癌病人的整体状况和局部病变,多属正气不足,尤以脾虚胃弱而邪实积聚多见。正如古云"积之成也,正气不足,而后邪气踞之"。从患者的发病年龄来看,也印证了这一特征,60岁以上的人群中胃癌发病率陡然增加,与"少年少见此症,而惟中衰耗伤者多有之"的古代医家论述似相吻合。中医关于肿瘤发病以内因为主的认识,远远早于西方的医学研究结论,是我国古代中医学家智慧的体现。

据个人观察,当前用中医治疗的胃癌患者可分为如下几种类型:①早期胃癌患者:手术切除后,因较少复发转移,多以中医药扶正祛邪,调理功能为主,促进机体恢复;②进展期胃癌手术或化疗后患者:其中仍有相当数量的病人会发生局部侵袭和远处转移,通过中医药治疗干预,减少复发转移的风险;③手术后功能失调,或化疗后严重的毒副反应以及癌细胞对多种化疗药物已产生

耐药患者:通过中医药治疗以减毒增效,提高免疫,改善功能;④晚期胃癌患者:这类病人日益增多,西医治疗手段基本缺失,中医药治疗目的在于扶正为主,兼以祛邪,通过补益气血津液,调节脏腑功能,尽可能改善患者的生活质量,延长生存期,使其较长时间处于"带瘤生存"状态。有学者认为,和缓的中医药个体化治疗,辅以精神抚慰,对晚期肿瘤患者来说,是一种"善治"。

(二)突出辨证,结合辨病是临床治疗的重要途径

肿瘤治疗难,是由于肿瘤侵袭和转移是造成病人最终死亡的主要原因。中医对肿瘤的治疗体现在扶正与祛邪两个方面,且配合使用,而复方的效果往往又好于单体药物或其有效活性成分的应用。肿瘤的治疗原则一般早期以祛邪为主,中期攻补兼施,晚期以扶正为主佐以祛邪。然而,临床如何具体掌握应用,往往没有明确的界线,多半是根据医生的个人经验和患者的具体证候,并结合肿瘤分期来处方用药。笔者认为:具备扎实的中医理论知识和脾胃病证治的临床基础,掌握和熟悉肿瘤现代医学的检查和研究成果,突出辨证用药,常常是提高胃癌临床疗效的关键。

一般来说,能够手术治疗的胃癌,瘤体病灶已经切除,周围转移淋巴结已作了清扫,与过去古人所述的癥积盘踞、坚硬不移者,在病理形态上已有很大差别。从某种意义上说,瘤体的负荷已经减轻,但残留的具有特殊"运动"能力的癌细胞,以及肉眼或影像学检查所不能发现的微小转移灶,仍然是日后可能复发的隐患。在人体正气已虚、免疫失控的基础上,流散之邪、痰瘀郁毒可能再度萌生,形成新的肿瘤。胃癌手术或化疗后常出现以虚证为主的一系列证候特点,如食欲不振、泛酸嘈杂、胃痛脘痞、大便不调等脾虚气滞的症状,白细胞减少、气短指麻等气血不足,经气运行不畅的表现,典型的舌质瘀黯或舌苔厚腻者并不常见。然而,肿瘤毕竟不同于一般疾病,机体内潜伏的致病因素——癌毒,就是当前在辨病条件下对邪实的一种认识,治疗中必须高度重视,尽可能在扶正的基础上注意祛邪,达到攻邪不伤正,邪去正自安的目的。

多年来通过对胃癌临床病例的治疗观察,我以益气健脾、化瘀解毒法作为胃癌的基本治则。基本方如:炒党参15g,炙黄芪15g,炒白术10g,云茯苓15g,陈皮6g,法半夏10g,全当归10g,白芍10g,炙甘草5g,三棱10g,莪术10g,石见穿30g,白花蛇舌草30g。方中炙黄芪、炒党参、炒白术、茯苓、炙甘草补脾益气;陈皮、法半夏理气和胃;当归、白芍养血和血;三棱、莪术二药同用,流畅气血,化瘀散结,使癥积消弭于未形之时,正如张锡纯说:"若与参、术、芪诸药并用,大能开胃进食,调和气血",临床观之,确有其效,而少有破血伤正之流弊;石见穿、白花蛇舌草抗癌解毒。方药配伍,切合临床,颇合病机。由于中医治病的规律是辨证论治,肿瘤疾病还要充分体现因人而异的个体化治疗特点,故在基本方应用的同时,常常又须随证加减:如胃阴不足、舌红少苔,加生地、麦冬、炙乌梅;肝胃郁热,泛酸烧灼,加川连、淡吴萸、煅瓦楞;中虚气滞,脘腹胀满,加木香、砂仁、佛手;脾虚胃寒、脘痛便溏,加桂枝、炮姜、肉豆蔻;瘀毒内阻、舌质紫黯瘀斑,加失笑散、守宫、紫丹参等。包括适当选择少量虫类药物的应用,对于改善病情、提高疗效多有帮助。通过上述方法治疗后,多数病人均有不同程度的症状改善,如食欲转振,体重增加,体力恢复较快等。经初步观察,较长时间接受中医药治疗的Ⅱ、Ⅲ期胃癌患者,与单纯手术或化疗而未服用中药的患者相比,其复发转移率有明显降低,五年生存率提高者多,相关课题研究正在进行之中。

(三) 典型病例

例1　陈某,男,74岁。2006年4月初诊。患者半年前因腹胀不消,食欲减退,体重下降,经胃镜诊断为贲门癌Ⅲa期,遂行根治手术,病灶5cm×5cm×1.5cm,所切3个淋巴结均有转移。术后接受化疗,在化疗第3个疗程结束后,血细胞水平下降至$2.3×10^9$/ml,同时因严重消化道反应而中止化疗,后求助于中医。初诊时患者体质较差,每天仅能进少量稀粥或面条,不足半斤,同时伴有上腹部痞胀隐痛,便溏次多,形体消瘦,舌苔薄白质偏淡,脉细。考虑术后脾胃功能受损,复加化疗伤正,气血不足,运化失常,拟在养正的基础上,佐以祛邪。遂用基本方加煨木香10g,砂仁(后下)3g。服药14剂,患者症状明显改善,脘腹胀满渐消,大便成形,饮食增加。5年多来,患者一直坚持用本方随证加减,持续服药,病情稳定,多次复查未见肿瘤复发转移。

例2　王某,女,62岁。2008年7月初诊。患者有慢性萎缩性胃炎伴肠化生多年,2008年3月,因胃部胀痛持续不已,食欲减退,贫血,在当地医院诊断为胃腺癌Ⅲb期,遂来我院接受手术治疗,其手术病灶8cm×6cm×6cm,肿瘤组织侵袭至胰腺尾部及脾门,周围淋巴结有部分转移。术后接受化疗,3个月后,CT复查发现腹膜淋巴结又有部分转移,CEA、CA199均明显增高。刻诊:患者不思纳谷,胃部闷堵板硬,泛酸烧灼,忧思悲观,夜不能寐,体重下降20余斤。舌质黯红,脉细。据证分析,乃胃气虚衰,运化功能失常,并兼郁热阴伤,癌毒弥散。药用:炒党参15g,炙黄芪15g,炒白术10g,茯苓15g,当归10g,白芍10g,北沙参15g,麦冬12g,陈皮6g,法半夏10g,三棱10g,莪术10g,川连3g,淡吴萸1.5g,煅瓦楞(先煎)30g,石见穿30g,白花蛇舌草30g。每日1剂,共14剂。每剂煎煮后,分3次均量口服,上午10:00、下午16:00、晚上睡前各服1次。患者半个月后复诊,述其症状已有明显改善,闷堵感减轻,胃部已较为舒适,食量也有所增加。唯胸脘仍觉有烧灼感,口干,夜难入寐,情绪悲观。二诊于前方去黄芪、当归,加炙乌梅5g,酸枣仁15g,以增强酸甘濡润、养心安神之药力,症状改善,仍寐差,酸枣仁用量渐增至60g,睡眠改善。此后3年多均以基本方为主,随证加减应用,患者坚持服药从未间断,病情一直稳定,症状改善。多次复查,腹腔 2 枚转移淋巴结,其中 1 枚未见其增大,另 1 枚已明显缩小 1/2。CEA、CA199 未见增高,迄今患者状况较好,仍用中药治疗观察。

(四)体会

1. 组方用药辨证结合辨病,切忌抗癌中药堆砌　从消化道肿瘤的临床观察来看,中药复方的效果往往较好,而复方配伍的前提是突出辨证,同时也要结合微观辨病。即使手术后部分患者恢复较好,甚至出现临床"无证可辨"时,也要充分考虑"癌毒"内留,复发"再燃"的可能性,故在扶正的基础上,切切不可忘却"邪实"的存在。所谓突出辨证,首要分清正虚之中尚有脏腑的不同和气血阴阳的偏虚,再要考虑气滞血瘀或痰凝毒结的病理属性。在中医理论指导下,按辨治规律选方用药,效果较为理想。临床实践中也常发现,有不少所谓"大处方",味多量大,认为药轻病重,不足以触动顽疾沉疴,结果不经辨证的过量堆砌抗癌中草药,病人则难以耐受,效果往往事与愿违。

2. 坚持长期服药,确保治癌疗效　肿瘤患者需要长期配合中药治疗。实践表明,随着服药时间的延长,效果常常会显得越加明显,其中可能存在一个药物在体内的时间累加效应。一般来说,实体瘤无论是化疗还是中药疗效都不够理想,药物难以进入瘤体而发挥消克作用,但对于手术切除瘤体后,可能存在的微小转移灶和游离分散的癌细胞,则有可能通过复方中药多靶点的作用,使肿瘤细胞持续地处于增强后的人体免疫功能和相关药物的调控抑制之下。由于中药总体安全性较好,适合长期服用,同时中药不像化疗药物那样毒副作用明显,容易受到疗程和剂量方面的严格限制。因此,在病人能够耐受的情况下,提倡长期服药为好,一般以 2 周为 1 个疗程,2 个疗程之间可以间隔 2~3 天。

3. 中药日服 3 次,重点治疗药量可大　药物在人体内能否发挥治疗作用,还涉及药物的吸收、转运和代谢过程。由于抗癌复方的应用,有时处方药味偏多,药物的剂量也往往偏重,加之胃癌手术后其受纳磨化水谷的容量和功能受损,故服药的方法以少量多次为宜。动物实验和临床观察表明,每剂药日分 3 次口服比 2 次效果要好,病人容易接受,胃肠感觉舒适,也有利于药物在时间作用点上的均衡吸收而发挥药效。此外,药物的量效关系,同样是治疗上的另一个重要关键问题,某些起主要作用的药物,达不到应有的量,则不容易起效。例如病例 2 所述,患者手术后持续失眠不寐,加大镇静剂口服也不能成眠,口味不香,体质衰退,影响治疗。遂在辨证施治的药物中加用酸枣仁,从 15g 开始,一直加用到 60g,患者的睡眠才明显出现改善,精神稳定,为后续治疗提供了条件。当然,对某些针对肿瘤而配用的化瘀解毒药物,同样有着由量变到质变的量效关系,临床需要注意的是,在安全性和总量控制的基础上,突出其阶段性治疗的重点药物,往往能起到意想不到的效果,诚如前人云"中医不传之秘在量上",寓意深刻。

九、益气化瘀法防治胃癌术后复发转移的思路

Ⅱ期和Ⅲ期胃癌在手术或化疗后,约有 60% 的病人会在 2~3 年内复发转移,这是一个严峻的现实。现在的问题不在于手术能否完全切除原发病灶,而在于脱落和逃逸的癌细胞会在一定时间内再次发生增殖和转移。由于化疗药物对绝大多数腺癌缺乏敏感性,常常因多药耐药而导致治疗失败;也有部分患者因无法耐受化疗药物的毒副作用而中断治疗。近几十年肿瘤的治疗虽未能获得突破性进展,但现代医学对其发生机制以及侵袭转移途径研究比较深入,其中不少认识和研究结果与中医理论有相通之处,从中可获取有益的启迪。通过实践与思考,笔者在临床治疗中采用益气化瘀法防治胃癌术后复发转移,取得一定效果,兹述如下。

(一)气虚血瘀与癌栓形成的关系及其在病程演进中的影响

肿瘤细胞侵袭和转移是肿瘤发生发展和演进过程中的危险阶段,也是病人致死的主要原因。现代医学研究表明:肿瘤能否再次发生转移主要涉及三类分子事件,即细胞的黏附性、运动性和降解酶的作用。癌细胞一般沿淋巴管和血道进行转移,癌细胞在管腔内运行,特别是在血液运行中绝大部分死亡,只有极少数癌细胞能够存活而到达远处转移部位。研究已证实,癌细胞在血液中存活必须具备某些条件:首先癌细胞本身的聚集成群,至少要 3 个癌细胞以上黏附到管腔内皮上,其外被纤维蛋白、血小板等包绕,免于被血流冲掉;其次,癌细胞必须与纤维蛋白和血小板构成栓子,这种栓子被运送到其他部位,或在原位经 3~6 小时后穿过血管壁,在血管周围形成继发瘤。因此,在手术送检的病理组织中脉管内(血管和淋巴管)癌栓形成是常见现象,绝大多数癌栓由于其微小肉眼无法确诊,必须在显微镜下才能清楚地观察出来。根据我们临床观察,脉管内发现有癌栓形成者,大多是手术后高复发转移的肿瘤人群。

在年龄 60 岁以上的人群中,胃癌的发生有一个陡然上升的趋势。因人体正气正处于衰退阶段,复加胃癌手术创伤及化疗伤正,气血尤其不足,免疫功能下降尤为明显。气为血帅,气行则血行,气虚推动无力易造成血行瘀滞,因此笔者认为,西医所谓"癌栓"就是中医通过四诊而无法观察到的,具有一般瘀血特征同时又带有"癌毒"性质的瘀血病理产物。恶性肿瘤患者血液处于浓、黏、凝、聚的高黏滞状态,血液成分和流态异常可致血流缓慢甚或瘀滞,符合中医血瘀证的微观病理变化,在一定程度上反映了肿瘤疾病以血瘀证为本质。

肿瘤属于中医学"癥瘕"、"积聚"范畴,表明其发生发展与瘀血形成有密切关系。同时中医理论认为"癥"和"瘕"在概念上是有区别的,两者之间在病

理上是有关联的。经云："癥者,腹中坚硬,按之应手。瘕者,中虽硬,而忽聚忽散无其常也,故病未及癥也。"然又云："气不行而滞,故血肉凝而为瘕。"可见古代所表述的"瘕"并非一般意义上的气滞病症,很可能包含由于气机郁滞、"血肉瘀凝",在疾病变化过程中带有不同程度瘀血性质的病变,气血异常在癥瘕生成与发展中扮演重要角色。通过中西医结合研究,个人认为,癌栓作祟是导致胃癌复发和转移的关键因素,而气虚血瘀是导致癌栓形成的主要原因和胃癌术后复发和转移的主要病理机制,这为寻找中医有效治疗方法提供了可靠线索和依据。

（二）益气化瘀与抑制癌栓形成在干预复发转移中的作用

癌栓形成与肿瘤细胞的生物学特性以及多种因素有关,如果能有效地减少或阻断癌栓的形成,从某种意义上讲就可能干预肿瘤的增殖和转移。中医的优势在于整体观念下的辨证治疗。如果气虚血瘀是胃癌手术后的主要病机,益气化瘀则是临床重要治疗方法。益气健脾与活血化瘀相互配合,通过安全有效的给药,使逃逸的癌细胞持续不断地处于机体和药物的抑制状态下,使得凝聚的微小癌栓消于无形,从而减少肿瘤的复发和转移。近几年来,随着对胃癌研究的深入,在用药方面有些认识和体会：

1. 化瘀消积,三棱、莪术独具良能　宋代以前尚无这两味药记载,自宋代起,在历代治疗积聚的方药中几乎备受推崇,被称为"消癥瘕之专药"。王好古谓："三棱、莪术治积块疮硬者,乃坚者削之也。"《本草汇言》曰："荆三棱,破血通经,为气中血药也。盖血随气行,气聚而不流,则生瘀滞之患,若老癖癥瘕,积聚结块……非此不治。"《本草备要》云："莪术破气中之血,消瘀通经,开胃化食,解毒止痛。"对两药的功用特性作了明确说明。近代名医张锡纯通过自己的实践,更对两药做出高度评价,认为"三棱、莪术性近和平,虽坚如铁石亦能徐徐消除,而猛烈开破之品,转不能建此奇功,此三棱、莪术独具之良能也。"由此可知,两药并非攻破孟浪之品,前人所论亦非空穴来风。笔者经多年临床实践,习用三棱、莪术配伍使用,收效良好。虽长期应用也未有一例曾见破瘀伤正或不良反应者。个人认为,对肿瘤瘀血或抑制癌栓形成的针对性治疗,三棱、莪术当引为重点药物,其他药物很难在这方面替代其独特作用。近几十年来,清热解毒类药物在抗肿瘤治疗中应用比较广泛,与古医籍记载在思路上有所不同。

从现代药学研究来看,三棱醇提物三棱总黄酮有较强的抗血小板聚集、抗血栓形成作用,能显著减少全血黏度,明显阻止胃癌细胞的转移。莪术是当前抗肿瘤研究中比较热门的一味中药,所提取的有效成分如姜黄素、β 榄香烯、莪术醇等研究也比较多,认为莪术具有多靶点的抗癌作用,包括抑制肿瘤细胞的增殖,促进肿瘤细胞的凋亡,抑制肿瘤血管生成,阻止肿瘤细胞的侵袭和转移等。值得重视的是,也有学者通过实验证明,三棱、莪术配伍后其协同作用增强,所获得的效果明显高于单独用药的效果。此外,还有研究表明它们在抑制癌栓形成和抑杀肿瘤细胞方面具有双重功效。这与古载"两药相兼为用,破瘀消癥者良"的经验是相吻合的。

2. 益气扶正,党参、黄芪联合增效　《内经》曰:"积者,阴气也","阳化气,阴成形"。气为阳,血属阴,两者相互资生,关系密切。胃癌术后局部瘤体已经切除,机体的肿瘤负荷减轻,这与古人无法切除肿瘤病灶在病情上是有区别的。Ⅱ、Ⅲ期胃癌从手术摘除到复发转移有一个过程,其间人体的免疫功能和身体状态的修复是十分重要的。中医不同于西医的一个特点是"祛邪不忘扶正",肿瘤虽然切除,但正气内虚,余毒未尽,"伏邪"仍然会再度复燃。近几年来,我们在临证中,常以三棱、莪术化瘀消积,用党参、黄芪等健脾益气,同时根据气虚和血行不畅的特点,伍以当归、白芍养血和血,或增加石见穿、白花蛇舌草等清泄郁毒,既突出重点,又照顾整体,较为符合病情特点。正如《本草备要》所云:"东垣五积方,用三棱、莪术,皆兼人参赞助成功。""宜于破血行气药中加补脾胃药,气旺方能磨积,正旺邪自消也。"张锡纯对此亦有论述,他认为:"若治瘀血积久过坚者,原非数剂所能愈,必以补药佐之,方能久服无弊。"三棱、莪术"若与参、术、芪者诸药兼用,大能开胃进食,调血和血",诚为经验之谈。

我对胃癌术后患者,以气虚血瘀为病机切入点,以抑制癌栓形成作为临床治疗的关键,选用孟河学派马培之先生治疗癥积病症所推崇的归芍六君为主扶正,用三棱、莪术等药物化瘀消积,相继开展临床和基础研究。从临床观察病例的分析来看,运用上述理论指导下的药物配伍,收效良好,不但患者症状改善较快,食欲增进,体重增加,而术后复发转移者低于单纯化疗组,值得进一步深入研究。

(三)结语

关于应用活血化瘀药治疗肿瘤尚存有不同学术观点。有学者提出,活血化瘀会导致癌肿局部血瘀证的化散,促进了肿瘤的转移,由于局部微循环的改善,也为肿瘤生长提供了更为丰富的血供,最终促进了肿瘤的发展。另外活血化瘀有时还会造成肿瘤血管破裂的危险,加速癌细胞的扩散。其中有推理假说,也有个别应用丹参、赤芍等药物通过实验得出的结论。虽然对应用活血化瘀法则治疗肿瘤尚有学术上的争议,但从目前大量临床和实验研究的报道来看,主流观点对这一治法表示肯定。因为对于实体瘤无论化疗药物或中药效果都不够理想,即使不用活血化瘀药肿瘤细胞也不会静止下来,仍然会转移扩散。本文所阐述的一个主要问题是胃癌术后如何有选择性地运用化瘀药物,在扶正的同时通过抑制癌栓的形成,从而减少转移的几率。由于肿瘤发生发展和转移机制十分复杂,实验的对象往往不同于人体,中西医用不同的方法,各种学术观点从不同的角度去思索、去探索是十分有益的。费尔巴哈有句名言:"理论所不能解决的疑难问题,实践将为你解决。"大概对肿瘤治疗上的不同理论、不同观点也需要从长期实践中找到答案。

肿瘤是一类古老的疾病,也是一种慢性疾病,中医治疗慢病有自身的优势。临床表明,肿瘤术后患者坚持长期服用中药更有利于疾病的转归,这与一般化疗药物因毒副作用而限制用药剂量和疗程不同。临床在安全性的基础上主张较长时间给药,这是由于药物在体内缓慢而持久的吸收、代谢以及药物的累积效应,能够修复和调动机体的免疫功能,使逃逸的癌细胞以及形成或尚未形成的癌栓持续处于有效的抑制状态,随着时间的推移而最终使患者获益。另外,植物类药物虽然抗癌的强度不够,却结构复杂不易产生耐药性,适合从不同的作用靶点来弥补化疗药物的缺陷,有关这方面的机制研究,不但中医界而且整个医学界都将为此做出艰辛的努力。

十、大肠癌中医辨治特点与认识

癌症是人类尚未攻克的顽疾,大肠癌包括结肠癌和直肠癌,是目前十分常见的消化道肿瘤,其发病率在我国正呈逐年上升态势。肠癌过去在欧美发达国家高发,被认为与肉类及高脂肪、高热量饮食有关;如今东方人肠癌猛增,与环境因素、生活饮食习惯的改变、遗传基因不无相关。由于大肠癌的高发性和隐匿性,已引起医学界的高度关注。如何发挥中医学特色和优势,获得肠癌治疗最佳效果,笔者在临床进行了较多的实践与思考,兹探讨如下。

(一)现代医学大肠癌治疗概况

世界各国围绕肿瘤的治疗研究已有一百多年历史,英国学者在挖掘出的"木乃伊"尸体上检测出了保存完好的肠道肿瘤骨转移病灶,将人类对大肠腺癌的病理诊断和发生转移现象的认识推溯到一千多年以前,证明了肿瘤是一类古老的疾病。目前西医治疗大肠癌以手术治疗为首选,除早期局限于黏膜层的肿瘤外,一般需要辅助全身化疗,目的是尽可能消灭逃逸的癌细胞或微小转移灶,有些直肠癌尚需配合放射治疗。尽管近年来肿瘤分子生物学研究的不断深入,创新性药物不断研发面市,包括昂贵的分子靶向药物的投入使用,但仍有50%左右的肠癌患者在手术后发生复发转移,这是肿瘤治疗上的无奈,也是病人致死的主要原因。5年生存率是判断肿瘤患者最终受益的重要指标,迄今大肠癌5年生存率依然徘徊在45%~55%的水平,多年来进展不大。由于我国早期肠癌诊断率偏低,中晚期患者较多,所以其实际临床治愈水平低于欧美和日本。大肠肿瘤以腺癌为主,对化疗的敏感性较差,尤其是肿瘤细胞易产生多药耐药,常常导致化疗的失败。因此,如何提高大肠癌的治疗和

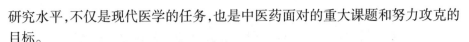

研究水平，不仅是现代医学的任务，也是中医药面对的重大课题和努力攻克的目标。

（二）中医防治大肠癌首重"六腑以通为用"

翻阅中医历代文献，可以发现中医学对肿瘤的认识源远流长，对肠道肿瘤的描述更是具体形象，如《灵枢·水胀》曰："肠覃……寒气客于肠外，与卫气相搏，气不得荣，因有所系，癖而内著，恶气乃起，息肉乃生。"《外科达成》记载："锁肛痔，肛门内外犹如竹节锁紧，形如海蛇，里急后重，便粪细而带扁，时流臭水。"这些描述与现代医学的结肠癌、直肠癌症状颇为相似。

认识疾病的目的在于治疗，中医药对大肠癌防治积累了丰富的经验，值得我们挖掘整理、实践与提高。比如肠道肿瘤的一个常见症状是排便障碍，这并不是一个特异性症状，但在研究了古代治疗该病的大量方药后发现，很多古典记载的方剂中均应用了大黄、牵牛子、皂角、槟榔一类润肠通腑的药物，其因何为？中医理论认为，大肠为六腑之一，主传化糟粕，泻而不藏，以通为用。从临床观察来看，确实很多病人在诊断大肠癌之前，已有大便习惯改变，或溏或秘，特别是便下不畅，黏滞难解，或肛门坠胀不适，直至出血仍误作痔疮而延误诊断。也有部分病人需要长期服用导泻药帮助方能排便，这是肠腑功能通降失常的典型表现。

通过纤维结肠镜检查发现，这类病人中不少有肠道腺瘤样息肉，即使内镜摘除后在数年内还会不断复发，这是癌前病变的基础。由于病灶刺激反应，引起肠道蠕动功能障碍，大便排出不畅成为共同特征。另外，粪便长期在肠道内停滞时间延长，腑气不通，不利于浊毒、瘀热等病理产物的排泄，促进病情发展，日久生变。对于这类病人，临床始终要有一个"尽量排除肠道肿瘤，控制癌前病变，保持大便通畅"的概念和警觉。一方面应嘱咐病人定期肠镜检查，摘除已有或再发的腺瘤；另一方面，还需要辅以药物治疗改善。古人云："热则闭，寒则泄"，是指大便秘结不通者，以热结为多，苦寒通降为其基本治法，大黄、黄连之属清泄腑热积滞，每多应用。尤其大黄一味，古称"川军"，《本草正义》谓其"迅速善走，直达下焦，深入血分，无坚不破，荡涤积垢，有犁庭扫穴之功。"临床对大便不畅或秘结难下者，取其泻下瘀滞，荡涤肠腑，每多良效。现在临床畏其峻猛或通后再秘，以及顾忌大肠"黑病变"而不敢放胆使用，对该药的认定有一定的局限性，影响古称良将之大黄的效用发挥。如何应用大黄，关键是掌握好剂量和配伍，其次是应用的时间问题，宜暂不宜久，用在其时。对于肠道腺瘤样息肉影响肠腑通降者，我常用适量大黄和乌梅、黄连、木香、槟榔、火麻仁、莪术、僵蚕等配伍应用，收效良好。从某种意义上说，能够保持肠腑通畅，及时排泄肠道病理产物，抑制大肠腺瘤增生，可以预防和降低肠癌发生的风险，值得临床重视和研究。

（三）辨证与辨病结合，拓宽给药途径

病证结合是现代中医临床治疗疾病的一种方法，其特点是既重视运用中医辨证论治的理论和方法，又注意客观检查指标，包括四诊所不能发现的重要病理活动，这点在肿瘤治疗中实为重要。例如，结直肠癌早期症状常与痔疮、功能性便秘、慢性溃疡性结肠炎等相混淆，如果不进行肠镜检查和病理诊断，可能导致医疗上的严重失误。再如病程中虽然有些患者症状得到改善，但血液肿瘤标记物测定指标持续升高，或影像学发现可疑瘤体和结节，又常常提示复发转移的可能性。对这些"有病可查，无证可辨"的案例，现代医学可以从微观角度帮助提示病情的预后，丰富中医分析疾病的方法，由此针对性地用药和施治，临床不可偏颇，注意辨证与辨病结合的运用。

从具体治法而言，临证当以辨证施治为主，例如大肠癌病人由于手术创伤，或化疗药物引起的毒副反应，不少病人首先反映的仍然是以消化道症状多见，如腹部胀痛，大便溏泄，食欲欠振；或神疲气短，面色少华，舌苔薄白，脉细，以及白细胞减少等。"得胃气则昌，失胃气则亡"，故调理脾胃，恢复胃肠功能，增强患者体质，是扶正的重要治法。明·张景岳谓："健脾宜温养，祛邪宜苦寒。"从辨证角度观察，肠癌手术或化疗后，属于脾虚失运、脾肾阳虚者比较多见，香砂六君丸、参苓白术散、附子理中汤、四神丸等都是临床可供选择的常用方剂，可随证加减取用。部分病人有时会表现虚中夹实或寒热错杂的证候，可以在温养脾肾的基础上，适当配伍芩连或蜀羊泉、败酱草、白花蛇舌草等清化解毒抗癌之品，也是临床常用配伍。个人认为，此时若不加辨证地过用苦寒药物，味多量大，则会更伤脾阳和胃气，症状非但不易改善，而且给后续治疗带来不利影响。"扶正重在脾肾，温养每见效功"，这是我在临床实践中借鉴前人经验的一点体会，也是临床容易见效的一种方法。

复发和转移是肿瘤的生物学特征，因此在肠癌的治疗过程中，必须充分了解"辨病"的重点是慎防癌毒在脏腑间的传变，能够由一个病变阶段，考虑到下一个病变阶段可能发生的病理演变，从而防微杜渐，给予更加积极的序贯性治疗。据临床医学统计，50%以上的结直肠癌会出现肝肺转移，有时在病人症状并不明显的情况下，逃逸的癌细胞或微小转移灶，已经沿着血道或淋巴转移。在这方面，中医也要树立脏腑传变的认识。现代医学研究证实，门静脉癌栓形成，是肠癌肝转移的一个重要步骤和关键因素，应用中医的方法活血化瘀、降解浊毒，从理论上讲是必要的。对中晚期肠癌患者，或手术提示脉管内有癌栓形成者，我常在益气健脾的基础上加用三棱、莪术、水蛭或乌梅、黄连、败酱草等以化瘀解毒、酸苦祛邪，取效良好。尽管有些患者舌质不紫，辨无"瘀"证，但体内实际存在的癌栓，可能就是中医所讲的"瘀浊"。通过临床病例的初步观察，以辨证和辨病指导用药，肠癌肝转移的发生率似较目前统计的概率有明显

的降低,其中是否有增强免疫、促进血流、溶解癌栓的作用,可以进一步观察研究。另外,给药方式的不同,有时也会影响到治疗效果。个人认为,对大肠癌的治疗,除口服中药外,中医还可拓宽给药途径,借以提高治效。比如,可以通过中药保留灌肠的方法,从肠道直接给药,这是一个有意义的治疗方式,中医药对此有长期的应用经验和独特的优势,值得探索。据有关研究报道,肠道给药90%的药物成分可以被肠黏膜吸收,其局部静脉的血药浓度是体循环的10倍。从解剖角度来看,门静脉是附属于下腔静脉系统的一个特殊部分,它将大量由肠道吸收来的物质,经肝门入肝。中药保留灌肠对肠癌来说,其意义不仅在于肠道局部,而是使药物吸收后,由肠静脉入肝,"循经入穴",尽快到达作用部位,以防止肝转移的形成。该法操作简便,病人不良反应少,尤其对口服反应不良者更为适合。我对部分大肠癌患者常常结合中药保留灌肠,如仙鹤草60～120g,龙葵30g,败酱草30g,浓煎100～150ml,每日一次,十次为一疗程,隔五天再给药。可以住院治疗,也可以教会病人在家中自行灌肠。实践证明,不但肠道症状改善较快,而且有些病情尚能获得意想不到的控制效果。一般来说,选择灌肠的药味宜少,药量可大,发挥药专效宏的作用。

(四)病案举例

例1 范某,男,73岁。2009年2月10日初诊。2008年9月6日在南京市鼓楼医院行乙状结肠癌根治术,病理诊断:腺癌,中低分化,肿瘤侵及浆膜层,淋巴结、神经有癌细胞侵犯,脉管内癌栓形成。手术后第1次化疗因颈部疼痛较剧,检查发现颈椎C3～C4骨质转移,因心功能不全化疗3次而终止。刻诊患者大便溏泄次多,颈部疼痛剧烈,夜不能寐,舌苔淡黄而腻,脉细弦。考虑脾气已虚,癌毒内结。予以益气健脾、化瘀解毒施治。药后大便逐渐成形,颈椎剧痛缓解,舌苔转至薄白,食欲增进,病情明显好转。2009年9月10日复查颈椎MRI,未见骨转移灶。从确诊肠癌Ⅳ期(骨转移)至今已有3年半。患者一直坚持服用中药,从未间断,病情稳定。病程中以下列处方为主,随证加减,药如:炒党参15g,炒白术10g,淮山药15g,云茯苓15g,炒苡仁15g,煨木香10g,川朴10g,陈皮6g,炙乌梅5g,川连3g,炒黄柏10g,炮姜3g,蜈蚣2条,全蝎6g,败酱草30g,仙鹤草30g等。

例2 林某,男,55岁。2008年7月6日初诊。2008年5月14日直肠癌Ⅳ期(肝转移)在江苏省肿瘤医院行直肠癌手术(保肛),病理诊断:腺癌,中低分化,肿瘤侵及浆膜,4cm×4cm×2cm,肝右叶有2cm×2.5cm转移灶,术后行肝癌介入治疗,并辅以全身化疗6个疗程。诊时:患者大便正常,肝区疼痛,食欲欠振,面色萎黄,尿色淡黄,口微苦,舌苔薄白腻,脉细弦。患者精神负担很重。据证认为,肝脾两伤,癌毒弥散,正虚邪结。姑拟补益肝脾、化瘀散结为法。服药14剂后,肝区疼痛明显缓解,食欲稍振,患者情绪渐趋稳定。几年来患者坚持服用中药达数百剂,病情一直稳定,MRI 检查肝脏未见转移灶,血液检查肿瘤标志物指标正常,从诊断至今已近 4 年,患者状态良好。病程中以下列处方为主,随证加减,药如:炙黄芪 15g,潞党参 15g,当归 10g,白芍 10g,三棱 10g,莪术 10g,制军 5g,桃仁 10g,水红花子 10g,炙水蛭 5g,炮山甲 10g,枳壳 10g,郁金 10g,炙鸡金 10g,石见穿 30g,白花蛇舌草 30g 等。

以上所述,是笔者在长期临床实践中的一点不成熟的体会和思考,供同道交流参考。正因为肿瘤在治疗上的困难性和复杂性,它对癌症患者造成了严重的威胁,对医学构成了严峻的挑战。所以,中医药对大肠癌的临床治疗研究道路是漫长而艰巨的。

十一、脾胃病常见病机与治法应用

脾胃学说是中医理论的一个重要组成部分,它涵盖大消化的概念。消化系统疾病多发,中医治疗颇具特色,历代医家对此论述甚多。从脾胃的功能来说,脾主运化,胃主受纳;脾喜刚燥,宜升则健,胃喜柔润,宜降则和,故有"太阴湿土,得阳始运;阳明燥土,得阴自安"之说。脾胃之间气机升降,相互协调,共同完成运化功能,是气血生化之源。"胃为人生至宝","得胃气则昌,失胃气则亡",由于脾胃在人体生命活动中的重要作用,故称之为后天之本。

《灵枢》云:"寒温不适,饮食不节,而病生于肠胃。"由于饮食劳倦或情志失调,均可引起脾胃运化功能失常,种种症状,病虽在脾胃,每与肝肾有关。目前一般依据现代医学疾病诊断,按证型论治,这是病证结合的一种方法。另外,如何依据主症并结合相关病机,提出主方主治,体现辨证施治的原则。

孟河、吴门医派,以及我院著名医家如张泽生、曹鸣高和国医大师徐景藩教授等,在脾胃病学术与临床证治方面经验丰富,给后学以深刻启发。本文试以病机为重点,系统阐述脾胃病常见病证的治法与应用,从一个侧面温习和细化脾胃病的辨治体系。

1. 病机:脾胃虚弱
主症:脘痛隐隐,食欲不振,大便易溏,多食则胀,形体消瘦,舌苔薄白,脉细。
治法:健脾益胃。
主方:六君子汤、黄芪建中汤等。
常用药:炒党参、炙黄芪、炒白术、茯苓、淮山药、炒苡仁、陈皮、木香、炙甘草等。
【按】如偏于脾气虚,便溏肠鸣,加炮姜、吴萸;中气下陷,加炒柴胡、炙升麻。如偏于胃气虚冷,脘痛隐隐,加桂枝、生姜、大枣。
2. 病机:中虚气滞
主症:胃脘痞胀或疼痛,嗳气,纳谷不香,大便不实,舌苔薄白,脉细弦。

治法:健脾和胃,理气畅中。

主方:香砂六君子汤。

常用药:炒党参、炒白术、云茯苓、陈皮、法半夏、木香、砂仁、白芍、佛手、炙甘草等。

【按】本证较为常见,其特点以脘痞腹胀为主症,是在脾胃虚弱的基础上伴有气滞症状。如舌质偏淡而气虚者,加炙黄芪、炒当归;胀痛较甚加枳壳、香附;食欲不振加炙鸡金、炒谷麦芽。此外,肝胃不和与该证同中有异,前者肝郁气滞,横逆犯胃,伴有胸闷胁胀、嗳气频作等肝经症状,以柴胡疏肝散或香苏饮为主方疏肝和胃。

3. 病机:脾阳不振

主症:便溏次多,腹部畏寒或隐痛绵绵,多食则胀,舌质偏淡苔薄白,脉细弱。

治法:温阳运脾。

主方:附子理中汤。

常用药:炒党参、炒白术、炮姜、煨木香、陈皮、制附片、茯苓、益智仁、炒白芍、炙甘草等。

【按】脾为至阴之脏,在脾气虚的基础上见有寒象即为脾阳虚,脾虚的证候特点是大便不调或泄泻,以及腹部的症状。若见黎明泄泻、四肢欠温、舌淡苔白等脾虚及肾者合四神丸,药如肉豆蔻、淡吴萸、补骨脂等温肾暖脾。

沈金鳌说:“治泄补虚,不可纯用甘温,甘则生湿”。脾阳不振故当温补,临证或可配入少量黄连一味,一则以防甘温太过,二则苦寒坚阴,是为反佐之意。

4. 病机:脾阴不足

主症:大便易溏,或泄泻与便秘交替,食后腹胀不适,食欲不振,神疲气短,口干,舌红少苔,脉细数。

治法:健脾养胃,酸甘敛阴。

主方:慎柔养真汤(《慎柔五书》)。

常用药:太子参、炒白术、云茯苓、淮山药、白扁豆、炙乌梅、炒白芍、炒木瓜、陈皮、炙甘草等。

【按】此证多见于慢性泄泻,单纯脾阴虚临床并不多见,往往在久泻的基础上,泻久伤阴,既有脾气虚的一面,又有脾阴不足的一面,故其治法每在健脾益气的同时,配伍部分酸甘化阴、收涩止泻的药物。“脾贵在运”,不宜呆补,药物的选择亦应避免辛温香燥,以免进一步损伤气阴。

5. 病机:胃阴不足

主症:胃脘隐痛作胀,或有灼热、嘈杂感,时轻时重,形体偏瘦,口干,大便秘结,舌红少津或光剥无苔,脉细数。

治法:甘凉濡润,滋养胃腑。

主方:益胃汤、一贯煎等。

常用药:北沙参、麦冬、大生地、肥玉竹、川石斛、炙乌梅、白芍、川楝子、枳壳、炙甘草等。

【按】此证由于胃阴已伤,临证慎用香燥,虽见腹胀亦应选用枳壳、佛手、绿萼梅、玫瑰花等理气而不伤阴的药物,若则香燥疏气,越疏越胀。另外,若见胃脘灼热嘈辣,此由虚火内郁所致,非芩连等苦寒之品所能奏效,可予方中酌配乌梅、白芍、炙甘草等酸甘化阴,症状多能改善,前人谓"养阴远离苦寒",即指此意。

6. 病机:胃强脾弱

主症:食欲颇佳,知饥能食,但大便溏薄,腹部易胀,舌苔薄白,脉细。

治法:健脾助运,调和胃气。

主方:参苓白术散。

常用药:炒党参、炒白术、淮山药、云茯苓、炒苡仁、陈皮、煨木香、炒扁豆、砂仁、干荷叶、炙甘草等。

【按】该证主要病在脾而不在胃,故健脾、运脾是其治重点。如兼见腹部怕冷,加炮姜、肉豆蔻;肠鸣、便稀如水加煨葛根、防风;腹胀、苔白厚腻加炒苍术、川朴、炒建曲。

7. 病机:寒湿困脾

主症:脘腹痞胀,纳谷不香,便溏肢困,舌苔白腻而厚,脉濡细。

治法:燥湿运脾

主方:香砂平胃散

常用药:炒苍术、川朴、云茯苓、陈皮、法半夏、木香、砂仁、藿香、佛手、炒建曲等。

【按】湿为阴邪,困遏脾运,当苦温燥湿为治。临证如脘腹冷痛,加干姜、肉桂;若见黄疸晦黯如烟熏者,是为阴黄,加茵陈、制附片、泽泻、车前子等温阳利湿。

8. 病机:湿(痰)热中阻

主症:胃痛脘痞,食欲不振,口苦黏腻,恶心欲呕,大便或溏,舌质偏红,苔黄腻,脉濡数。

治法:清化和胃。

主方:连朴饮、黄连温胆汤等。

常用药:川连、川朴、法半夏、橘皮、炒竹茹、枳壳、茯苓、白蔻仁、佩兰、冬瓜子等。

【按】湿热中阻,既有热也有湿,故清热化湿为临证所常用。如兼舌红口臭加黄芩、藿香;大便溏泄加泽泻、六一散。

9. 病机:酒食伤胃

主症:嗜酒脘痛,食纳不振,腹部胀满,恶心欲呕,大便易溏,舌苔黄腻,脉濡数。

治法:化湿解酒和胃。

主方:葛花解醒汤。

常用药:葛花、枳椇子、法半夏、陈皮、茯苓、砂仁、苏梗、佛手、川连、生姜。

【按】临证如恶心呕吐加炒竹茹、白蔻仁;尿黄小便不利加泽泻、生苡仁;暴饮暴食加焦楂曲、炙鸡金。

10. 病机:痰浊中阻,胸阳失展

主症:胸闷脘痞,纳谷无味,口中黏腻,脘痛连(胁)背,舌苔腻或灰腻,脉滑或沉弦。

治法:通阳泄浊,化痰和胃。

主方:瓜蒌薤白半夏汤。

常用药:全瓜蒌、薤白、姜半夏、陈皮、茯苓、桂枝、炒枳壳、苏梗、郁金、石菖蒲等。

【按】痰浊中阻,心胸阳气失展,可以表现心胸和胃部的症状,根据"同病异治,异病同治"的原则,仲景瓜蒌薤白半夏汤或枳实薤白桂枝汤尤为胸痹心痛或脘痞胃痛属于痰浊者所常用,其效良好。临证如舌苔白腻、畏寒、脉迟可加制附片、干姜;脘痛腹胀,加木香、砂仁;胸脘刺痛加紫丹参、红花、降香以活血行气。

11. 病机:寒热错杂,胃热脾寒

主症:胃脘痞胀有阻塞感,纳呆,脘中或有灼热,腹部却觉畏寒喜温;或泛呕黄苦水,或肠鸣便溏。舌苔白腻罩黄,脉细弦。

治法:寒温并用,苦降辛开。

主方:半夏泻心汤、连理汤等。

常用药:川连、黄芩、法半夏、干姜、陈皮、茯苓、枳壳、砂仁、炒党参、炒白术等。

【按】寒热错杂证在脾胃病中比较常见,由于病机的特点,在组方用药上常取辛温药与苦寒药相配,起到辛温通散、苦寒泄降的作用,适用于诸多虚实寒热夹杂的病证。临证若伴见腹部冷痛者,加肉桂、淡吴萸温中散寒;如胃中灼热、苔黄口苦,又可酌加炒山栀、蒲公英清泄郁热。

12. 病机:痰气郁结

主症:咽中如有炙脔(异物感),嗳气频作,或兼脘腹胀闷不舒,情志抑郁症状明显或加重,舌苔薄白腻,脉细弦。

治法:化痰开郁。

主方:加减四七汤。

常用药:姜半夏、川朴花、广郁金、苏梗、茯苓、枳壳、陈皮、佛手、木蝴蝶、生姜等。

【按】本证多见于慢性咽炎,或由胃酸胆汁反流刺激所致,常伴有肝郁和胃气不和的表现。临证如大便干结,加全瓜蒌、决明子;吞酸吐苦,加川连、淡吴萸、煅瓦楞;嗳气不畅,加制香附、砂仁。另嘱患者调畅情志,不可因此而疑虑重重。

13. 病机:食滞中阻

主症:嗳腐吞酸,胃脘胀满,或呕吐不化食物,有伤食史,吐泻后脘腹疼痛可缓解,舌苔厚腻,脉滑实。

治法:消食导滞。

主方:保和丸。

常用药:姜半夏、陈皮、枳实、莱菔子、砂仁、炒白术、茯苓、炙鸡金、炒谷麦芽、焦楂曲等。

【按】《内经》曰:"饮食自倍,肠胃乃伤",由暴饮暴食所致的胃肠病症,当前日益增多,治法当以消导为主。临证若见舌苔黄而厚腻者加川连、连翘;腹胀腹痛、大便干结,加制军、槟榔;酒食所伤加葛花、枳椇子。

14. 病机:胃热内郁

主症:脘痛痞胀,痛时不喜按,或伴泛酸口苦,胃中有灼热感,口干,尿黄,舌质红,苔薄黄,脉弦小数。

治法:清胃泄热。

主方:清中饮。

常用药:川连、炒山栀、陈皮、法半夏、枳壳、白蔻仁、麦冬、白芍、炙甘草、煅瓦楞等。

【按】本证在病机与治法上与湿(痰)热中阻有所不同,一则以清热化湿,一则以清热调气,组方用药亦同中有异。如症见舌红口干欲饮,加生地、芦根甘寒生津;牙龈肿痛,胃火上炎,加石膏、丹皮、升麻清胃降火;泛酸咽苦加左金丸、煅瓦楞。

15. 病机:胃肠燥热,津亏便秘

主症:大便干结,或伴腹胀,口干,舌苔薄白或薄黄少津,脉细数。

治法:清润苦泄。

主方:脾约麻仁丸。

常用药:大生地、全当归、肉苁蓉、杏仁、全瓜蒌、生首乌、火麻仁、郁李仁、枳壳、厚朴等。

【按】本证多见于习惯性便秘,病机特点是偏热偏燥,肠失濡润,故治法以甘寒濡润、通降腑气为主。据本人体会,硝、黄之类的攻下药,非硬结难下时一般少用,以免出现先通后秘现象。临证若见年老体弱夹有气虚者,加黄芪、党参;舌红少苔、口干津亏者,加玄参、麦冬;苔黄、口苦,可加芩连之属。成药可用青宁丸。

16. 病机:阳虚饮停

主症:呕吐清水或痰涎,胃脘隐痛或痞满,辘辘有声,腹部或有振水音,畏寒怕冷,舌质偏淡,苔白滑,脉细弦。

治法:温阳化饮。

主方:苓桂术甘汤。

常用药:茯苓、桂枝、白术、炙甘草、姜半夏、陈皮、淡吴萸、白芍、枳壳、生姜。

【按】本证可见于多种胃部炎症引起的幽门不完全性梗阻病症。饮为阴邪,常因中阳不振、饮停心下所致。根据"病痰饮者,当以温药和之"的原则,以苓桂术甘汤为主方温阳化饮。临证若见呕吐清水痰沫常合小半夏汤、吴茱萸汤等温中和胃、降逆止呕。

17. 病机:脾气虚弱,统摄无权

主症:大便色黑或有隐血,时有便溏,或腹鸣作胀,面色萎黄,纳谷不香,神疲乏力,舌淡苔白,脉细弱。

治法:温中健脾,益气摄血。

主方:归脾汤。

常用药:潞党参、炒白术、炮姜炭、炙甘草、阿胶、炙黄芪、炒当归、云茯苓、陈皮、侧柏叶、仙鹤草等。

【按】"脾统血",便血如柏油样者,多属脾虚而统血无权。除服用健脾摄血的汤药外,可另加用参三七粉、白及粉各2g,每日2次调服,以加强止血作用。此外,前人有桂枝辛温动血,即便虚寒,出血者亦不宜选用,可供参考。

18. 病机:中虚夹痰,胃气上逆

主症:呕吐泛恶,吐出痰涎或清水,胃中痞塞闷堵,舌苔薄白腻,脉小弦。

治法:降逆化痰,健脾和胃。

主方:旋覆代赭汤、二陈汤等。

常用药:旋覆花、代赭石、陈皮、姜半夏、云茯苓、炒党参、炒白术、淡干姜、白芍、淡吴萸等。

【按】本证中虚夹痰,胃气上逆,性质偏于虚寒,可见于多种胃与食管部位的病症。临证如伴呃逆,加丁香、柿蒂;呕吐泛恶加苏梗、砂仁;苔白厚腻加炒苍术、厚朴。

19. 病机:瘀血内阻,胃失通降

主症:胃脘刺痛,痛处固定,食后痛增,拒按或痛连两胁,舌紫,脉细涩。

治法:活血化瘀,理气通络。

主方:桃红四物汤、失笑散等。

常用药:当归、白芍、桃仁、红花、紫丹参、炙五灵脂、九香虫、枳壳、煅瓦楞、石见穿等。

【按】本证可见于慢性胃病和消化道肿瘤有瘀血胃痛者。临证加减:若见舌红口干加生地、炙乌梅;胁痛加郁金、延胡索;胃中有火灼感加黄芩、炒竹茹;胃癌加石见穿、菝葜。

20. 病机:心脾积热,伏火上熏

主症:口唇破溃疼痛,口干,舌红苔黄,脉濡数。

治法:滋阴泄热,引火归原。

主方:清热泻脾散、导赤散等。

常用药:生地、玄参、天花粉、石膏、川连、淡竹叶、炒黄柏、知母、丹皮、肉桂等。

【按】《内经》所谓"膈肠不便,上为口糜。"口颊或唇舌边发生白色溃烂小疱,红肿疼痛,反复发作,多由心脾二经积热,上熏胃口所致。基本病机是胃火与阴虚,治宜滋阴降火。据前人经验,方中配少量肉桂引火归原,此属反治法之一。个人体会,加肉桂2g,虽与胃热上熏性属从治,却有利于口腔溃疡的消退,较易取效。

脾胃病涉及的证型较多,临证要善于抓住主症,所谓"难于识证",要从患者所述诉的诸多不适症状中,审证求因,分析其寒热虚实,找出主要病机,并且熟悉掌握各种治法和相应的各类主方,才能识证准确,用药妥帖,得心应手,取得较好的疗效。前人和医家在辨证用药方面积累了丰富的经验,足资临床参用提高。

十二、清宫脾胃病医案赏析

陈可冀院士主编的《清宫医案研究》,2006年由中医古籍出版社出版,对我国现存的清代宫廷医药档案作了系统整理研究,内容涉及中医内外妇儿各科疾病。而此前清代遗存的数量可观的医案和用药配方却很少有人知晓。顺治至光绪年间,各地推荐至朝廷的名医真不愧国手,他们发皇经旨,阐述新义,既用经方,亦采时剂,为后世提供了很多丰富而宝贵的医疗经验,笔者喜读该著,爱不释手,尤赏御医名家熟谙经典,善用古方,其诊病之缜密,识证之精准,功底非凡;处方用药,熨帖细腻,每能平中见奇,数帖即效,展现了清代中医临床大家的高超水平。在重视中医学术经验传承之今日,对这批祖国医学宝库中弥足珍贵的资料,当引起同道的关注和兴趣,汲取有益的辨治经验。余诊疗之暇,撷取其中有关脾胃病方面的医案,潜心揣摩研析,撰写读案心得如下,期与同道分享。

1. 寒湿腹痛治案(御医商景霭、舒岱、孙奉廷诊)

嘉庆年八月十九日请得:三阿哥脉息沉弦,系饮滞受寒之症。以致肚腹疼痛,二便不利,头闷干呕。今议用厚朴温中汤,午晚二贴调理。

厚朴二钱,炙半夏二钱,乌药二钱,茯苓片二钱,陈皮二钱,桂枝一钱五分,炮姜一钱,炒苍术一钱五分,木香八分,泽泻二钱,羌活一钱,独活一钱,引用生姜三片。

八月二十日请得:三阿哥脉息弦滑,用药调治,腹痛渐止,寒气已开,大便连行数次,积滞渐畅。今议用温中平胃汤,晚服一贴调理。

炒苍术一钱五分,橘皮二钱,炒麦芽二钱,炒厚朴二钱,赤苓三钱,焦山楂三钱,炙半夏二钱,神曲二钱,木香一钱,葛根一钱五分,桂枝一钱,炙甘草四分。

八月二十一日请得:三阿哥脉息弦缓,用药调治,腹痛已止,泄泻渐减。惟余滞未净,今议用香砂胃苓汤,晚服一贴调理。

炒苍术一钱五分,炒白术一钱五分,木香八分,砂仁二钱,茯苓四钱,炙半夏三钱,橘皮三钱,焦神曲三钱,厚朴二钱,桂枝一钱,泽泻二钱,炙甘草八分,引用生姜三片。

【按析】本案为寒湿腹痛。因内有饮滞,外受寒邪,以致肚腹疼痛,二便不利,头闷干呕,脉息沉弦,故以温中化湿为治。所拟厚朴温中汤实由胃苓汤(《丹溪心法》)化裁而来。尤妙者,方中配伍羌活、独活两味风药,一则疏散外寒,一则取其“风能胜湿”,以加强疏散除湿之力。故一剂后,“腹痛已止,寒气已开,大便连行数次,积滞渐畅。”后二日,仍以该方为主略作加减而收功。胃苓汤系由五苓散与平胃散组合而成,功能祛湿温中,行气利水,对夏秋之季,寒湿困脾,二便不调,腹痛苔白者,用之多效,其中桂枝一味,温阳化气,不可或缺。名医善用古方化裁,遣方用药平中见奇,故药后收效殊佳,此于后学者,当不乏可师之处。

2. 痢疾治案(御医张自兴、王文彬诊)

嘉庆年八月初一日请得:二阿哥脉息沉数,系暑滞凝结痢疾之症。以致腹痛重坠,下痢红白。用药调治,腹痛渐止,下痢稍减。惟身软食少。今议用香连胃苓汤,午晚二贴调理。

煨木香八分,姜连一钱,酒军一钱,枳实二钱,槟榔一钱五分,炒神曲三钱,山楂三钱,炒苍术二钱,厚朴一钱五分,陈皮二钱,赤苓三钱,猪苓二钱,泽泻二钱,木通三钱,生甘草五分,引用灯心一子。

八月初二请得:二阿哥脉息稍缓,用药调治,腹痛重坠已止,下痢数次渐减。惟身软食少,今议用除湿调中汤,晚服一贴调理。

赤苓三钱,生白芍二钱,木通三钱,苍术二钱,厚朴二钱,陈皮三钱,姜连一钱,酒军一钱,槟榔二钱,枳实二钱,焦曲三钱,山楂三钱,煨木香五分,引用灯心一子。

八月初三请得:二阿哥脉息渐缓,用药调治以来,腹痛重坠已止,下痢次数大减。惟身肢尚软,胃气欠和。今议用除湿和胃饮,晚服一贴调理。

炒苍术二钱,炒山楂三钱,炒枳壳一钱五分,陈皮二钱,炒麦芽三钱,桔梗二钱,炒厚朴二钱,赤苓三钱,姜连一钱,炒神曲三钱,木通二钱,甘草五分,引用灯心一子,红枣三枚。

【按析】该案为湿热痢疾。因感受暑湿,邪滞肠腑,与气血瘀滞相搏,而成腹痛、里急后重、下痢赤白脓血之症。先用香连胃苓汤清肠化湿导滞,其方药组成,取芍药汤(《素问病机气宜保命集》)与胃苓汤(《丹溪心法》)化裁。此因湿热之痢有湿偏重或热偏重之不同,本案苦寒清热之药仅用黄连一味,且用量较轻,而化湿之药用之较多,此与暑湿当令,湿邪偏盛有关。古谓"痢无补法",方中用大黄苦寒通下,以木香、槟榔行气导滞,此乃"通因通用"之法,湿热去,积滞除,则腹痛、坠重、下痢赤白自愈,故药后两天,"腹痛重坠已止,下痢次数大减"。观前人治痢,投用大黄者并不鲜见,不但暴痢初起,荡涤肠腑,下导湿热积滞用之,而对久痢不愈,虚实夹杂者用之亦多,常与健脾或温阳药相伍,剿抚兼施,寒温并用,促进病愈,收效颇佳,实由经验所得。

3. 痞证治案(御医赵士林诊)

道光二十六年六月十七日请得:佳贵人脉息弦滑,昨晚服清热调中汤,裹滞已行,胸胁痛止。惟有时寒热似疟,腹中痞块胀痛。此由湿饮过盛,凝结经脉所致。今用调中化痞汤,午晚二贴调服。

醋柴胡一钱五分,当归尾三钱,赤芍二钱,丹皮二钱,元胡索三钱,炒槟榔三钱,制香附三钱,枳实二钱,五灵脂一钱,生蒲黄一钱,引用荷梗一尺。

十八日请得:佳贵人脉息弦缓,昨服调中化痞汤,腹痛虽轻,湿饮尚盛。以致身软,有时寒热,胁下作胀。此由肝经郁结所致。今用和肝化饮汤,午晚二贴调理。

醋柴胡一钱,萸连八分,制香附三钱,炒青皮二钱,当归三钱,焦白芍二钱,腹皮三钱,炒苍术一钱五分,枳壳三钱,泽泻二钱,赤苓五钱,六一散三钱,引用荷梗一尺。

十九日请得:佳贵人脉息滑缓,昨服和肝化饮汤,荣分方行,痞块渐消,身热腹痛俱减。惟湿饮未净,有时胁下作胀。今照原方晚服一贴调理。

二十日请得:佳贵人脉息和缓,服药以来,症势俱减,气道已通,荣分畅行。惟饮热未净,胃气不和。今用和胃化饮汤,晚服一贴调理。

姜连八分,炒枳壳二钱,陈皮二钱,半夏曲三钱,醋柴胡一钱,麦冬三钱,腹皮三钱,赤苓三钱,木通二钱,六一散三钱,引用荷梗一尺,灯心一束。

二十一日请得:佳贵人脉息和缓,诸症俱好。惟素有肝郁,胃气欠和。今用和胃代茶饮一贴,合舒肝养胃丸常服,缓缓调理。

赤苓块五钱,炒白术一钱五分,麦冬三钱,枳壳二钱,焦麦芽三钱。煎汤代茶。

舒肝养胃丸(四十四丸一料):醋柴胡五钱,当归一两,焦白芍六钱,制香附六钱,黄连三钱,赤苓块一两,生地一两,焦三仙一两,沙参五钱,焦白术五钱,青皮五钱,枳实四钱,炙甘草三钱。共为细末,炼蜜为丸,重三钱,早晚每服一丸,白开水送下。

【按析】本案所治为痞证,表现为寒热似疟,腹中痞块胀痛。考"痞"之一症,古今论述颇多,症情不一。清·沈金鳌曰:"凡痞块……必察其形质,审其病机,不能移动者责之于癥,上下左右能移动者责之于痞。"又云:"心腹块痛,每至膜胀寒热而盛,宜柴香散……"佳贵人之痞块胀痛,系由肝气郁结,夹有瘀滞而成,故采用疏肝理气,兼以化瘀行滞之法。从方药配伍来看,首用丹栀逍遥散合失笑散化裁,待"痞块渐消,身热腹痛俱减"之后,考虑饮热未净,胃气不和,又转用黄连温胆汤加减,化浊和胃,渗利水湿,以助脾运。综观全案,其所治总不离疏解肝郁,如醋柴胡一味贯于始终。恐痞块再起,又用所拟和胃代茶饮及舒肝养胃丸缓缓调理,以臻其后,思虑十分周详。故后世称清代医家善于治肝,确非虚言。

4. 泄痢治案(御医郑汝骧诊)

道光二十六年六月初六日请得:定贵人脉息郁滞,系气血虚弱,脾胃不能健运之症。以致泄痢不止,今用疏肝化滞汤晚服一贴调理。

川郁金一钱五分,当归身三钱,蕲艾叶三钱,制香附三钱,赤芍二钱,远志肉三钱,老苏梗三钱,川芎二钱,没药二钱,炙甘草八分,肉桂五分,焦谷芽四钱,引用生姜三片,红枣三枚去核。

初七日请得:定贵人脉息坚滞,服药后,泄痢稍减。证见元阳不足,气机窒滞。今用温经化滞汤午晚二贴调理。

熟附子二钱,炒苍术一钱五分,制香附一钱五分,蕲艾叶三钱,川芎二钱,没药二钱,肉桂一钱,破故纸二钱,杜仲三钱,焦谷芽五钱,陈皮一钱,远志肉二钱,引用生姜三片,红枣五枚。

初八日请得:定贵人脉息弦细沉伏,服药后,痢疾稍减。唯有寒滞未解,今用温中化滞汤午后一贴调理。

丹参三钱,当归身三钱,赤芍三钱,熟附子二钱五分,没药二钱五分,川郁金二钱五分,蕲艾二钱五分,制香附三钱,远志肉三钱,川芎二钱,杜仲三钱,破故纸三钱,引用肉桂一钱,红枣五枚去核。

初九日请得:定贵人脉细弦滞,服药后,痢疾就痊。惟有血不荣经,脾胃不能健运。今用养荣化滞汤午后一贴调理。

紫菀三钱,川郁金二钱,当归身三钱,川芎二钱,桂枝一钱,杜仲三钱,泽兰叶三钱,石斛四钱,制香附三钱,赤芍三钱,没药二钱,远志肉三钱,引用生姜三片,红枣五枚去核。

初十日请得:定贵人脉息细涩,原系气血两亏,脾胃不能健运,痢疾之症。服药以来,痢症见止。惟有血虚气滞,以致夜间少寐,脾胃不醒。今用理气养荣汤,午服一贴调理。

丹皮三钱,当归身三钱,益智仁三钱,川郁金二钱五分,制香附三钱,川芎二钱,泽兰叶三钱,没药二钱,杜仲三钱,蕲艾叶三钱,远志肉三钱,引用生姜三片。

【按析】该案所治为泄痢之症。因禀赋虚寒之体,复加寒湿与肝郁,以致中焦运化失常,泄痢不止。故治用附子、肉桂、破故纸温养脾肾,以化寒湿;用香附、郁金、苏梗等疏肝行气,以解郁滞,药后泄泻之症即止。另外,定贵人兼有冲任虚寒、血凝气滞、小腹冷痛、月经不调之症。故组方时又取艾附暖宫丸(《仁斋直指》)配伍其中,以养血调经、温中祛寒。由于两症相兼,均在元阳不足的基础上,表现寒凝与气滞,故治法用药两顾之而取效。观案中虽有寒湿积滞内阻,然治有法度,疏肝化滞、温经化滞、温中化滞、养荣化滞等诸法应用,先后有序。前人有"治病难,难于识证"之说,此案足见郑氏辨证用药经验之丰富,经治数日,"痢疾就痊",诸症得以改善。

5. 肝郁挟饮、手足瘈疭治案(御医张世良、杨春诊)

道光二十五年八月十八日张世良请得:常贵人脉息弦滑,系肝郁气滞,挟饮之症。以致胸胁满闷,手足瘈疭,两胁胀痛。此由气道壅遏所致。今用和肝调气饮,午晚二贴调理。

川芎二钱,当归三钱,制香附三钱,炒枳壳二钱,黄连一钱,炒青皮二钱,厚朴一钱,半夏曲三钱,醋柴胡一钱五分,生草一钱,郁金一钱,引用荷梗一尺。

十九日,杨春请得:常贵人脉息弦滑,系肝郁气滞,挟饮之症。以致瘈疭胁痛,胸膈胀满。今用舒肝调气饮,午晚二贴调理。

炙香附三钱,黄连八分,酒芩二钱,青皮二钱,川郁金二钱,枳壳二钱,炙半夏二钱,栀子二钱,甘草八分,引用荷梗二尺。

二十日,张世良请得:常贵人脉息弦滑,昨服舒肝调气饮,瘈疭渐轻,气道稍和。惟饮滞未净,以致腹胁作痛,饮食懒思。今照原方加焦三仙各二钱,午晚二贴调理。

二十一日,杨春请得:常贵人脉息弦滑。服药以来,诸症渐减。惟饮滞未净,肝气不和,以致胁痛呕逆,胸满不寐。今照原方舒肝调气饮加陈皮二钱、白芍二钱,午晚二贴调理。

二十二日,张世良请得:常贵人脉息弦缓,服药以来,诸症俱减。惟肝经稍有未和,滞热未净。今用和肝调气饮,午服一贴调理。

炙香附三钱,当归三钱,炒白芍二钱,丹皮二钱,茯苓三钱,炒枳壳二钱,橘皮二钱,焦楂三钱,炒神曲三钱,黄连八分,引用荷梗一尺,煨姜二片。

二十三日,杨春请得:常贵人脉息弦缓,调治以来,诸症俱减。惟饮滞未净,胃气不和,以致腹胀懒食,身酸体倦。今用和胃化滞汤,晚服一贴调理。

陈皮二钱,半夏三钱,赤苓三钱,腹皮二钱,焦楂二钱,炒枳壳二钱,竹茹二钱,厚朴三钱,引用灯心一束。

二十四日,杨春请得:常贵人脉息弦缓,诸症俱减。惟饮滞稍有未净,胃气不和,以致腹胀少寐,体倦身酸。今照原方和胃化饮汤,晚服一贴调理。

二十五日,杨春请得:常贵人脉息弦缓,诸症俱好。惟胃气欠和,体倦身酸,今用和胃代茶饮调理。

陈皮二钱,半夏二钱,赤苓三钱,竹茹二钱,焦曲二钱,白芍一钱。煎汤代茶。

【按析】本案所治为肝郁气滞,兼夹饮滞之症。症之所见,"气道壅遏"而胸胁满闷、两胁胀痛,肝气犯胃克脾则腹胀懒食。投药乃以疏肝行气、化痰和胃入手。从方药组成来看,是取柴胡疏肝散合温胆汤化裁,疏肝之中兼化饮滞,处方用药,颇合病情,故药后胸胁胀痛、腹胀食呆之症遂趋改善。"瘈疭"出自《内经》。瘈,筋脉拘急而缩;疭,筋脉缓疭而伸,意为手足抽搐不已,亦即抽风。盖"肝主筋",其病因有虚实之分,其实者以风痰或痰热为主。张世良、杨春认证精准,断定常贵人"手足瘈疭"系由肝病所起,痰热为患,故以芩连、丹皮、山栀、竹茹之类清热化痰,平肝息风,治后取效甚捷,数日之内,手足抽搐歇止,诸症俱好。从中可见,名医高手在复杂病症中,能够把握病机,审因论治,熟谙《内经》之旨,其立法处方不离乎机,故能尽克收功,值得医者垂效。

6. 泄泻治案(御医汪守正、马文植、庄守和、李德立诊)

据现存之清宫医案表明,慈禧一生,最多脾胃之疾,常患气滞、食积、泄泻等症。光绪六年,慈禧久泻不愈,服诸多益气健脾之药不效,颇感困惑棘手,由慈禧召"文植进诊",并嘱其"主稿立方"。

光绪六年正月初七日请得:慈禧太后脉息两寸虚弱,两关弦滑,重按亦无力。久服益气健脾等方,而脾元虚陷不见全复。时值春令,木旺脾土尤不能支,以致食少口干,昨日下泻,间有完谷无味,气软形瘦较甚,口气五味,脊背凉热仍然,症势疲缓,用温补固肠饮一贴,俾不致肠滑气陷,消耗难起为要。

人参一钱五分,炒于术三钱,茯苓三钱,煅赤石脂三钱,肉豆蔻一钱,诃子一钱五分,肉桂六分,禹余粮三钱,葛根一钱五分,炒白芍二钱,炙甘草八分,车前子二钱,引用生姜三片,炙乌梅两个。

正月初八日请得:慈禧太后脉息虚弱稍起,两关弦滑,昨服温补固肠之药,大便未行,小水微利,水串肠鸣,食少口干,脊背凉热仍然,然而胃气暂守,而中下二焦元阳未能骤固,水气不易分消所致。今议用照原方加减一帖,务使二便调匀,不再反复,则气日复而脾易扶矣。

人参二钱,炒于术三钱,赤白脂三钱,茯苓三钱,肉桂六分,煨木香四分,肉豆蔻一钱,葛根一钱五分,炒白芍一钱五分,车前子包三钱,炙草八分,引用生姜三片、乌梅两个。

正月初九日请得:慈禧太后脉息如昨,大便未行,咽嗌五味,脊背仍有凉热,此由脾胃元气不实,清浊升降未利所致,今议用温补固肠饮加减一帖调理。

人参二钱,炒于术三钱,赤石脂三钱,茯苓三钱,肉桂六分,杜仲三钱,煨木香四分,泽泻二钱,葛根一钱五分,炒白芍一钱五分,车前子包三钱,肉豆蔻一钱,炙草八分,引用煨姜三片、乌梅两个。

正月初十日请得:慈禧太后脉息两关尚带弦滑,余部如旧,面黄而浮,兼有咳嗽有痰黄白二色有块,昨大便三次,仍有糟粕,身软口渴,夜寐不实,总由脾胃过弱,土不生金,肺虚夹湿,清阳不升,泻利伤阴所致。近议用仍以固摄下元为要,照原方加减一帖调理。

党参二钱,炒于术三钱,赤石脂三钱,茯苓四钱,肉桂八分,煨木香四分,泽泻一钱,煨诃子一钱五分,炒白芍一钱五分,车前子包三钱,禹余粮三钱,炙草八分。

正月十二日请得:慈禧太后脉息两关弦大已平,仍见缓弱,昨服四神丸,大便未泻,小水稍利,嗳气嘈杂微减,惟脾元尚弱,肠胃未能坚固,余症仍在。今议用四君合四神作丸,每早晚各服一钱五分,姜汤送服调理。

党参一钱,炒于术一钱,茯苓一钱,肉豆蔻八分,吴茱萸七分,五味子七分。共研细末,红枣泥为丸。

【按析】考泄泻一证,总以脾为主脏,湿为主因。《沈氏尊生》说:"湿兼风者飧泄也,湿兼热者下肠垢也,湿兼寒者鸭溏也,湿兼虚者虚泄也。"指出风、寒、热、虚致泻的特点。

本案为治慈禧太后久泻之症,因久服益气健脾之方不效,马氏进诊后看出,系由脾肾虚寒、久泻滑脱所致,乃从中下二焦元阳不固入手,投以温补固涩之剂。方中取四君子加肉桂、肉豆蔻等温肾暖脾,并用仲景赤石脂禹余粮丸涩肠固脱。考虑"时值春令,木旺脾土尤不能支,以致食少口干",故宗《内经》"肝欲酸"之旨,兼佐炙乌梅、炒白芍之酸收,葛根之升清,车前子之淡渗,其特点是温补脾肾与涩肠固脱共进。对于久泻滑脱之证,甚为熨帖,考虑周详,故药后即未作泻。此后又以四君合四神作丸调治而愈。从中可见，马氏在识证与选方用药上，确有丰富经验，颇有可采之处。马培之为江苏孟河名医，因其赴京为慈禧治疾着效，被称"脉理精细"，"能述病源"，"所拟医方甚佳"，"外来医生以马文植为最"，并御赐"务存精要"匾额，以赞其医术。

7. 心脾两虚治案（御医马培之诊）

光绪六年七月二十六日请得：慈禧太后脉息两寸虚细，以脉参证，缘积郁积劳，心脾受亏，心为君主之官，脾为后天之本，神思过度，心脾受病，则五内皆虚。肾虚不能生木，木失畅荣，脾乏生化之源，荣血内亏，以致经脉不调，腰酸，肢体倦息，虚热时作，欲食不香，所谓二阳之病发心脾是也。拟培养心脾兼养血和肝之法一贴调理。

党参一钱五分，冬白术一钱，当归二钱，白芍一钱五分，怀山药二钱，茯神二钱，生地三钱，川断一钱五分，生牡蛎三钱，引用藕三片，红枣三个。

七月二十七日请得：慈禧太后脉息如昨，厥阴肝气又复上升，便后之血未止，夜寐不安。思谋多虑，劳伤乎肝。矜持志节，劳伤乎肾。木气怫郁，肝病必传脾。脾脉络胸中，肝脉布于两胁，此气升胁痛之所由来也。肝受木贼则藏统失司，气不摄阴，此便后血之所由来也。故刻下还宜调养心脾，兼舒木郁，今议用养心归脾汤一贴调理。

党参三钱，冬白术一钱五分，茯苓三钱，归身二钱，炒白芍一钱五分，制香附一钱，醋柴胡一钱，丹皮二钱，地榆炭二钱，引用灶心黄土三钱。

七月二十八日请得：慈禧太后脉息左关肝脉较平，肝郁之气尚未全舒，余部平平，便红未见，各症俱轻。惟脊背忽凉忽热；颠颊作干，或作酸甜之味，心脾气馁，中土不和，肝肾阴亏，伤及奇脉，阴阳不相维而然。议用养心归脾汤加减一贴调理。

党参三钱，冬白术一钱五分，丹参一钱五分，归身二钱，炒白芍一钱五分，制香附一钱，茯神二钱，炙草七分，生黄芪二钱，合欢皮一钱五分，女贞子三钱，引用龙眼肉五枚。

【按析】二阳病，出自《内经》。《素问·阴阳别论》谓："二阳之病发心脾，有不得隐曲，女子不月，其传为风消，其传为息贲者，死不治。"历代对其认识颇不一致，何为二阳之病？缺乏定论亦少治法。

光绪六年，慈禧四十六岁，因病重而遍昭名医诊治。据马培之撰写的《纪恩录》所载，马氏入京随侍，即系江苏巡抚吴元炳之举荐。案中诸症繁杂，心肝脾肺肾"五脏皆虚"，甚难措剂。马培之从"积郁积劳"，推出"心脾受亏"，而心为君主之官，脾为后天之本，二脏不能司其所职，影响诸脏皆损，故断为"二阳之病"。药用党参、白术、山药、炙草益气健脾；茯神、合欢皮养心安神；当归、白芍、丹参养血和肝；生地、女贞子滋养肝肾。虽症有多端，治分几途，但病之重点仍在"心脾二经"。鉴于胁痛、月事不调,每责之于肝,故又用柴胡、香附、丹皮等疏泄木郁,配合地榆炭、灶心黄土既清肠热又温中止血,可谓面面俱到。药后病情渐有起色,便血已止,各症俱轻。所谓良工治病,探本求源,思虑之详矣。其所拟养心归脾汤,实由四君子汤、归脾汤并参柴胡疏肝散之方意,先后化裁而来。

从本则案例可以看出,马氏对于"二阳之病发心脾"之经旨,确有自己独特之见解。此对当今临床见有过劳过郁,思虑劳心,心脾两伤,眠食减少,消瘦倦怠,以及由此而产生的相关病证者,颇有治疗启发,均可从"心脾二经"论治。另外,心脾之病每兼有肝郁,故"木郁达之"也是临证必要参用之法。

8. 肝脾两亏治案(御医陈嘉善诊)

嘉庆二十一年五月初五日看得:二阿哥下二格格脉息弦缓,系肝木乘脾,肝脾两亏之症,以致午后潮热,形瘦懒食,今用和肝理脾汤调治,晚服一贴。

醋柴胡八分,炒白芍一钱五分,归身三钱,茯苓三钱,白术三钱,橘皮一钱五分,半夏曲二钱,砂仁八分,丹皮三钱,生地三钱,生甘草八钱,引煨姜三片,薄荷四分。

初六日看得:二阿哥下二格格脉息弦缓,服过和肝理脾汤,寝寐稍安,今议仍用原方加减调理,晚服一贴。

醋柴胡八分,炒白芍一钱五分,当归三钱,生术三钱,茯苓三钱,半夏曲三钱,厚朴一钱五分,苏梗五分,青皮一钱五分,黄连八分,炒山栀一钱五分,丹皮二钱,生甘草八钱,引薄荷四分。

初七日、初八日原方照服。

初九日看得:二阿哥下二格格脉息和缓,原系肝脾两亏之兆,以致饮食懒思,胸闷胁胀,午后潮热,服药调治,诸症俱减。胃气尚弱,今议用缓肝和胃饮调治,今明两晚各服一贴。

醋柴胡八分,炒白芍一钱五分,当归二钱,丹皮三钱,炒丹栀二钱,茯苓三钱,橘皮一钱五分,半夏曲二钱,姜连六分,炒谷芽二钱,生甘草八钱,引生姜二片。

十二日看得:二阿哥下二格格脉息和缓,服药以来,诸症俱好,宜止汤药,常服大健脾丸缓缓调理。

石斛五钱,白术一两,茯苓一两,陈皮五钱,山药一两,半夏曲一钱,枳实五钱,黄连三钱,麦芽一两,青皮五钱,木香二钱,山楂五钱,白豆蔻三钱。共研细末,炼蜜为丸,重三钱,每晚服一丸,白水送下。

【按析】本案系肝脾两亏之症,由肝木乘脾所致,症见形瘦懒食,胸闷胁胀,午后潮热,脉息弦缓。和肝理脾属正治法,其案方药多仿逍遥散意化裁。《太平惠民合剂局方》之逍遥散(柴胡、当归、白芍、茯苓、白术、甘草;薄荷、生姜为引）功能疏肝解郁，养血健脾，主治肝郁血虚脾弱之证。由于肝郁易于化热，故方内加入丹皮、山栀清泄肝热，所用方药，实以丹栀逍遥散养血健脾，疏肝清热而收功。陈氏认证精准，处方熨帖细腻，善用古方，几乎在不拆古方原貌的基础上略加数味理气和胃之品，竟获佳效。尤贵者，在收效后守方不变，短短数日"诸症俱好"，值得后学仿效。

9. 肝胃不和治案（御医郝进喜、苏钰、孔毓诊）

道光四年正月十九日请得：皇后脉息弦滑，系肝胃不和、气滞停饮之症。以致胸满胁痛，兼懒食少寐，身肢痿软。今用香砂化滞汤，午后一贴调理。

炙香附三钱，砂仁一钱五分，炙半夏三钱，黄连一钱，炒枳壳二钱，川芎一钱五分，瓜蒌三钱，楂肉三钱，炒麦芽三钱，炒神曲三钱，陈皮二钱，腹皮二钱，引用六一散三钱、木通二钱。

二十日请得：皇后脉息弦滑，用药调治，疼痛稍减。今议用和肝定痛汤，午后一贴调理。

煨木香八分，炒枳壳三钱，炒麦芽三钱，赤芍二钱，炒青皮三钱，黄连八分，槟榔二钱，元胡三钱，砂仁一钱五分，山楂肉三钱，油当归五钱，厚朴二钱，引用良姜八分、荷梗一尺。

二十一日请得：皇后用药调治，症势稍轻，惟痰饮湿滞尚盛。今议用导滞涤痰汤，一贴调理。

胆星二钱，青皮三钱，川军三钱，竹茹三钱，橘皮三钱，郁李仁三钱，枳实二钱，半夏曲三钱，厚朴二钱，羚羊角一钱五分，瓜蒌四钱，酒芩二钱，引用元明粉二钱、佛手二钱、灯心五钱、竹叶一钱。

二十二日请得：皇后脉息滑缓，用药调治，诸症渐减，痛势减轻。惟痰热未净，夜间少寐。今议用导赤温胆汤，一贴调理。

生地三钱，木通二钱，橘皮二钱，竹茹三钱，炙半夏二钱，枳实一钱五分，砂仁一钱，赤苓三钱，炒谷芽三钱，建曲三钱，生甘草六分，引用生姜三片。

二十三日请得：皇后脉息和缓，诸症俱好。宜止汤药，饮食调理。

【按析】本案所治为肝胃不和，气滞停饮之证。见有胸满胁痛，食欲不振，夜卧少寐，脉息弦滑。故先用疏肝理气、化湿醒脾之剂，以疏化定痛。待症势稍轻，疼痛减缓后，因虑其"痰饮湿滞尚盛"，又予导滞涤痰。从处方用药来看，似以痰热内阻，腑结不畅为主因，故以胆星、竹茹、橘皮、半夏、黄芩、瓜蒌等清化涤痰，用川军、元明粉、枳实、厚朴之类通降阳明，药后"诸症渐减，痛势减轻。"后恐其心经有热，痰热未清，心神不宁而"夜间少寐"，继用导赤散与温胆汤合方化裁，清心火而化痰热，以安心神。故先后四天，"诸症俱好"，遂停服汤药，饮食调理。从中可见，御医临证，审因论治，投药胆大心细，并不因皇后显贵，而不敢断用承气汤通下腑浊，以碍病情，故效如桴鼓。

十三、论析马培之治泻

丁甘仁曾谓:"吾吴医学之盛,甲于天下,而吾孟河名医之众,又冠于吴中。"孟河医派尤以马培之为最著。马氏精熟灵素,博采众长,兼长内外,治病效果卓著,后世不仅在外症疡科方面采用他的经验颇多,而且在内科杂病的辨治上,因受其启发而获益者同样不少。余诊疗之暇,对其治泻医案潜心研读,从中开拓辨证思路和用药经验,兹略论析如下:

(一)调养心脾,酸甘化阴

马氏不仅治疗内伤杂病,证属心脾两虚者,擅用调养心脾之法,对于肠鸣腹痛,口渴心烦,夜不安寐,动则便溏,舌红少苔,属气阴不足而脾运不健者,也重视从调养心脾入手,补益气阴。所用药物如党参、黄芪、于术、山药补益脾气;炙乌梅、白芍、炙甘草等酸甘化阴;当归、黑料豆补养阴血;茯神、酸枣仁养心安神。盖心为五脏六腑之大主,心绪不宁,夜寐不安,皆能影响脾运而致肠鸣便泄;而脾胃运化迟滞,消化功能障碍也会出现"胃不和则卧不安"的症状。脾虚泄泻当益气健脾此为常法,但遇舌红口渴,气阴两虚者,既不能温燥伤阴,又不能寒凉伤阳,颇难措方。马培之以甘温与酸甘相合,起到益气健脾,酸敛益阴的效果,确是孟河医家的用药特色,值得仿效。

医案举例:

如陈右,脉象虚细,左关较弦,脾肾久亏,肝阳偏旺,加以操持过度,心气亦虚。入夏以来,又感寒暑之邪,致患腹痛泄泻,诸疾现已就痊,黎明时肠鸣腹痛,口泛清涎,四肢骨节酸痛,口渴心烦,夜寐不安,饵荤则便薄。舌苔中刺,气阴两伤,中气不能建立,偏寒偏热之剂,在所难投,拟调养心脾,建立中气。党参、茯神、山药、枣仁、料豆、炙乌梅、于术、炙甘草、当归、白芍、益智仁、炙黄芪、红枣。

二诊:昨晚腹痛未萌,时觉烦躁,卧不安床,少腹气逆冲胸,夫人卧血归于肝,气归于肾,血少肝虚,肾气少藏,仍调营建中,兼纳肾气。原方去料豆、乌梅,加牡蛎、龙骨。

【按】初诊调养心脾之营,二诊加以镇摄纳肾。此方不滋不燥,妙在乌梅、白芍、炙甘草配于方中,体现《内经》酸甘化阴之意,气阴两补,甚合病情。

(二)温阳利水,标本兼治

泄泻之因是由脾虚湿盛所致,既可见大便溏薄,也可见水溢肌肤而浮肿。肾主水液,与脾共同完成水湿的运行、输布、代谢的过程。若肾不温煦,脾气虚寒则水湿不归正化而致泄泻、浮肿。马氏治疗这类病症,经验丰富,其特色在于温补脾肾与利水渗湿合参,如选附子理中汤加减,以党参、白术、干姜、附子、肉桂、巴戟天温补脾肾;茯苓、苡仁、泽泻、车前子淡渗利水。脾肾阳气得以恢复,温化水湿之能得以复常,是其治在本;另外,又用较多的淡渗利水之品,使体内潴留之水湿能从小便而去,其治在标。脾肾为本,水湿为标,温阳利水,标本兼治,可使泄泻止而水肿消。

医案举例:

如孔左,太阴脾湿,浮肿便溏,当补脾温中。党参、焦白术、熟附子、炮姜、上肉桂、杜仲、巴戟天、鸡内金、青陈皮、怀牛膝、生熟苡米、茯苓、车前子、泽泻、福曲。

【按】脉案寥寥数语,言简意赅。其病机为太阴脾湿,症状是浮肿、便溏,治法取补脾温中,方药则标本兼顾,既温肾暖脾,又淡渗利水。

(三)益气健脾,化湿和中

脾主运化,凡能食知饥,但食后难化,腹胀便溏者,谓之胃强脾弱。对此类病证,马氏治以补脾为主,常用党参、白术、云茯苓、淮山药、炒扁豆益气健脾;陈皮、木香理脾胃之气;煨姜、红枣温中和胃。其中白术、茯苓、陈皮、白芍、甘草,名燥湿汤,沈金鳌在其所著《杂病源流犀烛·治泄泻方》中提出"此为治泻要药",对于脾虚泄泻尤宜配用。

医案举例:

如过右,过食不能运化,非胀即泻,乃胃强脾弱也,法当温补己土。党参、制于术、广木香、炒扁豆、云茯苓、菟丝子、淮山药、陈皮、炒白芍、煨姜、红枣。

【按】脾虚不运,水谷不化,困遏中焦,腹胀、便泻,当健脾为主以化湿浊,方以参苓白术散加减。其中菟丝子一味,能助脾以止泻,用治脾虚久泻,常与白术、茯苓、山药、莲肉等配伍,有较好的止泻效果。

(四)温养脾肾,涩肠止泻

久泻不愈,脾病及肾,脾肾虚寒,可致泄泻不止,完谷不化;或腹痛肢冷,神疲乏力,舌淡苔白,脉沉细无力等症。如五更泄泻,又称肾泄,对于此证,马氏每参用古方化裁,施以温肾暖脾,涩肠止泻之法。药如:党参、白术、茯苓、炙甘草益气健脾;炮姜炭、煨肉果、补骨脂、菟丝子温肾固涩;五味子、炒白芍酸敛涩肠;木香、陈皮调理脾胃之气。证治明晰,用药紧扣病机,其配伍特点是突出"温补"二字。

医案举例:

如徐右,久泻不止,色脉少神,脾肾阳衰,清气不升,殊非轻恙。炒党参、制于术、云茯苓、炙甘草、炮姜炭、菟丝子、炒白芍、煨木香、陈皮、干荷蒂。

二诊:党参、制于术、云茯苓、煨肉果、炙甘草、炒白芍、补骨脂、炙五味、炮姜炭。丸方:炙绵芪二两,制于术三两,云茯苓二两,菟丝子饼二两,煨肉果五钱,补骨脂一两五钱,姜炭五钱,炙五味三钱,炒白芍二两,霞天胶二两,炙甘草五钱,砂仁末五钱。为细末,姜枣汤泛丸。每早服三至四钱,开水送下。

【按】本案脾肾阳虚而久泻不止，方以理中丸合四神化裁而治，甚合病证。方中配干荷蒂一味，其有升清降浊的作用，常作为脾虚泄泻之佐使而在方药中配用。

十四、中西医结合的原则与路径

（一）概念的形成与研究现状

清末民初，张锡纯所著《医学衷中参西录》大概是我国比较早的中西医思想融通的启蒙，其中有部分气血运行理论与近代医学相互解释，也有少数用中医中药加入西医治疗的方法。1956年，毛泽东主席提出："把中医中药的知识和西医西药的知识结合起来，创造中国统一的新医学、新药学。"自此在我国医学界开始形成"中西医结合"的概念，并相继开展了西学中的热潮。数十年来，中西医结合工作经历了临床研究、中医中药与现代实验研究、中医基础理论现代科学内涵及其本质研究、中西医结合学科建设以及人才培养等多个阶段，取得了积极的成果。

我国中医事业发展方针包括："中西医并重"、"实现中医现代化"和"促进中西医结合"，这是一项长期的卫生政策。虽然迄今为止，在中西医结合的认识和见解上还存在着分歧，在理论和概念上阐释不清，但在实际临床工作中，中西医之间的互补形式却在眼前的时代背景下大量表现，其根本原因是我国有两种不同体系的医学并存，并共同发挥作用。

"病证结合"是目前临床普遍应用的一种方法，即西医诊断辨病、中医辨证治疗，虽然中医自古也有病名，但它是主症的名称，涵盖现代疾病的范围比较宽泛。因此，现在所说的"病证结合"，更多的是指前者，实际上它也是中西医结合的一种形式。西医明确诊断，避免了某些重大疾病的误诊误治；中医辨证治疗，突出"同病异治、异病同治"的祖国医学个性化特点。这种互补方式的运用，适应了现代社会的医学发展，是在临床实践基础上得到广泛认同的结果。

在临床方面，有效验的范例颇多，诸如部分急腹症的非手术治疗、活血化瘀在心脑血管疾病中的应用、恶性肿瘤的扶正祛邪疗法等，都显示出中西医结合的优越疗效，得到医学界的认可。虽然中西医结合工作经历了半个多世纪的发展，产生了不少重要的研究成果，为我国中医药走向现代化作出了积极的贡献，但就目前的总体状况而言，中西医结合工作仍然处于较为初级的阶段，多数还属于较低层次的结合，尤其是在发展原则和前行路径方面，见仁见智，缺乏清晰的指南。

（二）以临床为基础，找准结合的切入点

有学者认为中西医之间存在理论和方法上的差异，没有差异就没有结合的必要性；同时也承认中西医之间存在着共性，这个共性就是治疗疾病的对象

和目标一致,没有共性就没有结合的基础。这些认知表明,中西医在一定方式上是可以结合的。由于理论的形成来源于实践,先易后难,由简单到复杂,大概也是今后中西医结合需要循行的一条基本路线。

目前,应把中西医结合学科建设的重点放在临床方面,以解决临床问题为目标,以提高疗效为目的。一般来说,中医或西医的疗效较好、可以治好的疾病,不需要两种方法同时叠加。严格意义上说,简单的中药加西药,不仅是医疗资源的浪费,它也不属于中西医结合需要的范畴,而尤易被医者视为"不中不西",缺少定见。准确地说,对于某些疑难病证,或在疾病的某一阶段,单独以一种医学方法不能提供更好的疗效,而另一种医学方法则能够弥补前者的不足,从而取得互补后的协同效果,这才是中西医结合最重要的原则。就临床而言,选择适合于中西医结合的病种,准确把握结合点的问题,是十分重要的。笔者认为,无重点、无目标、无原则的开展结合,不但是不现实的,也是没有必要的。

哪些疾病属于中西医结合需要选择的重点病种呢? 一是目前以一种医学尚不能解决的、对人类健康和生命安全产生严重威胁的重大疾病,诸如恶性肿瘤、心脑血管疾病、慢性肾病、肺心病、慢性肝病、糖尿病及其并发症等。由于医学研究必须面向社会重大需求,这些疾病在治疗上有艰难性,需要中西医结合联合攻关,提高治效。二是某些疾病在治疗的阶段性上,两种医学各有所长,结合后可以取长补短,促进治愈,而且方法简易,成本不高,相对成熟。以上所举,可以看作是中西医结合的优势病种。

关于结合点的选择,则是两种医学方法在结合过程中的具体运用,其中也有两点:①首先考虑是否需要结合? 如果证明不能增加其疗效,则不需叠加重复。②如果需要结合,则应明确在疾病的某一阶段,掌握好相应的结合时机。比如,慢性溃疡性结肠炎在重度发作期,一般要使用肾上腺皮质激素控制病情,但此时加用中药清肠化湿,保留灌肠,直达病所,往往能够明显增加疗效,缩短病程,特别对激素控制不够满意的患者,中西医结合尤为必要。而在缓解期,以脾虚为主,则以中医药预防复发及改善症状见长。再如,恶性肿瘤手术、化疗后到患者复发转移及至死亡的时段内,是西医治疗上的空白期。在这一阶段,有手术创伤、化疗的毒副作用、机体免疫功能低下、癌栓形成、潜在的癌细胞逃逸,为术后复发转移留下隐患。中医药在减轻化疗的毒副作用、增强机体免疫功能、促进血液循环、溶化潜伏的微小癌栓、降低肿瘤复发转移的风险等方面,有其相应的优势,对肿瘤这类重大疾病的不同阶段,中西医结合的运用已为医学界所公认。

此外,肠道息肉,尤其是腺瘤样增生伴轻中度不典型异变,目前发病率较高,它是肠癌的发生基础,其患病人群是高危人群。经纤维结肠镜诊断并行内镜下钳除是其首要治疗。然而,很多肠道息肉呈多发性,复发率高,尤其是0.5cm以下的息肉常呈扁平状,除之难尽。目前世界范围内缺乏此类治疗药物,而中医药对于消除内镜治疗后的多发性肠道息肉有较好疗效,"六腑以通为用"的治法原则,对改善肠道症状也有显著作用。

以上所述表明,两种医学方法在某些疾病治疗中的有机结合,其疗效明显优于某一种方法的单独使用。从目前临床各科的诸多病种中,我们不难发现,其中有不少中西医结合的点是能够标识出来的,如对这些困难点加以深入研究,扩大成果,就是中西医结合临床研究的方向。

（三）从实践中探索规律,是构建理论体系的前提

两种医学体系的形成和特点不同,相互之间的取代也是不可能的,但两者之间的互补作用却是可行的。如果要将中西医结合这一学科形成系统的理论,不是一件轻而易举的事情。从事物发展的规律来看,任何理论的建立都是以实践为源泉的,强调由长期的临床实践积累经验,而后逐渐形成系统理论。当然,理论也必须符合实际,能够指导临床,并以确定的疗效来证明它的有效性和可行性。另外,目前开展的一些基础实验研究,用现代医学的技术和方法,从生理病理以及药效学角度来阐明中医的某些科学内涵,这虽然也是中西医结合的部分内容,是必要的,但并不代表这就是中西医结合的主要理论基础。因为实验是一种探索研究方法,距离复杂人体的本质还有很大差异,尤其是中医的理论和方法基于古代直接的经验和取象比类。笔者认为,从中西医结合学科的特点来看,它的存在价值,首先是为了解决临床问题,而理论体系的构建以及今后有无生命力,也主要取决于临床实践,在于能够掌握一套规律,这一过程可能是漫长的。厚积薄发,水到渠成,似乎更能体现对中西医结合的发展认识。

（四）避免用西医的框框,套装中医的东西

中西医结合,一般不会改变西医的诊断和治疗方法,相反在结合的过程中容易用西医的思维改变中医的思辨。辨证论治是中医的精髓所在,脱离了中医理论指导下的辨证治疗,疗效则差,失去优势。秦伯未先生在所著《谦斋医学讲稿》中有这样一段话:"中西医是两个理论体系,目前还没有汇通……中医绝不能按西医的诊断用药。正如西医的治疗必须根据西医的理论作出确切的诊断后才能进行。比如西医诊断的高血压病,根据这个诊断用药,那自然是可以用降血压药物治疗;反之,如果按这个诊断要用中药,那简直无从下手,因为中药里哪些是降血压的呢? 这是目前的事实。"又说:"西医诊断为癌肿,便认做毒瘤,用攻毒、解毒的方法;遇到炎症,便用银花、连翘清热……特别是对有些经过西医诊断认为缺少治法或预后不良的病证,我们既要参考西医诊断而又不受其束缚,要有信心和勇气使用中医理法方药进行治疗。"尤其指出不能走"废医存药"的道路。温习前贤医家所言,迄今对中西医结合临床仍有较强针对性和指导意义。因此,强调在结合的过程中,不打破各自原有的理论体系,充分发挥各自的治疗特长,取得疾病治疗的实效,是目前中西医结合必须遵循的一条重要原则。

(五)加强学科建设和人才培养

目前,我国已有多所中医药院校和西医院校创办了中西医结合专业,形成大专、本科、研究生3个层次的高等教育体系框架。2005年以来,已陆续出版了一批中西医结合专业教材,为中西医结合高等教育奠定了基础。"十年树木,百年树人",中西医结合的人才是关键,而培养医学人才的基地在院校。为此,有几个方面的工作需要加强:①已设中西医结合专业的院校,要切实把这一学科放在办学的重要位置,使其名副其实;②要有一支热心于中西医结合工作并相对稳定的师资队伍,不要使其飘忽不定,既无建制,亦无处所;③有一套适用于中西医结合的教材,而且针对性较强,尤能指导临床之实用;④以临床为基地,以优势病种为重点,积极研究中西医结合的切入点,通过实践逐步探索出一套规律,为系统理论的形成奠定基础;⑤从学术层面,对中医、西医和中西医结合3个学科的体系概念加以认真的思考和研讨,从而明晰我校学科建设和人才培养的思路。

中篇 医话

一、中虚气滞胃脘痛,香砂六君是良方

香砂六君子汤出自《古今名医方论》,是在六君子汤基础上加木香、砂仁组成,该方在脾胃病中应用甚为广泛,而且疗效确切。按方论所云,功能益气健脾、行气温中,主治脾胃气虚、气滞痰阻之证。其特点是补气健脾与理气和胃相互配合,药性略偏温,伍方平中见奇。凡消化病见胃脘胀痛,或胀闷不舒,食欲不振,大便溏软,舌苔薄白,脉细弦者,皆可应用。由于该方配伍严谨,如陈皮、半夏,木香、砂仁均是前人常用药对,故临证时不宜过多化裁。我常在原方基础之上,根据症情略作加味。如胃脘胀甚加枳壳、佛手;脘胁胀痛加制香附、台乌药(青囊丸);胃虚隐痛加桂枝、白芍;血虚舌质淡者,加黄芪、当归;食少化迟加炙鸡金、炒谷麦芽等,每收良效。读江南名医医案,归芍六君或香砂六君用之最频,实由经验所得。日前曾治一张氏女性病人,年48岁。患慢性萎缩性胃炎伴肠上皮化生,幽门黏膜局灶糜烂,HP(+)。因事务烦劳,胃痛发作月余未得缓解,已服多种西药及益气健脾、清热和胃的中药效果未显。询之胃痛且胀、嗳气频频、腹部祛寒、大便不实,舌苔薄白质淡红,脉象细弦。考虑胃痛实由中焦虚弱,胃气壅滞所致,"不通则痛"。予以香砂六君子汤加味,药如:炒党参15g,炒白术10g,云茯苓15g,木香10g,砂仁(后下)3g,陈皮5g,法半夏10g,桂枝5g,白芍10g,制香附10g,台乌药10g,炙甘草3g。药后胃痛即止,胀闷、嗳气亦随之减轻。秦伯未在《谦斋医学讲稿》中说:胃痛"治寒痛用大建中汤,治虚痛用香砂六君子汤。"中虚气滞所致的胃胀、胃痛、食少、便溏均是该方的适应证候。

二、脘痛每在夜间,治胃还须安神

胃脘疼痛,由于寒热虚实以及兼瘀夹滞等不同,在治法用药上有所区别,而通降胃气又是胃痛的基本法则。部分病人其痛发每于夜间,胃不和则卧不安,神不安也会影响到胃。对于此类病人,常在治胃的同时佐以宁心安神之品,往往容易提高治疗效果。如张某,胃痛间作半年余,疼痛每在下半夜发作,其痛绵绵伴有嘈杂和灼热感,舌质偏红,脉细。因胃痛不适,后半夜难以入寐。考虑胃阴不足,胃气失和,乃投以养阴和胃之品,药如北沙参、麦冬、肥玉竹、大生地、炙乌梅、白芍、炙甘草、川石斛、枳壳、佛手、绿萼梅等。药后症状虽有改

善,但脘痛未除,夜眠不实,后加入茯神 15g,夜交藤 15g,胃脘疼痛缓解,夜寐亦安。当然,对胃痛的治法,首先要建立在辨证的基础上,有的患者可能表现为肝胃不和或中虚胃寒证,当随证立法处方。个人体会,对于胃痛而伴有情绪焦虑或睡眠不佳者,适当配用少量安神定志的药物,如合欢皮、远志、夜交藤、酸枣仁等,往往能明显改善症状。对于胃虚怕冷,脘痛不寐而心下动促者,加用桂枝龙骨牡蛎汤也有较好的效果。因"心主神明","五脏相通",心神与脾胃实有联系,两者能相互影响,治肝可以和胃,安神也有助于胃安。

三、"三合汤"治疗脘痛之应用

胃脘痛临证如何治疗,应用常法辨治多能理解,但某些病证虽经辨证施治而疼痛难以缓解,也有些病例寒热虚实夹杂,难以确辨,给治疗带来困难。"痛在心口窝,三合共四合",这是焦树德先生根据其外祖父口授的一则治疗胃痛的组药方法,后经其临床应用四十年,颇有治效。所谓"心口窝",指上腹胃脘处,三合是说"三合汤",由高良姜 6～10g,制香附 6～10g,百合 30g,乌药 9～12g,丹参 30g,檀香 6g,砂仁 3g 组成。实际是良附丸、百合汤、丹参饮三张小制古方的组合。

良附丸行气温中,散寒止痛,治疗胃痛偏于寒者。丹参饮活血祛瘀,行气止痛,《时方歌括》谓该方"治心胃诸痛,服热药不效者宜之。"说明药性偏凉,宜于心胃痛而偏瘀偏热者。百合汤清润行气,宁心安神,治疗胃痛偏于郁热者。《本经》说百合能"补中益气",王好古说乌药能"理元气",故尤适于日久不愈,神思不宁之胃痛者。三方合用,集气、血、寒、热于一方,对于久痛不愈,治之少效者,每有良好效果。

临证对于辨证复杂,它药效果不显者,我常以三合汤为主化裁或增减剂量。如:①胃痛偏寒者,加桂枝 5～10g、白芍 15～20g;②胃胀气滞者,加木香 10g、砂仁 3g;③夹有肝热郁痛者,加川楝子 10g、玄胡索 10g;④食欲欠振,运化不健者,加炙鸡金 10g、炒谷麦芽(各)15g;⑤胃脘隐隐刺痛,痛处固定,或舌黯有瘀斑,疼痛夜甚者加失笑散(蒲黄、五灵脂),化瘀行滞。

胃脘痛如辨证明确,均有相应主方主药。个人体会,三合汤之配伍比较特殊,有一定的适用范围,并非所有的胃病脘痛均可普治,其方用特点是久痛不愈,寒热虚实错杂之候。

四、寒热互结在胃脘,半夏泻心取效良

寒热错杂证,在脾胃病中十分常见,尤以胃热脾寒者居多。其主要症状如胃脘痞满,纳谷不香,或胃中有灼热感,泛吐黄苦水,而腹部又畏寒喜温,或肠鸣、便溏,舌苔黄腻或黄白相兼。痞者,痞塞不通,上下不能交泰之谓。由于寒

热互结,升降失常而致胃肠不和。又寒又热,这是一对矛盾,故寒温并用,苦降辛开,散结消痞是这一病证的治法特点。胃痞证用半夏泻心汤,一般取效较好。该方出自《伤寒论》,由半夏、黄芩、干姜、人参、黄连、大枣、甘草组成。但胃痞一证,盖以胃气郁滞、窒塞不通为基本病机,故治法总以通降胃气为原则,根据热郁、湿阻、寒凝、中虚的偏重而对此化裁。如临证痞呕而脾运不虚,舌苔厚腻者,可去党参、大枣,加陈皮、炒竹茹以化痰止呕;如寒甚怕冷、泄泻肠鸣,加制附片、肉豆蔻以温中散寒;若热盛口苦、舌红口干,则加炒山栀、蒲公英清中泄热。另外,半夏泻心汤的类方黄连汤(《伤寒论》),是由黄连、炙甘草、干姜、桂枝、人参、半夏、大枣七味药组成。主治上热下寒证,胃中有热,腹中有寒,腹痛,呕恶者。临证时,若遇腹部冷痛者,又宜肉桂易桂枝,再加吴萸温中散寒,则对缓解腹痛,改善症状颇为有效,因肉桂对虚寒性腹痛其效较好,若与黄连相配,甚合上热下寒之痞呕腹痛之证。

五、旋覆代赭与胆汁反流性病症

旋覆花、代赭石是旋覆代赭汤(《伤寒论》)的主药,具有降逆下气、化痰止呕噫的作用。我常用这两味药为主,配合其他药物治疗胆汁反流性胃、食管病症。这些病症属于"吞酸"或"吐酸"范畴,常伴嗳气、烧心、嘈杂,舌质偏红,苔薄白或黄,脉象细弦。多因肝胃郁热,胃气上逆所致。《内经》云:"诸呕吐酸皆属于热。"《丹溪心法》谓:"噫气吞酸,此系食郁,有火,火气冲上。"均认为以热郁为患,左金丸苦降辛开是常用之剂。但临证也有少数表现为中阳不振,湿浊内停,病机性质偏寒者,一般伴有腹部怯寒,大便溏薄,泛吐清水或呕酸,舌苔白腻,舌淡齿印,脉细等症,用药则宜以"温药和之"。导师徐景藩教授对反流、吞酸病症论述颇详,治验丰富,认为在治疗上应从疏、降入手。提出:"疏即疏泄肝胆,调畅气机;降即理气和胃,降其气逆。"确为经验之谈。临证我每遵徐老之经验,以旋覆花、代赭石降其气逆;用黄连、吴萸清泄郁热;并配合木香、砂仁,陈皮、法半夏等疏调气机;煅瓦楞、乌贼骨制酸;白芍、甘草缓急和中,一般均能见效。如兼有腹部胀满,大便不畅者,尤当下导腑气,如枳壳、槟榔、莱菔子等均常配用。腹部能得宽松,腑浊下行,对胃气上逆,胆汁反流能起到较好的改善作用。

如治秦姓,慢性萎缩性胃炎伴胆汁反流患者,泛酸、嘈杂,食管及胃脘有烧灼感,咽干口苦,嗳气、胃部闷堵,食后胀甚,便溏不畅,舌苔薄白,脉细弦。辨为肝胃郁热,气逆于上,治拟清泄降逆,药用:旋覆花(包)10g,代赭石(先煎)30g,川连3g,淡吴萸1.5g,陈皮5g,法半夏10g,木香10g,砂仁(后下)3g,煅瓦楞粉(包、先煎)30g,枳壳10g,白芍10g,炙甘草3g。服药七剂,泛酸、嘈杂、烧灼感即见明显改善,胃脘部痞胀、闷堵感亦随之减轻,后以上方略作加减调治,发作渐少。胆汁反流性病症十分常见,对郁热呕逆者,在清泄胃热,苦降辛开的同时,以旋覆花、代赭石降逆下气,结合疏调气机,确能收到良好的治疗效果。

六、脾胃病宜用疏和一法

在脏腑相关理论中,脾胃与肝的关系最为密切。盖脾胃为仓廪之官,气血生化之源,非肝之疏泄而无以正常运化;脾胃又为气机升降之枢纽,非肝之条畅而难司气机升降之能。在消化系病证中,疏和一法用之颇多。"疏"即宣通流畅之意,"和"即和调气机。肝郁气滞能犯胃克脾,引起胃胀、脘痛、腹痛、泄泻等相应症状,通过疏肝调气,可使脾胃功能复常,症状得以改善。逍遥散、柴胡疏肝散、柴芍六君子汤之类是临床常用方药。柴胡是疏肝解郁之要药。《本草备要》说:"人第知柴胡能发表,而不知柴胡最能和里……","补中益气汤、逍遥散,皆用柴胡,取其和中。"个人体会,对于这类病证,善于从肝论治,注重调理气机,选择恰当方药,最能取效。对于脾胃病兼有胁肋胀痛者,每用柴胡配合养肝血之归芍,行气之枳壳、香附、青陈皮。中虚气滞,兼有肝郁者,亦可在归芍六君的基础上加入疏调肝气的药物。前人有"柴胡劫肝阴"之说,对于舌红少苔,肝之阴血不足者可以不用,但阴血不虚者,用之无妨。民国金陵名医张简斋,在其存世的医案中,尤其善用疏和之法,常以"苏梗、枳壳、桔梗"作为药对配于柴胡疏肝散或逍遥散之中。如医案中所载:"陆右,32岁。始由腹部半痛,近则上移。脘肋胸次胀闷,嗳气方快。食欲不振。经行缩时,刻将届期。脉象沉弦而小。恙由抑郁太过,肝胃两病所致。药用柴胡、当归、赤芍、川芎、香附、青陈皮、苏梗、桔梗、枳壳、茯神、法半夏、戊己丸、川楝子、白夕利、麦芽、路路通"。药味虽多,但思路清晰,用有法度,方药以疏肝行气、和胃畅中为主,丝丝入扣,故治效颇佳。

在慢性萎缩性胃炎患者中,因情志不畅,忧思气结,而使症状加重者不在少数,其中"恐癌"思虑致"郁"者尤为主要因素,由情志而最影响疏泄运化,当以"木郁达之"以治。若郁而化热,口苦咽干,舌红苔黄者,又宜在疏和之中加入山栀、丹皮、黄芩、蒲公英之类以清肝泄热,这是临证组方时必须考虑的常用加减。

七、调气和胃香苏饮,轻宣灵动畅气机

临证治疗胃气阻滞的方药很多,究竟如何选择? 一是看胃脘胀满的程度,二是看肝经气郁的表现。就胃脘胀痛而言,或由脾胃本身引起,如饥饱失常、冷热不调,影响运化功能;或因忧思恼怒,情志不畅,由肝气犯胃而引起。"胃气宜降则和","不通则痛",这是胃胀、胃痛的基本病机。肝胃不和之证,临床

最为多见。一般来说,气滞胃痛,除胃脘胀痛外,常伴嗳气频作、大便不畅等;如兼肝气横逆,除胃部的症状外,尚有两胁、乳房或引及后背亦觉胀痛,即表现有肝经的症状。临床除典型表现外,有时很难将两者截然区分,既然胀痛的关键在于气机郁滞,疏调气机则为主要治法。

在调气方中,我比较喜用香苏饮,该方药少量轻,仅香附、苏梗、橘皮三味。徐老认为:"该方药性不燥不腻,不寒不热,既能主中行气,又能疏肝解郁,较为妥帖。"临证见胃脘痞胀,或伴胸胁满闷不舒,嗳气频作者,我每在香苏饮的基础上加入枳壳、佛手、香橼皮、乌药、绿萼梅等,以加强行气通降的作用,取效颇佳。

该方以疏调气机为长,故江南医家治气滞胃痛以胀为主者用之较多,或以该方为主增加其他通降胃气的药物,或在辨证处方的基础上作为小品方灵活加减。例如胁肋胀痛、口苦、泛恶,肝郁不舒者,可加醋柴胡、细青皮、郁金等以疏肝解郁;若伴便秘、腹胀、腑气不畅者,可加瓜蒌仁、莱菔子、制军等导滞通腑;伤食生冷、胃寒作痛者,加高良姜、桂枝、生姜等温胃散寒;腹胀不消,食谷难化,则加木香、砂仁、炙鸡金等行气消食。

八、治肝不应,当取阳明

肝藏血,主疏泄。情志不调,肝气自郁于本经,可以出现肝郁气滞的肝经病证;肝气犯胃克脾,或木火刑金,又可出现其他脏腑的病变,故治肝在中医治法上占有重要地位。肝经病证从肝论治,容易理解,但某些情况,在治肝效果不理想时如何治疗? 这是临证中遇到的问题。前人有"治肝不应,当取阳明"之说,此属"知常达变"的范畴。

比如胁痛一证,多从肝治,或疏肝理气,或化瘀和络,或养血柔肝。曾治疗一病人,胁痛间作三年,两胁疼痛不定,以左胁为多,时轻时重,痛引后背。经各项检查,除B超诊断胆囊壁毛糙外,余无异常。由于胁为肝经分野,辨证属肝气失于条达,气机郁结不畅所致,以柴胡疏肝散治之,投药后症状虽略有改善,但胁痛隐隐不除。再诊时,考虑肝病胁痛,"初痛在经,久痛入络",又在原方基础上加入紫丹参、红花、丝瓜络等活血和络之品,然症状仍无太多改善。先后治疗一个月余,按疏肝理气、养血柔肝、活血和络等诸法施治,终属效果不够满意。思之再三,反复斟酌,考虑患者大便易溏,尤以多食或进油腻后便溏次多,舌质淡红,苔薄白,边有齿印,脉细弦,试从脾胃入手治疗以观其效。后改用参苓白术散加减,以健脾益气、调运中焦,药如:炒党参15g,炒白术10g,云茯苓15g,淮山药30g,炒苡仁15g,煨木香10g,砂仁(后下)3g,青陈皮(各)5g,炒白芍10g,炙乌梅5g,白夕利10g,炙甘草3g。药后症状改善明显,不仅大便已实,而且胁痛之症很快减轻,再以该方略作加减调治而愈,后来复诊据云:

胁痛恒久未作。分析上方之组成,虽以健脾为主,但其中白芍、乌梅不仅有健脾止泻作用,也有酸收敛肝之功,故能取效。

此外,临床也有部分肝病患者,包括"慢乙肝"、早期肝硬化,其胁部隐痛是常见症状,除伴有肝功能异常外,也多有消瘦、食欲不振等表现,病程较长。临证一般从肝脾治疗,从肝而言,根据肝郁、肝热的表现,或配合疏肝理气,或施以清肝泄热;从脾而论,主要是健脾益气,化湿和中。个人体会,对这类肝病者,若从中焦脾胃入手,似乎更易见效。在健脾基础上,有肝郁气滞者,加炒柴胡、郁金;肝热而肝功能异常者,加垂盆草、蒲公英;肝区疼痛者加川楝子、玄胡索。

脾胃居于中焦,是气机升降之枢纽。消化系统疾病中,肝与脾胃的联系最为密切,治肝安胃,疏肝健脾是常用之法,而从五脏相通,相生相克的理论而言,某些肝经病证,治之少效时,也可以从调理脾胃着手而达到治肝的目的。故前人所谓"治肝不应,当取阳明"之说,诚为经验所得,对临证或有启发。

九、腹痛须分部位,慎用寒凉多行气

人体腹部为阴,腹痛多偏于寒。从部位来说,上腹中脘属太阴,脐腹属少阴,左右为少腹属厥阴,脐下为小腹属冲任奇脉。诊治腹痛,首先应分清疼痛部位,结合病程久暂、寒热虚实以及在气在血的性质,加以辨证治疗。

脐腹痛,痛时多在脐腹周围,或绕脐而痛,喜暖喜按,或伴便溏、肠鸣,舌苔白腻等。其暴痛多实,每由受寒饮冷引起,痛无休止,治宜行气散寒,用排气饮(藿香、木香、乌药、川朴、枳壳、香附、陈皮、泽泻),也可用天台乌药散(乌药、高良姜、小茴香、木香、青皮、槟榔、川楝子、巴豆),但巴豆慎用。至于夏秋之间,脾胃伤冷,大便溏泄,腹痛较甚,小便不利,舌苔白腻,寒湿中阻者,可用胃苓汤(苍术、厚朴、陈皮、甘草、猪苓、泽泻、白术、茯苓、桂枝)加减,寒痛必用肉桂,此对缓解腹痛甚为有效。脐腹疼痛,时轻时重,腹部怯寒,大便不实,多由脾肾虚寒所致。久痛每用温养,常以附子理中汤(附子、党参、白术、炮姜、甘草)或加四神丸(肉豆蔻、补骨脂、五味子、吴茱萸)化裁,治之有效。

少腹痛,多与肝气有关,部位属肝经分野,偏于下腹两侧,痛时的特征均兼作胀,或牵及胁肋,得矢气则舒。治以疏肝理气,可用加味乌药汤(乌药、砂仁、木香、延胡索、香附、甘草)或正气天香散(乌药、香附、陈皮、苏叶、干姜)。另外,金铃子散(川楝子、玄胡索)和青皮、荔枝核等均可加用。若少腹疼痛较久,绵绵不休,畏寒喜暖,舌淡苔白,脉沉细者,则属肝肾虚寒,宜用暖肝煎(当归、枸杞子、小茴香、肉桂、乌药、沉香、茯苓)温补肝肾、佐以行气。寒甚加吴茱萸、干姜;气滞加香附、青皮。

小腹痛,每与女子痛经病证联系较多,常伴月事不调,胁部和乳房胀痛,或下腹绵痛下坠,腰酸,疲乏等现象。如属气滞、寒阻、瘀血内结者,治当温经散

寒、活血化瘀,用调经饮(当归、香附、青皮、山楂、牛膝、茯苓)和延胡索散(延胡、当归、川芎、乳香、没药、蒲黄、肉桂)加减。如属气血不足,不能固摄,则宜胶艾四物汤(阿胶、艾叶、熟地、白芍、当归、川芎、甘草)加减。

总之,腹痛应审察部位,根据脏腑分经的不同,在辨证用药上有所区别。一般来说,胃脘疼痛,有寒有热,理气药多用木香、砂仁、陈皮、半夏、佛手、苏梗、香橼皮之类。而脐腹、少腹、小腹部位的疼痛,则寒证多热证少,理气药多用乌药、香附、川楝子、枳壳、槟榔、川朴等,温经散寒多取肉桂、小茴香、吴萸。治疗腹痛,"慎用寒凉多行气",这是前人经验所得,录此以供参考。

十、关于治泄用药的"四个不可"原则

泄泻有久暴之分,病情有虚实之别,性质有寒热不同,治法用药当审其病机,察其虚实,辨其寒热。李士材在《医宗必读》中提出:治泄用药"补虚不可纯用甘温,太甘则生湿;清热不可纯用苦寒,太苦则伤脾;兜涩不可太早,恐留滞余邪;淡渗不可太多,恐津伤阳陷。"此论确属经验之谈,对临证颇有指导意义,需要我们在实践中加以理解和运用。

"补虚不可纯用甘温":久泻脾虚夹湿,当益气健脾,渗湿和中,常选参苓白术散加减。该方药性平缓,健脾药与化湿药配伍,无温燥和甘满之偏,对于脾气虚而无阳虚表现者,甚为合适。若苔腻、腹满而过用参芪或姜附等辛甘之品,非但泻不能止,反增腹胀、口苦、食纳不振等症,每不利于病。因辛温助阳,甘能满中,"过犹不及"也。另外,久泻脾虚也有寒热错杂证,如"胃热肠寒"、"上热下寒"等,治疗尤不能一派甘温,往往在温阳健脾之中加入少量苦寒之味,如连理汤、黄连汤等,以炮姜和黄连配伍,寒热并调。

"清热不可纯用苦寒":肠腑湿热,泄痢腹痛,治当清热燥湿。但虑其"太苦则伤脾",故前人提出"不可过用苦寒"之戒。如芍药汤(《素问病机气宜保命集》)由芍药、当归、黄连、槟榔、木香、炙甘草、大黄、黄芩、官桂组成。于大队苦寒药中配伍肉桂一味是为反佐,以防苦寒伤中与冰伏湿热之邪,确有深意。尤其对于久痢不愈,脾虚而兼湿热积滞者,更不可一派苦寒清化,损伤脾阳,以使泻不能止,赤白黏冻难尽。苦寒败胃伤脾,用之不可太过,这是脾胃病治疗用药的一个基本原则,临证不可不知。

"兜涩不可太早":涩肠止泻,一般用于脾虚滑脱之证,常用药如诃子、石榴皮、肉豆蔻、赤石脂等。"痢无止法",凡急性暴痢,痢症初起,当尽早清肠化湿,荡涤邪滞,驱邪务尽,属于"通因通用"之法。此时若过早止涩的话,则会"闭门留寇",邪出不尽,使病情缠绵难愈。对于久泻久痢,时轻时重,间作不愈,肠腑邪滞未尽者,如何辨治? 主要从有无腹痛,赤白脓血,或大便夹有黏冻不爽等加以辨别,其中有偏寒或偏热的不同。对于虚中夹实之证,同样要慎用兜涩

之法,前人有"积滞一日不尽,泄泻一日不止"之说,唯恐肠腑留滞,余邪不尽,使病证久治迁延。

"淡渗不可太多":脾喜燥恶湿,泄泻的基本病机是脾虚和湿盛,故淡渗分利,利小便而实大便,是中医治疗泄泻的一个重要方法。所谓"淡渗不可太多",主要是对脾虚为主的久泻之证而言,尤其是老人虚泻,津液不足者,尤不可过用淡渗利水的药物,以免津液受损,阴伤及阳。而应当以健脾为主,从本治之,使脾运复常,水湿运化,则大便可实。一般来说,暴注新病者可利;形气强壮而湿邪较盛者可利;酒湿过度,口腹不慎者可利;实热闭涩,小便短赤者可利。

李士材所论治泻"四不可",是临证治疗泄泻不可忽略的基本原则,此与李中梓治泄九法:"淡渗、升提、清凉、疏利、甘缓、酸收、燥脾、温肾、固涩",从不同侧面总结了治疗泄泻的具体方法,这既是前人的经验,也是对于某一病证在治法上的重要理论。

十一、肠道病用风药机制何在

不仅泄泻之症配伍风药,而且某些便秘之症亦用风药,其理何在? 东垣认为:参术补脾,非以防风、白芷行之,则补药之力不能到。其所著《兰室秘藏》中使用风药之处颇多。慎斋亦说:谓理脾胃,须加羌活,以散肝结。前人比喻,治湿用风药,如"地上潦泽,风之即干"。盖风药多燥,且湿为土病,风为木病,木可胜土,风亦胜湿。另外,风性善行,能振奋肠道功能,促进气机流转,有利于脾胃升降功能的复常。历代医家善于在调理脾胃,尤其是治疗肠道病证的方药中,使用风药如防风、羌活、独活、白芷、葛根、升麻等较为常见。

泄泻有久暴之分,暴泻若寒湿所伤,腹鸣水泄,腹痛形寒,舌薄白或白腻,外有表寒,在藿香正气散的基础上加荆芥、防风、羌活。属于热利,泻如水注,肛门灼热者,则以葛根配芩连。

《医宗必读》有"无湿不成泻"之说,久泻脾必虚,水谷不化精微,湿浊内生,虚中夹实,大便溏薄,时日较长。临证用参苓白术、香砂六君子等,泄泻不减者可配加羌活、防风或升麻等驱风胜湿,升提清气。如属肝气乘脾,痛泻肠鸣,泻后得缓,情怀不畅者,痛泻要方中之防风,既能驱风胜湿,又能加强白芍的抑肝作用。

对于虚寒久泻不愈者,也可在温肾健脾的药物中,配用风药提高治效。如民国金陵名医张简斋擅用风药治泻,兹举其医案一则:如孙左,29岁。自述泻经八年,日一二行,质薄而溏。晨间先作腹痛,晡脘腹胀。两年来渐渐疲弱,精神亦感不振,脉濡。脾肾二阳式微,腐化蒸运无能。拟方:羌活、防风、升麻、柴胡、茅于术、桂枝、法半夏、陈皮、云苓、白芍、巴戟天、补骨脂、黑姜。间服四神丸。药后泻止腹松。

前人治便秘不通,有谓"风秘"而用风药者。古有虚秘、风秘、气秘、寒秘、热秘之分,所谓"风秘",认为是"肠胃受风,干燥涸涩,风气燔灼也",方药中每用风药,加强搜风通便作用。如《杂病源流犀烛·大便秘结源流》所载之润肠丸(麻仁、羌活、大黄、归尾、桃仁)、皂角元(羌活、防风、牙皂、枳壳、桑皮、槟榔、杏仁、麻仁、白芷、陈皮)、疏风顺气元(大黄、车前子、郁李仁、槟榔、麻仁、菟丝子、山药、萸肉、枳壳、防风、独活)等,均配有羌活、防风、独活、白芷等风药。秦伯未说:风药能"理肝舒脾,能散气滞"。据现代药理研究报道:疏风药物具有促进肠蠕动,抗结肠过敏的作用。如与润肠通便和理气行滞的药物配伍,可以增强其通便的功效,尤其对于老人虚秘,或大便并不干燥而气不下降,蠕动无力者较为适宜。对此类腑气不畅,大便困难者,经他法治疗效果不满意时,如在辨证的基础上配用适当风药,确有一定效果。

十二、胃热脾寒与连理汤

连理汤出自《秘传证治要诀及类方》,是由理中汤加黄连一味组成。主治中焦虚寒兼有湿热的病证,这是一张寒温并用的方子。适用于寒热错杂证。脾胃病寒热错杂证较为常见,我常以连理汤加减治疗胃热脾寒(又称上热下寒)之证。该证的特点是以脾胃虚弱为基础,既有腹部怯寒、大便溏而不实的脾气虚冷、运化不健的表现,也有胃脘痞胀、口苦苔黄的胃热症状。如果仅仅温中健脾抑或清热苦泄,显然不符合病情。辛温药与苦寒药配伍,是脾胃病治法用药上的一个特点,如半夏泻心汤等,用性味不同或性质完全相反的药物相互配伍,以适应复杂证候的需要,临证可以根据这一配伍法则适当加减,扩大应用范围。

例如病员张某,男,48岁,患泄泻间作三年余,近2个月来症状加重,每日晨起即腹痛腹泻一次,吃完早餐必泻一次方能出门,泻下溏薄甚则完谷不化;饮酒或恣啖生冷则泻次增多,服止泻药大便可暂时成形,停药则腹泻如故。自觉腹部畏冷,肠鸣,尤怕进空调房间。与此同时,伴有胃部痞塞闷堵时有灼热感,少量泛酸,口干口苦,尿黄,舌苔淡黄而腻,脉濡小数。据此分析,证属久泻脾虚,中阳不运,同时兼有胃热内郁,湿阻气滞。方取连理汤意化裁,药用:炒党参15g,炒白术10g,云茯苓15g,炮姜炭5g,煨木香10g,陈皮5g,炒苡仁15g,肉豆蔻5g,炒防风10g,炒白芍10g,川连3g,炒山栀10g,炙甘草3g。药后大便次数减少,并逐渐成形,脘闷已舒,肠鸣、口苦症减,黄腻苔渐化。后去山栀,加淮山药30g,症状进一步改善,经调治而愈。

个人体会,临床运用连理汤这类古方,关键是取其法掌握病证的寒热错杂,临证宜根据上热下寒的孰轻孰重,灵活调整用药。

十三、乌梅丸治疗肠道息肉

肠道息肉,尤其是腺瘤样息肉,是大肠癌发病的基础,约有 80% 以上的肠癌是由腺瘤发展而来的。因此要预防肠癌的发生,控制肠道息肉生长是极其重要的治疗措施。腺瘤样息肉属癌前病变,多发性比单发息肉风险更大。肠镜定期检查,摘除 2cm 以下的息肉,能有效控制肠癌的发生。然而肠道多发性息肉摘除后,容易反复再生,除镜下治疗外,目前世界上尚缺乏能有效抑制息肉生长,并能长期服用的安全药物。

近年来,我以乌梅丸药物煎汤,用于临床治疗肠道息肉,收到良好效果。该方出自《伤寒论》,临床治疗蛔厥腹痛、下利泄泻有效。方中以乌梅独重为君,酸苦辛合法,杂味相投,配伍方法独特,能适用于多种肠道疑难病症的治疗。乌梅味酸、性平,除安蛔、生津、涩肠止泻外,《冯氏锦囊》尤谓其能"蚀恶肉"。《疡医大全》记载:以乌梅肉、荔枝肉等分,捣烂敷贴,能使鸡眼软化脱落。另据临床报道,以乌梅为主与他药配伍,经鼻腔内用药,可使绝大多数鼻息肉消退。

治疗肠道息肉,我常以炙乌梅 30g,黄连 3g,黄柏 10g,附片 5g,桂枝 5g,干姜 3g,川椒 3g,细辛 3g,党参 10g,当归 10g 为基本方,在此基础上加炙僵蚕 10g、炮山甲 10g、败酱草 30g,一般连续应用 2 个月左右,大部分多发性息肉包括腺瘤样增生能消失或数量明显减少,原有肠道症状亦能显著改善。

应用过程中尚需适当注意加减:①用后如有苔黄口苦,"内热"偏重者,去附子、川椒、干姜,加黄芩、山栀;②大便秘结、腹痛腹胀者,加槟榔、火麻仁、瓜蒌仁;③胃脘嘈杂、舌质偏红者,适当去辛温之品,加入甘凉濡润的药物,一般不适症状多能缓解。

十四、肛门坠胀的治法特点

肛门坠胀临床颇为常见,此症既可见于痔疮焮痛,脱肛未收,或气虚不能收摄,阴虚湿热下注者。在一般脾胃病中,多见于排便不畅,肠中宿垢不得下达,或脾虚气郁,升降失常以致肛门坠胀。此症虽然不作主症,但有时治疗十分棘手,患者坠胀难忍,迟迟不得缓解。经纤维肠镜检查,排除肠道肿瘤、多发性肠息肉、痔疮外,中医内科治法总以通腑行滞,调理脾胃、升清降浊为主。

(1)肠腑燥结,便下艰涩者,宜润肠通便,下导腑气。一般便通气降后,直肠刺激症状多能减轻。可参便秘治法,用麻仁丸(火麻仁、杏仁、厚朴、枳实、赤芍、大黄)、益血润肠丸(当归、熟地、荆芥、枳壳、杏仁、肉苁蓉、苏子)等加减。丹溪曰:"实秘宜涤荡肠胃,开结软坚……虚秘宜滋阴养血,润燥散结。"提出按虚实用药,但老人虚秘不可轻用硝黄。

(2)气涩壅滞,腑行不畅者,多伴有腹部胀痛,大便排出不畅。宜行气疏滞,辛润通腑,用四磨汤(槟榔、乌药、木香、沉香)、木香槟榔丸(木香、槟榔、枳壳、杏仁、青皮、皂角、郁李仁、半夏曲)等加减。明·孙一奎曰:"下坠在血活之后,此为气滞,宜加槟榔。盖后重者当和气,积与气坠下者,当升兼消,升谓升麻之类,消谓木香、槟榔之类。"提出气滞坠胀者,当以下行导气为治。

(3)脾虚失运,气机升降失常者,临证较为多见,这类病人往往大便并非干燥,甚或溏黏不爽,欲解不得,肛门坠胀时轻时重,通导大便治之少效。治法宜健脾益气为主,恢复脾运,同时配合疏调气机的药物。可选异功散(党参、白术、茯苓、甘草、陈皮)、补中益气汤(黄芪、党参、当归、陈皮、白术、升麻、柴胡、甘草)等加减。由于清气不升则浊阴不降,组方时我常参考丁甘仁治疗肛门坠胀的用药特点,以桔梗配枳壳,升降开泄,并加入炙升麻、干荷叶等加强升清降浊之功,临床收效较好。

(4)湿热未尽,邪滞肠腑,多见于久泄久痢,肠腑积滞不清。近年所治肠癌尤其直肠部位的肿瘤,手术后肛门坠胀者较多,主要表现为大便排出不畅,次多量少,甚者日夜达数十次之多,每次排出少量黏液或粉红色条状物,肛门肿胀疼痛。可能与保肛手术,部位较低,或术后肠道吻合口炎症刺激所致有关。治疗以清肠化湿,通导积滞为法,用葛根芩连汤合木香槟榔丸加减,必要时加用制军,以涤荡肠腑。若积滞能下,肠腑得清,则大便通畅,肛门坠胀随可缓解。

总之,肛门坠胀,病在直肠,总与肠腑传导失常有关,其证有虚有实,有肠垢燥结、气涩壅滞、邪滞肠腑、脾虚不运、升降失常等多种因素,对于久治难愈者,在辨证的基础上,注意润肠通便和升降气机,往往能够较好改善症状。

十五、无名消瘦多健脾

消瘦原因诸多,对某些虽经各项检查,未发现有明显器质性病变者,临证治疗常从脾胃着手。盖脾胃为后天之本,气血生化之源,而人体五脏六腑、四肢百骸均赖气血精微的灌输濡养而保持正常功能。"脾主肌肉",无名消瘦者经他法治疗少效,往往通过健脾益气的方法容易获效。我曾诊治一些查无原因的消瘦,有的甚至半年内体重减轻20余斤。在检查排除器质性病变后,重点考虑脾胃功能及其相关因素。多数患者有神疲乏力,不耐烦劳,纳谷不香,大便易溏,脉象细弱等脾胃虚弱的表现;也有表现为胃脘闷塞或头昏寐差,胸胁隐痛,兼有肝气不调的症状,治法不离调理脾胃,兼疏肝郁,经过一段时间诊治,多数患者能够症状改善,体重逐渐恢复正常。

例如常某,男,53岁,机关干部,2007年5月初诊。主诉半年多来体重逐渐下降,由原来150多斤降至120多斤,经多家医院检查除一项CA724略有升高外,余无其他异常发现,因而焦虑不安,无法安眠。询知,其一年多来大便易溏,尤其应酬饮酒后溏薄次多,腹部怕冷,夏季怕进空调房间,多食则脘腹胀满,伴气短乏力,舌质偏淡,苔薄白,脉细。乃从温阳运脾、调理中焦入手,稍佐养心安神之品。药用炒党参15g,炙黄芪15g,炒白术10g,淮山药20g,炮姜3g,肉豆蔻5g,炙甘草3g,陈皮5g,煨木香10g,炒白芍10g,焦楂曲(各)15g,远志5g,茯神15g等。药后大便渐次成形,食欲较振,怕冷症状亦有改善,经两个多月调治,体重逐渐恢复正常,连续三次复查血CA724均在正常范围,随之睡眠已安。

健脾一法,临床应用较为广泛,由于脾虚运化无权,气血精微化生乏源,故对查无原因的各种消瘦病症,可以考虑通过调补脾胃来治疗。临证之时,还当细分脾气虚还是脾阳不振,是否夹有气滞、血瘀、痰浊、食积等病理因素。另外,对于"无名消瘦",必须注意分析其原因,在中医治疗的过程中,尚须跟踪观察,定期检查,以免误诊。

十六、口证小议

"口者,脾之窍也,能知五谷之味。又诸经皆会于口,病则口中之味随各经而异。"口内症状,一般实证多于虚证,热证多于寒证。又因口内津液,通于五脏,故脏气偏胜,便有不同味觉反映于口,口中异常味觉,常常是辨证的依据。医家秦伯未对口证叙述甚详,对临证参考颇有意义,现归纳如下:

口苦——胆热、心热、肝热证常见口苦。《内经》称为"胆瘅"。如说:"此人数谋虑不决,故胆虚气上溢而为之苦。"又说:"肝气热则胆泄口苦……"宜龙胆泻肝汤(龙胆草、黄芩、木通、车前子、当归、生地、柴胡、甘草、山栀、泽泻)。方书曰:"心热则口苦,或生疮",宜凉膈散、泻心汤。总之,口苦以内热多见,偏于肝胆二经。一般不作为主证治疗,热泻则口苦自除。

口甘——口内常觉甜味,饮白水也甜,系脾经湿热,《内经》称为"脾瘅",并谓"治之以兰"。兰草即佩兰,取其芳香清化。前人认为:"盖瘅者,热也,宜泻黄散(藿香、山栀、石膏、甘草、防风)、三黄汤"治之。故经常口甘味甜,以清热化湿为主,从脾经治疗。

口酸——口中常有酸味,而非泛酸口苦所致。方书云:"肝热则口酸,肝乘脾亦口酸,宜小柴胡汤加龙胆草、青皮,甚者当归龙荟丸。"

口咸——方书曰:"肾热则口咸,宜滋肾丸",口中终有咸味,饮白水也咸,常属肾中虚火,当滋阴清热,引火归原。

口淡——口淡无味,纳谷不香。有见外感的,以祛邪为主;也有脾胃虚弱或病后运化不健的,以调运中焦、健脾和胃为治。一般不作为主证,若胃虚夹有湿浊,恶心泛漾,可于主方中加入芳香和中之品。

口辣——口中有辛辣味,或舌上有麻辣感,皆为肺热。古人云:"肺热则口辛,宜甘桔汤、泻白散。甚而喉腥者,宜加减泻白散。"故以桑白皮、桔梗、地骨皮、黄芩、麦冬、五味子、知母、甘草等清泄肺热。

口臭——口内出气秽臭,多属肺胃郁火偏盛。方书曰:"虚火郁热,蕴于胸胃之间,则口臭,宜加减甘露饮,组成为生地、天冬、黄芩、枇杷叶、茵陈、枳壳、犀角(今用水牛角代)、甘草;或心劳味厚,肺为火灼,宜加减泻白散。"若经常口有秽气,不可近人,可用藿香、黄芩煎汤时时含漱有效。

口腻——口中黏腻不爽,常伴舌苔厚腻,食欲不振,便溏等症,为湿浊较重,脾胃不化,宜芳香化浊或苦温燥湿。如香砂平胃散加藿香、草果等。

口渴——口渴与否表现在饮水与不饮水。渴欲饮水者,多为里证热证,其中须分热盛和阴伤。热盛者宜苦寒泄热,阴伤者宜清热生津。如热恋伤阴,口渴不止,用连梅汤法(黄连、乌梅、麦冬、生地、阿胶),酸苦泄热,酸甘化阴。至于阳明热盛,口渴便秘者,又当"急下存阴",通腑泄热。若渴不思饮,饮亦不多,或喜热汤,多为湿浊水饮内阻,津不上承所致,称为微渴,治当芳香温化,水湿除去,口自不渴。

口疮——口颊或唇舌边发生白色溃烂小疱,红肿疼痛,间有微热,亦称"口疳"、"口破",属于口腔溃疡的一类病症。沈金鳌说:"人之口破,皆由于火,而火必有虚实之分,色淡色红之别。虚火血色淡白,斑点细陷……宜四物汤加知、柏、丹皮、肉桂以为引导;实火色红,而满口烂斑,甚者腮舌俱肿……宜凉膈散(黄芩、山栀、薄荷、连翘、石膏、甘草、玄明粉、大黄),外敷赴筵散(黄芩、黄连、山栀、干姜、黄柏、细辛等分研细末)。"大概虚火溃色淡红斑白,治当养阴清热,少佐肉桂引火归原。实火溃色绛红,烂斑密布,则当直泻肺胃二经实火。

十七、略论舌痛

临证时,有诉舌炎或舌体疼痛,或专以舌痛而求诊者。心为火脏,开窍于舌,一般舌证多属心火偏盛。《得效方》说:"四气所中则舌卷不能言,七情气郁则舌肿不能语,心热则舌破生疮,肝壅则出血如涌,脾闭则白苔如雪,此舌之为病也。"

舌部刺痛多在进食时明显,除舌上生疮外,一般呈现舌红少苔或光剥。舌边破裂,舌光红刺,属于阴虚及内热证候,治法均不离滋阴清热,以降心火。费伯雄在其《医醇賸义》中载有两则治疗舌痛的医案:

一例"舌卷而肿,塞口作痛,难于语言,此心阳炽盛也。先用生蒲黄三钱,泡汤频漱,再服黄连清心饮(自制):黄连五分,蒲黄一钱五分,犀角(今用水牛角代)五分,玄参一钱五分,丹参二钱,连翘一钱五分,菱皮三钱,茯苓二钱,薄荷一钱,竹叶二十张,灯心三尺。"

二例"舌色绛红,边尖破碎,舌有血痕而痛者,乃阴液大亏,心火上炽也。

大泽泻汤主之(自制):天冬二钱,生地六钱,人参一钱五分,龟板八钱,麦冬一钱五分,茯神二钱,柏仁二钱,蛤粉四钱,丹参二钱,石斛二钱,灯心三尺,藕五大片。"

费氏以生地、玄参、麦冬、石斛、龟板等甘寒滋阴;用黄连、连翘、灯心草清心火;犀角(今用水牛角代)、丹参、生蒲黄清热凉血散瘀。对于阴液亏虚,心火炽盛之舌红破碎之疼痛颇有用药经验。

曾治一例高氏女性患者,舌痛半年,尤以饮开水、喝热汤疼痛加剧,吃饭亦痛。舌质红绛无苔,舌尖红刺,边破碎。服复合维生素B等无效,投以滋阴养液、清泄心火而愈。药如:大生地15g,玄参15g,北沙参15g,麦冬15g,知母10g,川连3g,连翘10g,水牛角10g,淡竹叶10g,丹皮10g,生甘草3g等。

十八、对癌症"痰、瘀、虚、毒"的认识与理解

癌症有"痰、瘀、虚、毒"等病理因素存在,这个概念已为中医学者所共识,并不断在临证治疗实践中加以应用。

痰,分为有形之痰和无形之痰,它既是病理产物,又是致病因素。中医对某些顽症痼疾,均认为与痰之作祟有关,称为"老痰癖结"之症。如《丹溪心法》云:"凡人身上、中、下有块者,多是痰。"《明医指掌·瘿瘤》指出:"若人之元气循环周流,脉络得清顺流通,焉有瘿瘤之患也,必因气滞痰凝,隧道中有所留止也。"故历代医家论述阴疽、痰核、瘰疬、失荣、瘿瘤等症,均把"痰"作为重要致病因素。现今所论坚硬的癌肿和转移的淋巴结,认为也是"痰瘀凝结"的结果,它与癌肿的发生和形成有一定的关系。然而古谓瘿瘤、痰核、瘰疬、阴疽等绝大多数属于良性病变,而癌之"痰凝"究竟属于什么性质的痰,可能有它内在的特殊性。

癥瘕积聚的形成与气血凝滞有关,古有论之。如见积块坚硬如石,牢不可动,痛处不移者,均为瘀血。《医林改错》说:"肚腹结块,必有形之血。"前人认为:"凡使血气沉滞,留结而为病者,治须渐磨消削,使血气流通,则病可愈也。"瘀血与气滞有关,经云:"忧则气结","喜则百脉舒。"凡忧思抑郁,精神压力过大,郁结不解,均可导致气血流通不畅,瘀血积滞不散,渐而成为癥积形成的病理基础。现代医学研究证实,肿瘤患者普遍存在血液高凝状态,而且绝大多数患者在肿瘤早期即有广泛血栓形成,癌栓又是肿瘤复发转移的潜在关键因素。因此,肿瘤的治疗,不能离开化瘀散结这一基本原则,而古谓化瘀消癥又与一般活血化瘀的药物,在选择上有所不同,这是由于癌症之"瘀",与一般性质的瘀血,形相似而质不同,存在着本质上的差异,它是由肿瘤生物学特征所决定的。

"正气存内,邪不可干;邪之所凑,其气必虚。"肿瘤的发生发展与正气虚

衰密切相关,六十岁以后肿瘤发病陡然上升,故癌症又可列为慢性老年性疾病范畴。肿瘤之虚,谓之脏腑功能衰退,气血不足而又运行不循常道,以致邪气作祟。扶正一法始终在肿瘤治疗中占有重要地位,不仅手术、化疗后需要补助正气,调养气血,恢复脏腑功能;晚期病人更要侧重扶正,以期改善症状,提高生活质量,延长存活时间。肿瘤之虚,又与一般单纯虚证不同,是正虚邪实之证。正气不足,免疫功能下降,既是肿瘤发生的根本内因,又在肿瘤不能治愈后进一步耗损正气。邪正之间有一个逐渐消长的过程,呈现恶性影响。如何有效扶助正气,提高人体免疫监控能力,是中医肿瘤治疗学上一项重要课题。

谈到肿瘤,中医所论均离不开一个"毒"字,而考历代癥瘕、积聚的文献记载,又难以发现有关"毒"的病因论述。笔者认为,现代中医所说肿瘤之毒,大概在疾病分类上,把恶性肿瘤能夺人生命者,视为有"毒"的因素存在。如果恶性肿瘤和良性肿瘤一样,没有其"毒",则疾病预后不会有如此险恶。毒者,有阴毒、阳毒、疫毒、热毒、火毒等,均有相应形证方药,据之可寻,唯癌之毒,古未有论。今谓"癌毒"者颇多,可以看作是对肿瘤病因的一种探索理论。现在看来,肿瘤之毒较之古人所说的上述诸毒,不但难治难愈,而且"毒根深藏",流窜不定,常药难以奏效。对这种特殊的、尚未被人类彻底认识的致病因素,唯有结合现代医学研究,探知其本质,方可对肿瘤之毒有一个科学的解释。

十九、"脱营"与肿瘤

近读余瀛鳌先生对古典医学文献"脱营"的阐述,颇有启迪。"脱营"作为病名,最早见于《素问·疏五过论》,书云:"凡未诊病者,必问尝贵后贱,虽不中邪,病从内生,名曰脱营……"提出患病后人体"外耗于卫,内夺于营",而日渐虚衰,终致不治。由于医者对此病症缺乏认识,往往"诊之而疑",不知如何正确施治。《内经》重点阐述了内因在本病中的主导作用,特别是内伤情志方面的重要性,认为是"尝贵后贱",心情多郁,"虽不中邪",但"病从内生"。明·马莳《素问注证发微》解释:"营气者,阴气也。阴气已脱,名曰脱营。"张介宾在《类经》中则提出此病"血无以生,脉日以竭"的病理特点。

对脱营具有独特见解者,当属清初张璐,其在所撰《张氏医通》中指出:"夫脱营者,营气内夺,五志之火煎迫为患,所以动辄烦冤喘促。五火(五脏之火)交煽于内,经久始发于外。发则坚硬如石。毓仁(陈实功)所谓初如痰核,久则渐大如石,破后无脓,惟流血水,乃百死一生之证……原夫脱营之病,靡不本于郁。若郁在脏腑,则为噎膈等证;此不在脏腑,病从内生,与流注、结核、乳岩、同源异派。惟其主治,在始萌可救之际,一以和营开郁为务……"

张璐对脱营的阐述,极其细腻生动,与恶性肿瘤的发病及其证候十分相近。特别是他提到病至后期"其破败之状,有如榴子之裂于皮外,莲实之嵌于房中。与翻花疮形象无异。非若流注、结核之溃后尚可图治。"张璐是将脱营与乳癌、噎膈视为同一疾病的医家。在发病机制上，他首先提出郁为发病之本，认为"原夫脱营之病，靡不本于郁。"

前人认为"夫郁者，结滞而不通畅之谓。当升而不得升，当降而不得降，当变化而不变化，所以为郁。"考丹溪五郁所论"病有因别脏所乘而为郁，有不因别脏所乘而本气自郁者。"个人认为，若论脱营发病之郁，当为气、血、痰为主。近有学者提出，癌症发病，情志抑郁是其重要因素，因人体内环境紊乱，郁而不伸，以致"郁毒"内结不散，日久生变，是细胞异常突变的基础。从一个侧面，对深化我们对肿瘤发病起因的认识，颇有启益。

在治疗原则方面，强调立足于早治，提出"始萌可救"的观点。在具体治法上，要求"和营开郁"，因"阴气已脱"，当养荣扶阴，同时"郁者达之"，又宜疏调气血。

肿瘤发病机制十分复杂，历代医家所论颇多，由于历史条件的局限和医学发展的渐进性，人类的认识总是在不断实践的基础上得到探索性发展的。关于《素问》"脱营"的概念，给现代肿瘤研究提供了以下观点：一是病发于内，郁为其本；二是本病不同于一般病症，预后多为不良，应早期治疗；三是虚脱消耗，是该病的主要表现，扶正养荣是该病的重要治法。此外，还要特别注意患病以后的调摄情志，畅和气血。

二十、张锡纯论胃癌与瘀血

张锡纯认为肿瘤与瘀血有关，并提出用化瘀血治疗癌肿的观点，对当前肿瘤之证治有一定启发。

张氏在《医学衷中参西录》中指出："西医名此证为胃癌，所谓癌者因其处起凸若山之有岩也。"并据时刊《卢氏医学报》载悟："谓胃癌由于胃瘀血，治此证者兼用古下瘀血之剂，屡治屡验，又无再发之厄，觉胸中疑团顿解。"认为"盖此证无论何因，其贲门积有瘀血者十之八九，其瘀之重者，非当时兼用治瘀血之药不能愈。"并且推论复发的原因是："究之瘀血之根蒂未净，是以有再发之厄也。"

在治法上，张锡纯推崇化瘀血一法，对胃癌、食管癌提出用水蛭、三七、三棱、莪术、蜈蚣等化瘀解毒的药物。张氏又认为："总论破瘀血之药，当以水蛭为最。然此物忌炙，必须生用之方有效。乃医者畏其猛烈，炙者犹不敢用，则生者无论矣。不知水蛭性原和平，而具有善化瘀血之良能。"考历代对水蛭之特性与应用，张氏所论最详，亦最切合实际。据现代药理研究，水蛭有抗凝、抗血栓作用，其主要成分水蛭素是目前最强的凝血酶特效抑制剂，在很低的浓度下就能中和凝血酶。水蛭能直接溶解血栓、抑制血栓形成，是安全系数高、毒副作用低、疗效确切的化瘀药物。另外，由于水蛭主要含蛋白质，唾液中含有的抗血凝物质——水蛭素，遇热容易破坏，故生用比炙用效果更好，此与张氏所论相同。

从现在肿瘤研究来看，癌症患者的血液普遍存在高凝状态。有报道：肿瘤尸检发现约50%的患者有血栓形成，癌栓是肿瘤复发转移的关键因素。也有学者研究报道，化疗后由于免疫抑制和机体反应，造成血栓的几率明显增加。中医历代文献记载认为：癥积的形成是"正气不足，瘀血凝滞"的结果。今天我们论述肿瘤瘀血的本质，可能还要加上"癌毒"这一特殊的生物学概念，个人认为，若以"瘀毒"而论，似较符合中医的病因。

综上所述，可以得出以下几个观点供中医临床研究：

1. 张氏作为精通中医经典理论、大胆实践创新的一代名医，在当时的背景下，直接提出胃癌的病理因素为瘀血，是难能可贵的，且不论瘀血的观点是否完全正确，但就某一现代疾病指出它的中医病因所在，足见其创新思维的活跃。

2. 从古代所述到现代肿瘤研究，瘀血问题一直是一个中心话题，说明胃癌从瘀论治，从一个侧面而论，有相当的基础依据，而胃癌瘀血又不同于一般性质的瘀血，它含有特殊"癌毒"性质的生物学特征。虽然肿瘤不等于"瘀"，癌症不等于"毒"，两者之间不能单纯地画等号，但作为肿瘤的治法研究，这些又是绕不开的问题。

3. 在扶正的基础上，运用化瘀药物，抑制手术后癌栓的形成，对胃癌术后防止复发转移，有重要临床应用价值。但限于时代背景，当肿瘤原发病灶未能经手术切除，即使化瘀血、消癥积，也难以奏效，故张氏认为，这是"千古难治之症"。

4.《医学衷中参西录》对癌症化瘀药物的认识方面，重点提出了水蛭、三棱、莪术、参三七等几味药物，并详细阐述了其中的药性和炮制方法，这些观点源于实践经验，对指导肿瘤化瘀药物的选择，有重要参考意义。笔者曾大量查阅古代治疗癥积的方药，除三棱、莪术外，未见其他活血化瘀的药物能代替其使用，此与张氏观点吻合。

二十一、关于胃癌术后呕逆、烧灼的辨治用药

胃和贲门部位的肿瘤手术后，部分患者常有泛呕吞酸，胸膈至胃脘烧灼、嘈杂，咽部刺辣不适等症状，这是由于胃经切除手术，使组织器官的功能结构发生改变，胆汁、胃酸和胃内容物反流而引起。病人平卧常需垫高头部和背部，或加用制酸药以缓解症状。由于胆汁大量反流，不但会导致食欲不振，脘痞胃痛，也会引发和加重吻合口的炎性病变。

据个人体会,这类患者既有胃气上逆、郁热内阻的现象,也有阴伤或津液不足的特征,表现在泛酸嗳气,烧灼,胸脘闷堵,咽干口苦,有的患者夜间口渴唇燥,甚则多次起床饮水方安,舌质偏红,脉细数。在治法上,宜降逆下气,清泄郁热,同时配合滋阴养液,以润其燥,则取效较好。我常选旋覆代赭汤、左金丸、益胃汤加减化裁,药如旋覆花、代赭石降逆下气;川连、吴萸、煅瓦楞泄热制酸;陈皮、苏梗、枳壳疏和畅中;生地、北沙参、麦冬、天花粉甘寒养阴,药后一般症状能够有所改善。

在加减用药方面:①阴伤明显,舌红少苔而灼热明显者,加炙乌梅、白芍、炙甘草,酸甘化阴。实践表明,不会因为药物味酸而加重泛酸的症状,而效果恰恰相反。②郁热较甚,口苦苔黄,尿赤者,加炒山栀、黄芩、竹茹以加强清泄郁热之功,气火得平,上逆之气则能下行。③大便秘结或腹部胀满者,加瓜蒌仁、火麻仁、槟榔,润肠通便,"下通则上不壅",必要时加制军、枳实、川朴,增强通腑行气之力。由于胃部的症状改善,有利于食欲增进和全身免疫功能的提高,也对吻合口局部复发有良好的预防作用。

二十二、肠癌化疗伤脾阳

直肠癌低位手术不能保肛者,一般通过腹部造口排便;而结肠癌手术后,仍然可以通过肛门正常排便。对于肿瘤深度侵达肌层、浆膜层或有淋巴结转移者,多数要进行辅助化疗,作为防止复发转移的预防性治疗。根据临床观察,化疗除引起血细胞减少、脱发、手指麻木、头昏乏力外,对消化系统的副反应尤为明显。有的食欲不振、腹部饱胀;有的腹泻肠鸣,或泻下如水;有的腹部鸣响,肛门坠胀难忍。从临证分析来看,多数患者大便溏薄,次数增多,舌淡苔白边有齿印,脉形细弱,是属脾虚中阳不运之证。

这类病人在手术前多有排便功能障碍,而手术后排便可一度正常,一旦接受化疗,消化道反应即开始出现,有少数患者腹泻甚剧,虽经治疗而迟迟难愈。这是因手术伤正,功能受损,而化疗药物尤伤脾阳,以致脾胃运化功能不能复其常态。中医治疗首先从恢复脾运入手,而脾气虚、中阳不振者,重在温补脾肾。临证选方常以参苓白术散、理中汤、四神丸加减,药如:党参、炒白术、云茯苓、淮山药、炒苡仁、炒扁豆等益气健脾;炮姜炭、肉豆蔻温中涩肠;木香、砂仁、陈皮理气行滞;白芍、甘草甘缓和中。如腹部冷痛、四肢不温加制附片、肉桂;肛坠不收、中气下陷加炙升麻、炒柴胡;肠鸣辘辘,蠕动亢奋加羌活、防风。凡肠腑无积滞,便下无黏液者,总以调理脾胃为妥。

据笔者体会,对化疗引起的肠道功能紊乱,切忌以"癌毒未尽"而重用清热解毒类药物以"抗癌",非但腹痛、泄泻等症状不能缓解,又因苦寒败胃,损伤脾阳,加重病情,于病无补。此类病证,临证见之较多,故抛砖引玉,以供交流。

二十三、肝癌治法与攻补相兼原则

原发性肝癌有能手术与不能手术者,以及是否接受化疗介入等不同,总的预后较差。这类患者素有肝病基础,在中医治疗上有一定难度。由于肝癌发现之时,绝大多数已属中晚期,故不宜以现代肿瘤分期来对应中医"积聚"按初、中、末三期论治,其界线实难划分。

据笔者体会,对于已经手术切除的患者,只要食欲尚好,肝区无明显疼痛,重点在于预防性治疗,因为肿瘤仍然会在肝脏部位复发再生,或向其他部位转移。治法宜补益肝脾,化瘀散结,攻补兼施。药如党参、黄芪补脾益气,当归、白芍补养肝血,三棱、莪术化癥散结,桃仁、水红花子活血消癥,醋柴胡、郁金疏肝引经,炙水蛭、炮山甲"通肝经瘀血",炙鳖甲滋阴软坚。所用药物应以入肝经为主,随证加减。其中化瘀散结的药物又以三棱、莪术、水蛭、炮山甲为好,若与参芪归芍等扶正药物配伍,虽较长时间应用,亦未见破瘀伤正之弊。

对于手术切除后,肝脏肿瘤已经复发再生而进行瘤体介入治疗者,多有肝区疼痛等不适症状,经介入治疗,肿瘤可能先缩小后增大,AFP、CEA等肿瘤指标出现波动上升,这是"余邪未尽"所致。其治法可在上述药物基础上加强扶正,并结合某些肝经症状加减用药,以改善病情,增强人体免疫功能,为可能继续开展的下一步治疗创造条件。

肝癌已至晚期,一般不太可能通过手术以外的其他方法,达到治愈的目的。由于正气已衰,癌毒内陷,治法当以扶助正气为主,以改善症状为目的,争取"带瘤生存",减少痛苦。"见肝之病,知肝传脾,当先实脾。"个人体会,此时若侧重调理脾胃,设法增加患者食欲,能够使部分患者获得较长时间稳定,从而延长生存期。此时切忌"以毒攻毒",攻伐太过,耗伤已衰正气,于病无补也。

二十四、补阳还五汤的配伍特点与启发

补阳还五汤是王清任所创"气虚血瘀"理论的经典之方。主要用于中风后,半身不遂,口眼歪斜,以脉细无力为要点,《医林改错》称其病机为"因虚致瘀"。方中以生黄芪四两独重为君,大补脾胃之气,令气旺血行,瘀去络通;当归二钱为臣;赤芍一钱半,地龙、川芎、红花、桃仁各一钱为佐药。其配伍特点是大剂量补气药与少量活血药相配,所治以正气亏虚为主。方药注解指出:使用本方需久服缓服,疗效方显。说明久服无弊,缓中取效,是该方的又一特点。

据实验研究报道:"补阳还五汤对动物试验小鼠的腹腔毛细血管通透性有显著的对抗作用;对塑料环肉芽肿有明显的抑制作用;对免疫器官有显著增重作用,能明显增强非特异性和特异性免疫功能。"

对部分晚期消化道肿瘤,我常重用黄芪补气扶正,部分患者当生黄芪用

至 60g 时,发现正虚状况每有明显改善,神疲气短之症渐能减轻,食欲增进,体重增加,病情亦能维持较长时间稳定。此用量较黄芪 30g 以下者,似有较大差异。在配伍方面,常配党参、炒白术、云茯苓、炙甘草益气健脾;当归、白芍养血活血;三棱、莪术化瘀散结;石见穿、白花蛇舌草或虫类药物祛邪解毒。近年来,我以较大剂量黄芪,用于肿瘤正气虚衰而无明显苔腻,腹胀内热的病例,感觉效果较好,使用中未曾发现其有甘温生热或滞气胀满等现象,较为平稳可靠。据《本草备要》所载:"黄芪为补药之长,能泻阴火,托毒生肌,为疮痈圣药。"该药不但能益气补虚,尤能与祛邪药同用以扶正祛邪。对于晚期肿瘤正虚邪实者,重用黄芪补气托毒,侧重扶正,是中医临床值得研究的一种方法。

另外,当归补血汤(《内外伤辨惑论》)中,也重用黄芪一两(30g)为君,当归二钱(6g)为臣,补气生血。该方除治血虚发热诸症外,对于疮疡溃后,久不愈合,用之扶正托毒,有利于生肌收口。据临床研究报道(中医杂志,1985,12:887):"用当归补血汤与三棱补血汤(当归补血汤加三棱)治疗原因不明、辨证属气血两虚的白细胞减少症各 5 例,并设以蜂乳和维生素治疗的 5 例为对照组。经过 3 周治疗,结果对照组白细胞仅略上升 10% 左右,而当归补血汤组白细胞增高 25% 左右,三棱补血汤组疗效最好,白细胞上升达 50%,并迅速消除神疲、乏力等症状。"从中看出,不但重用黄芪有效,而且加用化瘀之三棱其效更为明显。从一个侧面可以印证中医"祛瘀生新","瘀血不去新血不生"之理论。

二十五、小小虫类药,治癌效验多

我国中医药对于虫类药的记载和应用已有数千年历史,1973 年,在长沙马王堆三号汉墓出土的《五十二病方》,是迄今发现最早记载虫类药的著作。历代医家对于各种虫类药的功用效能以及使用方法曾作出大量论述,给后世留下不少宝贵经验。国医大师朱良春在 20 世纪 60 年代初,即着手虫类药的分类整理,结合古代记载和现代研究,以及个人的实践认识,出版了相关专著,对于当今临床虫类药的应用颇有指导意义。

癌症是迄今人类尚未攻克的顽疾,就中医对其认识而言,涉及"痰、瘀、毒、虚"等病理因素。个人在临床肿瘤治疗中深切体会到,如能在辨证的基础上,适当配伍有针对性的虫类药,确能提高效验。虫类药乃属"血肉有情之品",某些情况下,非一般植物药所能比拟,特别是对某些顽症痼疾,"毒根深藏"者,尤能克毒攻坚。诚如唐容川在《本草问答》中说:"动物之功利,尤甚于植物,以其动物之本性能行,而且具有攻性。"叶天士在《临证指南医案》中也指出"藉虫蚁血中搜剔以攻通邪结",说明虫类药有它的特殊功效。

如守宫,别名壁虎、天龙。味咸,有小毒。功能祛风定惊,散结止痛。用于瘰疬结核、癌肿、惊痛。我常用它治疗食管癌、贲门癌,取其解毒散结。这类病证常有痰黏梗噎,吞咽不利,或饮食难下,属于痰瘀毒结之噎膈。临证之时,每在辨证汤药之外,加用守宫粉1~2g,或再加参三七粉1~2g,每日早晚各一次,温开水调成糊状吞服。服药后,嘱其半小时内勿饮水,有利于药物附着于病灶部位发挥作用。据观察,不少病人药后症状改善,梗噎减轻。即使没有吞咽不利的食管癌术后患者,经长期服用,复发转移亦似显著减少。记得曾治一秦姓老者,因患食管贲门失弛缓症多年,痰多梗噎,胸痛不畅,服中西药无效,后给予守宫粉2g、参三七粉2g吞服,每日早晚各一次,数日后症状改善,梗阻消失。曾因药源中断、停服半月,症状再次复发,遂服又效,治疗至今已有数年,已减量间日一服,始终稳定。老翁感叹:"治我病者守宫也,我不能脱此药。"我用该药多年,未曾见一例有毒副反应者。唯药物保管至为重要,药粉应装瓶封闭,以免走油,并宜放入冰箱中冷藏,服时取出,防止腐坏变质而失效。

水蛭,别名蚂蟥。咸苦,平,有毒。功能破血祛瘀,通经消癥。用于血滞经闭、瘀血内阻、癥瘕积聚等症。水蛭破血消癥的力量颇强,有直接溶解血栓的作用,其主要成分水蛭素是目前最强的凝血酶特效抑制剂。我常用以治疗肝癌,水蛭入肝经,善通肝经瘀血,若与炮山甲、三棱、莪术等配伍,能增强化瘀散结的力量。临床应用:入煎剂用量3~6g;也可研末吞服,每次0.5~1g,每日2次。由于肿瘤多属正虚邪实之证,而水蛭破血之力较强,故多在补气扶正的基础上使用,效果稳当。另外,在补正的参芪归芍之外,我必用甘草,因甘草不仅能调和诸药,尤能解毒,能够抑制有毒药物的不良反应。从长期应用水蛭的观察来看,水蛭不仅用于血脉瘀阻的心脑血管疾病有效,对原发性肝癌也有一定治疗效果,尤其是经配伍组方,辨证用药,部分患者的病情能够相对稳定,腹胀胁痛等症状亦能得到不同程度的改善,有利于带瘤生存,有关案例本书中已有相关报道。临床掌握剂量,合理配伍,应用水蛭是安全的。

蜈蚣、全蝎:此二药常协同使用,能加强攻毒散结、通络止痛的功效。《医学衷中参西录》说:"蜈蚣,走窜之力最速,内而脏腑,外而经络,凡气血凝聚之处,皆能开之。性有微毒,而转善解毒,凡一切疮疡诸毒皆能消之。"考《别录》亦云蜈蚣"疗心腹寒热积聚"。至于全蝎,《玉楸药解》谓其能"穿筋透节,逐湿除风。"《药性切用》说它"攻毒祛风"。我常在扶正的基础上应用二药治疗晚期肿瘤,对控制病情有一定效果,尤其对癌症骨转移疼痛的患者其效确良。曾治一例胃癌肋骨、脊柱发生骨转移的患者,疼痛甚剧,难以忍受,用镇痛药渐而不效。诊时患者形寒怕冷,腰酸腿软,舌淡苔白,脉象沉细。我在阳和汤及补益脾肾的基础上加用蜈蚣2条、全蝎6g,疼痛渐渐得到缓解,后将蜈蚣增至3条、全蝎10g,腰脊和肋骨疼痛几乎消失,遂停用镇痛药,并以此加减治疗,患者病情相对平稳,眠食改善。

虫类药是中医药治疗某些顽症的利器,尤其在恶性肿瘤的治疗中,古今记载颇多,很有研究开发价值。如何在药物剂量、用药反应、炮制加工,以及在选择肿瘤适应证方面细心体察,妥善应用,将会发现小小虫类药的更多效验。

二十六、善用黄芪

黄芪一药,原名黄耆,始载于《本经》,是临床常用的补气药。《本草备要》称其为"补药之长,故名耆。"其味甘,性微温,有补气、固表、托毒生肌、利水消肿等功能,临床使用至为广泛。

1. 补中益气 脾胃虚弱、运化失常,表现肢倦气短、食欲不振、大便久溏;或中气不足,清阳下陷,肚腹坠胀、肛门外脱、子宫下垂;或气虚发热者。常配党参、白术、当归、陈皮、甘草、升麻等。

2. 补气生血 "有形之血不能自生,而生于无形之气",对于血虚之人,面黄肌瘦,头晕乏力,或血虚气脱,骤然面白、汗出、气短者,可重用黄芪配当归,补气以生血。如当归补血汤,以黄芪一两(30g)、当归二钱(6g)治疗血虚气弱的各种贫血。《蒙筌》曰:"补血汤,黄芪数倍于当归,气药多而云补血者,气能生血也。"另该方也用于血虚发热之候,此热是由内伤劳倦而致的血虚引起,"血虚阳浮",除肌热面红、口渴喜热饮外,以脉大而虚为要点。

3. 固表止汗 体弱之人或重病之后,表虚不固,常有自汗,并易感受风寒。黄芪生用固表,无汗能发,有汗能止,用于表虚汗多者,常配糯稻根、浮小麦、五味子、煅牡蛎等。用于卫虚易感风邪者,可配防风、白术等。丹溪说:"黄芪大补阳虚自汗,若表虚有邪,发汗不出者,服此又能自汗。"

4. 利水消肿 黄芪能消水肿,是其益气健脾的作用。临床常用于头面、四肢水肿,尤其对妇女功能失调的肢面浮肿,其效尤著,常配防己、茯苓、白术、桂枝、甘草、姜皮等同用。另外,对心源性水肿,配桂枝、猪苓、五加皮等也有效。

5. 托毒生肌 黄芪能排脓内托,称之为"疮疡圣药"。临床常用于气血不足、疮疡内陷、脓成不溃或久溃不敛者。黄芪温养脾胃而生肌,补益元气而托疮,常与党参、当归、肉桂、甘草等配伍;若脓成不溃,又可与当归、银花、白芷、穿山甲、皂角刺等同用。托里十补散、托里黄芪散为外科常用方剂,均离不开黄芪的托毒之功。《本草备要》说:"血生肉。毒气化则成脓,补气故能内托。痈疽不能成脓者,死不治,毒气盛而元气衰也。"可见黄芪补气内托,其功不小。曾治一例结肠癌患者,切除肿瘤后,因肠梗阻又接受二次腹部手术,由于体质虚弱,术后腹腔引流部位不收口,并反复感染、疼痛、渗出,经抗生素及支持疗法,迟迟未见改善。后用大剂量黄芪为主辨治,补气养血、托毒排脓。两周后渗出减少,创口愈合,疼痛也随之改善。

6. 补气通瘀 王清任补阳还五汤,开创了气虚血瘀理论的先河。方中重用黄芪四两,是其他所配药物如当归尾二钱、赤芍一钱半、地龙一钱、川芎一钱、桃仁一钱的20倍以上。治疗中风后遗半身不遂、口眼㖞斜、语言蹇涩、口角流涎等症。其病机特点是"因虚致瘀",故重用黄芪大补元气,气旺则血行,瘀去则络通,故临床用之有效。

7. 补气扶正 黄芪除以补气见长外,又善于和祛邪药配伍,起到扶正祛邪的作用。在某些虚实夹杂的慢性疑难病症中,它是一味不能忽略的药物。对部分病至晚期,正气虚弱、癌毒内聚的肿瘤病人,我常重用黄芪,从30g到60g,并配伍其他辨证药物,如蜈蚣2条、全蝎6g等同用,扶正祛邪,收效颇良。对伴有口干舌红、尿黄、便秘者,可配甘寒滋阴的药物,并适当理气。个人体会,在辨证的基础上,随着黄芪用量的变化,其效果也会有明显差异。晚期癌症,阳气虚衰者多见,大多食少形瘦、肢冷畏寒、便溏、舌淡。重用黄芪,一般不会有气滞或内热等表现,药性比较平稳。

黄芪生用偏于走表,能固表止汗、托里排脓、敛疮收口;炙用重在走里,能补中益气、升提清气、补气生血、利尿消肿;黄芪皮功同黄芪,但善于走表。由于其性味甘温,故凡气滞湿阻、胸闷腹胀、热毒疮疡、表实邪盛及阴虚阳亢等症,又当减量或慎用。

据现代药理研究,黄芪能显著增加人体免疫功能,加强毛细血管的抵抗力,扩张血管,改善血行,增强心肌收缩功能,使久坏之肌细胞恢复活力,促进慢性溃疡愈合。

二十七、再说乌梅

今日,口含"话梅"的年轻人,赞其酸甜可口;盛夏酷暑,口饮"酸梅汤"的百姓,称其酸甜解渴。在中药五味之中,最酸莫过于乌梅。历代医家重用乌梅而显其效者,又莫过于仲景。

乌梅,性味酸平,入肝、脾、肺、大肠经。主要功效:敛肺、涩肠、生津、安蛔。该药应用面较广,由于配伍不同,运用于多种病证治疗。《本草求真》曰:"乌梅,酸涩而温,入肺则收,入肠则涩,入筋与骨则软,入虫则伏,入于死肌、恶肉、恶痣则除,刺入肉中则拔,故于久泻久痢,气逆烦满,反胃骨蒸,无不因其收涩之性,而使下脱上逆皆治。且于痈毒可敷,中风牙关紧闭可开,蛔虫上攻眩仆可治,口渴可止,宁不为酸涩收敛之一验乎。"可见对该药的功用特性叙述之详尽。

1. 治阴虚胃热。对胃阴不足、脘痛、嘈杂、痞塞不舒、舌红少津者,常在甘寒养阴的基础上加入炙乌梅、白芍、炙甘草,往往能增强酸甘化阴的作用,尤其是伴有胃脘灼热而无明显泛酸者更为合适,比用苦寒泄热效果要好。正如《本草经疏》所云:"乌梅,酸能敛虚火,化津液,固肠脱,所以主之也。"叶天士也说乌梅"得少阳生气","救胃汁以制肝"。

2. 治久泻下利。慢性泄泻,多为脾虚,乌梅有酸敛固肠以止泻的作用,常配合党参、白术、茯苓、淮山药、木香、肉豆蔻等同用。对于肝郁脾虚之证,如肠易激综合征的痛泻之证,我常配用炙乌梅、炒木瓜、炒白芍、焦山楂等,酸敛涩肠,以增其效。对于久痢不止、寒热虚实夹杂之候,又常以本品配合川连、木香、煨葛根、地榆炭、炮姜、赤石脂等同用。

3. 治津伤口渴。对于胃热津伤,烦热消渴等症,常与生地、玄参、沙参、麦冬、玉竹、天花粉、川石斛等养阴生津的药物同用。曾治疗一名糖尿病患者,口干口渴较甚,尿频而多,服六味地黄汤为主配用乌梅、五味子、鸟不宿及少量肉桂而取效。

4. 治肠道息肉。《冯氏锦囊》谓:乌梅"蚀恶肉"。《疡医大全》记载:用乌梅肉、荔枝肉各等分,捣烂敷贴,治鸡眼硬痛能消。近人用乌梅肉配合硇砂等药,鼻腔外用治疗鼻息肉,疗效显著。由此启发,本人常用乌梅丸加减治疗肠道多发性息肉,疗效满意,其中乌梅药量独重是其主药。另外,在难治性肠病、痔核和肠道肿瘤方面,乌梅也多有效应。

5. 治蛔厥腹痛。乌梅有驱蛔作用。仲景《伤寒论》之乌梅丸是其代表方,以乌梅独重为主药并配合细辛、干姜、桂枝、附子、川椒、黄连、黄柏、党参、当归等,酸苦辛杂味相投,以促其效。因蛔虫扰动,"得酸则静,得辛则伏,得苦则下",故能安蛔止痛。临床使用时,可酌加使君子、苦楝根皮、榧子、槟榔等增强驱蛔作用。

据实验研究:乌梅丸能麻醉蛔虫,使其失去吸肠壁的能力,抑制蛔虫活动,且加大乌梅剂量时作用更为明显。另外,乌梅还能促进胆汁分泌,是一味很有研究价值的药物。

二十八、话说膏方

膏方又名膏滋,它是中医的一种特有口服剂型。《山海经》说:"言味好皆滑为膏",凝而不固、入口甘美滑腴是它的特点。由于膏方长于滋补,长期以来,深受群众喜爱。随着人们物质生活的提高,以及对健康养生的追求,膏方已揭开了以往神秘的面纱,逐渐走进寻常百姓的生活。如今秋季一过,很多医院都开展了膏方服务,以满足众多求膏者的需求。在应用膏方的过程中,略述几点以供参考。

(一)因人而异,辨证组方

膏方属于大方、复方范畴,且服用时间较长,比较方便。一张处方一般由20～30味中药组成,每味药物用量较大。"一人一方,量体用药"是制方的基本原则,临床依据疾病性质和体质类型,经辨证后有针对性地进行方药配伍。比如:食欲不振、形体消瘦、神疲乏力、面色少华之人,方中多佐益气健脾、补养气血之药;女子以肝为先天,肝气郁滞而胸闷胁胀,故常辅以疏肝解郁之品;若"内火"偏盛,口干口苦、大便秘结者,又宜酌加清泄内热、甘寒润燥的药物。总之,必以辨证为前提,遵循《内经》"形不足者,温之以气;精不足者,补之以味",方可为病家开好每一张膏方。

（二）补虚扶弱,治病养生

就膏方的功效而言,实际包含补益和治病两个方面。所谓"有病者可治,未病者养生"。膏方不仅长于滋补,增强体质,而且还善于疾病调养,是很多慢性疾病的良好治疗剂型。比如,外科手术、产后、慢性消耗性疾病的恢复期,出现虚弱症状,可以膏方调理,补益气血,修复机体虚损状态。老年人气血衰退,血液运行不畅,可进膏方补益五脏,调和气血。当下,在节奏快、压力大的环境中工作,不少年轻人也会因精力透支而出现亚健康状态,合理的膏方在一定程度上可以帮助他们恢复常态。再比如,对于康复期的癌症病人,由于免疫力低下,容易反复感冒,在冬令膏方的扶正下,不仅能提高免疫功能,而且有助于来年防复发、防感冒,增加抵抗力。民间有句话:"冬令进补,来春打虎",比喻膏方的独特作用。

（三）冬主封藏,择令进补

膏方,又有人称为冬令膏方,意思是在冬令时节服用膏方效果最好。这与《内经》所说"冬三月,此谓闭藏"的理论有关。人类的生命活动和自然界的气候变化息息相关,若能顺应"春生、夏长、秋收、冬藏"的自然规律则有利于健康。由炎热的夏季进入秋冬,人体发生相应变化,首先消化腺、消化酶增多,脾胃运化功能增强,容易吸收;另外,机体代谢降低,消耗减少,有利于把营养物质储藏于体内,并转化为对人体有益的功能。因此,自古以来养生进补,医家习惯把冬令作为一个重要季节。

（四）注意用法,提高效果

一般来说,服用膏方多由冬至即"一九"开始,至"九九"结束,有道是"三九补一冬,来年少病痛"。用时每次一汤匙膏滋(15~20g),放入杯中,用白开水搅匀,使之融化后服下。当然,也可将膏滋直接含在口中,让药慢慢融化,亦称"含化"。服滋补药宜在空腹,如空服肠胃有不适感,可改在半饥半饱状态,其优点是有利于吸收,并保持药物的较高浓度。

少数人由于服用方法不当或消化功能薄弱,服后可能会出现滋腻碍胃、纳谷不香、腹胀便溏现象;有人会有口苦、面部升火、大便秘结等表现,此时应减少服量,或隔日一次。如遇感冒发热或消化不良时,则应暂停几天,愈后再服。另外,还要注意膏方的保存,最好放在冰箱中冷藏。

二十九、生病起于"过用"

"过劳死"、"积劳成疾",这些耳熟能详的话语世人皆知。从养生防病的角度来说,若能避免超越生理常度的劳作或不良生活习惯,则能减少疾病的发生。《内经》曰:"春夏秋冬,四时阴阳,生病起于过用,此为常也。"所谓"过用",是指不循生理规律的过度使用生命。古谓"精、气、神",是人体重要物质基础与功能运行的内在形态,需要终身摄养维护。在人生的不同阶段,由于功能的消耗和机体的强弱盛衰各有不同,对各种外部的适应能力也会发生相应变化,故古人认为"适者为顺,反者为逆"。

《明医论》提出:"疾之所起,生于五劳。""五劳者,一曰志劳,二曰思劳,三曰心劳,四曰忧劳,五曰瘦劳。"指出过劳致病的五个方面。追逐名位而伤志;忧思劳心而伤脾,郁怒伤肝而累及五脏,以及强力负重、过度房劳又能耗损筋骨与精血。古代即从精神压力、体力消耗、生活行为等各个方面,提出了科学养生的适度原则,若超出人体的负荷,机体得不到修复,则容易产生各种疾病。这些病因非六淫之邪,实为自身摄养失衡的结果。当今社会工作节奏加快,人际关系紧张,精神压力增加,作息时间减少,这些都是"五劳"致病的具体表现,故善养生者,懂得张弛有度,劳逸结合,调畅情志,舒缓压力,确是"治未病",恢复亚健康状态,减少疾病发生的有效方法。

三十、自古医家出经典

经典医著,是历代医家通过医药实践总结的理论和经验,以文字形式记载下来的重要医学著作。如《内经》《伤寒论》《金匮要略》《千金要方》《脾胃论》《本草纲目》《证治准绳》《张氏医通》《临证指南医案》等。其中有阐述深刻医理的,有精于论病证治的,有集方药之大成的,几乎我们所需要了解的中医治病问题,都可以在这些著作中找到源流与答案。中医的传承与发展,与这些经典名著的存世有很大关系,意义深远。历代医家,无不是在前人留下的宝藏中汲取经验,付诸临证实践,又不断推动中医药事业发展的。由于中医源于实践,成于经验,升华理论,因而学习经典理论十分重要。至于如何学习,提高中医水平,有很多方法上的问题。

(一)略读与精读

书不在多,而在精。中医典籍,浩如烟海,鸿篇巨论,触目皆是。一个人的时间和精力是有限的,即使一生不休息,也不可能把它读完。哲学家有句名言:"重要的是知识的质量,而不是知识的数量。"书不可不读,又不能全读,必须有选择地读,用不同方法去读。比如四大经典的重要篇章,涉及基础理论和中医的辨证方法,必须精读,虽文字深奥,但寓意深刻,也不可读。对部分存世影

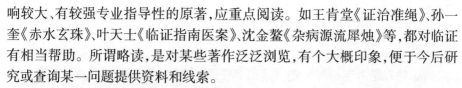

响较大、有较强专业指导性的原著,应重点阅读。如王肯堂《证治准绳》、孙一奎《赤水玄珠》、叶天士《临证指南医案》、沈金鳌《杂病源流犀烛》等,都对临证有相当帮助。所谓略读,是对某些著作泛泛浏览,有个大概印象,便于今后研究或查询某一问题提供资料和线索。

(二)温故而知新,重在理解和运用

对于重要经典和方书的学习,不能"一曝十寒",而要经常带着相关问题去温读,每读一次,印象就加深一次,不但记忆深刻,而且理解的程度也会有所不同。比如《内经》所说的"壮火食气"、"少火生气",究竟是何意思?如果不带着临床问题去理解就很抽象。金匮肾气丸的配伍,以六味地黄为重,桂附为轻,其立方之旨,在"阴中求阳",鼓舞肾气,取"少火生气"之义,而非峻补。柯琴谓:"此肾气丸纳桂附于滋阴剂中十倍之一,意不在补火,而在微微生火,即生肾气也。"又言:"少火则生气,火壮则食气,故火不可亢,亦不可衰。"这些论述对临床运用补法治疗慢性病症,是有一定指导意义的。

(三)博采众长,兼收并蓄

中医学术自身也在不断发展,特别自唐宋以后,明清以来,学术理论、方略治则不断丰富,渐臻完善。各种学术流派之间,既有各自特点,也有相互补充。对后学而言,不可存一家之言而立门户之见。科学的态度,应该充分吸取前人和他人的经验,博采众长,通过自己的临证实践加以领悟,加以应用和发挥。比如朱丹溪偏重滋阴,李东垣偏重温阳,实际并不矛盾。对于学者而言,不同病证,取各家之长,可以起到相互补充的效果。

(四)勤字为先,认真实践

宋代史崧说:"夫为医者,在读书耳,读而不能为医者有矣,未有不读而能为医者也。"强调从医人员从书本获取知识的重要性。另外,学习经典著作在于理解和运用,要"学贵有恒",离开临床实践则收获不大。俗语说:"熟读王叔和,不如临证多。"指出实践的重要性。例如《内经》云"热则闭,寒则泄",是说大便秘结不通者,以热证为多,或胃肠积热,或燥热阴伤,当用泄热通腑、润肠通便的方法治疗;而大便溏薄泄泻者,以寒证居多,或寒湿困脾,或脾肾虚寒,宜用苦温燥湿、温阳健脾的方法治疗。但临床也有寒结而大便不通,以及肠热而泻下如糜者。所以,只有多临证、多实践、多思考、多总结,才能在实践中全面理解经文要旨,提高中医水平。

"自古医家出经典",对今天的中医来说,既是基础,也是提高,更是创新的源泉。

三十一、问诊宜详,思辨宜清

中医看病不同于西医,对于症状、体征、苔脉的表现尤为重视,而理化检查

78

往往作为诊断和中医判别证候的参考。临床有时也会出现"有病可查,无证可辨"的情况,使中医的辨证无从着手。比如体检时发现某些异常,而患者并不表现某些相应症状,只能采取辨病治疗,给辨证施治带来困难。

处方用药的前提是辨证,而证候的获得,必赖于对各种症状表现的收集、归纳和分析。所谓"治病必求于本",这个本即是疾病的本质,也是中医的基本病机。临证问诊宜详,不可草率从事,尽管有时患者的叙述比较零散,但某些不经意的症状,在联系分析病机时却可能对辨证有所帮助。因此,尽可能全面的掌握症状信息,对客观辨别证候来说是必要的。

思辨的过程,是我们对于复杂的症状,按照中医的辨证思路归纳分析的过程,尤其是某些慢性疑难病症,病人所反映的症状繁多。如何抓住主症,联系脏腑病位,区分寒热虚实,找出症状之间的相互联系,最终得出能够反映疾病本质的证候类型,是医生临证水平的体现。其中值得注意的是:①不能完全跟着西医的疾病诊断改变中医的辨证思维,如见到幽门螺杆菌感染,即想到清热消炎杀菌;见到大便夹有黏液,就投以清肠化湿,这是根据西医的诊断和对疾病的认识来"对号入座"的,并不是在中医理论指导下,充分体现中医的治病方法,其疗效可想而知。②要善于分析,不能完全跟着病人的主观感觉跑,从而陷入头痛医头、脚痛医脚的状态。如病人诉说有胃痛、胁胀、失眠等一大堆症状,中医不是针对某一症状单独治疗的,必须根据主症和兼夹症,以及舌苔、脉象来综合分析,审证求因,否则会迷失辨证论治的方向。建立中医的辨证思维,应该看作是临证的基本功。

曾治一肾病综合征的病人,反映的症状很多,如头昏头痛,彻夜难眠,胸闷脘痞,泛酸烧灼,咽干口苦,痰黏不爽,食欲不振,尿短赤刺痛,烦热汗出,腰膝酸软,舌苔黄腻而厚,脉象细弦等,十分痛苦焦虑。前经多方治疗,症状难以改善。根据辨证分析,认为该病虽有脾肾两虚,但其标则由痰热内扰,下焦湿热未清所致,拟用黄连温胆汤、左金丸、四妙丸加减,诸症遂得改善。我并未从西医诊断的肾病治疗,而是依据患者当时的症状表现,按中医的思辨方式处方用药,效果一时得以改善。

三十二、有感"治病难于识证"

"医之所患患方少",世间有多少疾病治无良法,又有多少病证治之少效,这是医学的无奈。自古至今,历代流传记载下来的方药数以万计,如何应用,如何选择? 这是中医治病的关键所在。面对一个疾病,不同的医生可能分析得出几种不同的证候,开出不同的处方。中医是经验医学,个体差异很大,主观性很强,一般认为与从医者的"悟性"有关。实际上所谓"悟性"是建立在对中医基础理论的掌握,对涉及理法方药全面知识的熟悉,以及通过长期临证实践后,形成的一种思辨能力。

中医的精髓在于辨证论治。我们的祖先最初是用单味药治病,经过长期的经验积累,认识到几味药配合治病比单味药疗效好,于是逐渐形成了方剂。但一张处方的组合,前提是"辨证",然后才能"论治"。所谓"方从法出","法随证立"。如果辨证不准,立法处方就不可能正确。如何从患者诸多症状和苔脉表现中抓住主要矛盾,分析病证本质,需要有一个良好的思辨过程。

曾诊治一女性学生,20岁。患呕吐一年余,多方治疗未效,十分痛苦。一年多来,食入即吐,呕吐酸苦及食物,喝水亦吐,竟至不敢饮水,伴脘腹痞满,口干苦,大便偏干,舌质红,苔薄白腻,脉细弦。先予旋覆代赭下气镇逆,竹茹、橘皮、黄芩清胃止呕,瓜蒌仁、枳实等润肠通便,药后呕吐未止。既然肠腑燥结、胃气不降则逆,辨证并无不妥,何以药物不能胜病?曹老曾谓:"欲止其呕,须开其结。"《金匮》曰:"食已即吐者,大黄甘草汤主之。"王太仆说:"食不得入是火也。"均与是症相符。二诊治法不变,遂调整处方,即在上方基础上加制军5g,甘草3g,川朴10g。服药后大便通畅,腹胀已消,呕吐随之即止。后以上方加减调理至愈。说明"审证求因",善于抓住病机本质是立法处方的基础。该病例不是以止呕取效,而是以苦寒通下为着眼点,达到止呕的目的,其中大黄一味是其关键药物。

前人说:"治病之难,难在识证",说明正确的辨证是前提,是条件,然后才能斟酌方药。由于辨证的思维有很大的主观性,有时是"只可意会,很难言表"。

三十三、常用经验药对

处方上经常将两种以上的药物,有意识地合用,以增强疗效,俗称药对。这种药物的配伍,不是随便凑合的,主要来自于前人的经验积累。医家秦伯未曾概括有三种配伍情况:①取性质和功效类似的药物同用,起协同和加强功效的作用;②用两种相对的性质和不同气味、不同功能的药物配合,在相反相成中取得另一种新的效果;③以两种药物相辅而行,互相发挥其特长,从而增强其作用。个人认为,掌握经验药对以及一些小品古方,能够在处方时执简驭繁,提高疗效,适应复杂病证的需要。前人总结的药对甚多,不胜枚举。兹将本人常用的感觉效果比较确切的一些药物配伍简述如下:

黄连、吴萸:即左金丸,辛开苦降。用于肝胃郁热,吞酸嘈杂。

黄连、木香:即香连丸,清肠化湿行气。用于肠腑湿热或赤白痢疾。

葛根、升麻:鼓舞脾气,升发清阳,用于脾虚久泻。

橘皮、竹茹:清胃降逆,用于胃热呕逆。

苍术、厚朴:苦温燥湿,用于湿阻中焦,腹胀、苔白腻。

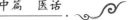

木香、砂仁:理气醒脾,用于胃气不和,脘痞腹胀,纳差。

陈皮、半夏:化痰和胃,用于痰浊阻滞,胃气失和。

旋覆花、海蛤粉:化痰散结,用于气滞痰结之痰喘咳逆,可降气逆,化老痰。

干姜、五味子:温化水饮,敛肺止咳,用于水饮内停之咳喘证。

旋覆花、代赭石:降逆化痰,用于痰阻气逆,心下痞硬或反胃呕逆。

蒲黄、五灵脂:即失笑散,活血祛瘀。用于血瘀的心腹刺痛或妇人少妇作痛。

川楝子、玄胡索:即金铃子散,疏肝泄热,行气止痛。用于胸胁疼痛偏于郁热者。

五灵脂、九香虫:化瘀行气,用于气血瘀滞,脘腹刺痛作胀。

丁香、肉桂:即丁桂散,温中助阳,用于阴寒气滞,脘腹冷痛。多研末调服或外敷脐眼。

乳香、没药:即海浮散,活血止痛、生肌。用于气血凝滞,脘腹疼痛。外用拔毒收口生肌。

高良姜、香附:即良附丸,温胃散寒行气。用于肝胃气痛偏于寒者。

补骨脂、肉豆蔻:即二神丸,温肾暖脾。用于脾肾虚寒之泄泻。

制附片、炮姜炭:温振脾阳,用于脾胃虚寒之久泻。

赤石脂、禹余粮:即赤石脂禹余粮丸,温中固涩。用于久泻滑脱不禁。

乌梅、黄连:即连梅汤,泄热生津。用于泻痢津伤口渴。

木香、槟榔:行气导滞,用于肠腑积滞未净,腹部胀痛,大便不畅。

柴胡、升麻:升阳举陷,为脾胃引经要药。用于中气下陷,气短乏力,脏器下垂,脱肛等症。

香附、乌药:即青囊丸,疏肝理气,用于肝胃气滞,脘胁胀痛。

大腹皮、马鞭草:利水渗湿,用于腹水胀满、小便短少。

参三七、白及:止血,常用于消化道出血,多研末吞服。

侧柏叶、地榆炭:止血,多用于消化道便血。

葛花、枳椇子:如葛花解酲汤,解酒毒。用于酒客肠胃不和,湿热内蕴,肝脾两伤。

川楝子、小茴香:疏利厥少,用于少腹疼痛、寒疝等。寒甚加肉桂、吴萸,痛甚加白芍、乌药。

红花、降香:化瘀和络,用于久痛入络,胸胁刺痛。

吴萸、生姜:温胃止呕,用于胃寒呕恶,泛吐清水。

瓜蒌、薤白:通阳泄浊,用于痰浊内阻,胸痛脘痞,苔白腻。

丁香、柿蒂:降逆止呃,用于胃寒气逆,呃逆不已。

白术、枳实:即枳术丸,健脾消痞。用于脾虚气滞,脘腹痞满。

黄连、苏叶:即黄连苏叶汤,清热和胃。用于胃热呕吐。

81

枇杷叶、竹茹:泄热降逆止呕,用于胃热呕逆。

乌药、百合:即百合汤,顺气养胃。用于胃脘疼痛,常法不缓。

桔梗、枳壳:即桔梗散,疏调气机,用于脾胃升降失调,气机不畅之胸闷脘胀。

枳实、槟榔:降气除满,用于肠腑气不下行,腹胀便难。

瓜蒌仁、火麻仁:润肠通便,用于肠腑燥结,大便不畅。

决明子、瓜蒌仁:润肠通便,用于大便秘结,或有血脂、血压偏高者。

五灵脂、黑丑:即灵丑散,消积化滞,用于痰瘀交阻,腹胀坠痛,便闭不爽。

大黄、附子:温通寒积,用于里寒积滞,便秘腹痛;或肠腑寒积未尽,久痢不愈。

干姜、黄连:辛开苦降,用于寒热错杂,胃脘痞满、嘈杂吞酸。

藿香、佩兰:芳香化湿,用于湿浊中阻,胸闷脘痞,口中甜腻。

黄芩、藿香:清热化湿,用于胃中湿热,口气臭秽。

白头翁、秦皮:清肠化湿,用于下痢赤多白少。

三棱、莪术:消癥散结,用于癥积肿块。

桃仁、红花:活血化瘀,用于瘀血诸证。

桂枝、白芍:即桂枝汤意,功能解肌发表、调和营卫、温中缓急。用于:①太阳中风证;②营卫不和,自汗恶风;③中虚胃痛。

当归、白芍:养血和血,用于肝血虚之胁痛。前人养血、和血专取归芍二味。

丹皮、山栀:清肝热之要药,用于肝经郁热,烦热、口苦。

桑叶、丹皮:清热平肝,用于肝阳升于上,气火偏旺之头目胀痛。

柴胡、白芍:疏肝柔敛,用于肝失疏泄,胸胁胀痛。

桑叶、菊花:清肝明目,用于肝热头昏目眩。

枸杞子、菊花:滋阴平肝,用于阴虚阳亢,头眩、目涩。

黑芝麻、桑叶:即桑麻丸,养肝明目,用于肝阴不足,眼目昏花。

炙鳖甲、生牡蛎:软坚散结,用于肝脾肿大。

僵蚕、浙贝母:化痰散结,用于痰核、瘰疬。

蒲公英、垂盆草:清热解毒,用于转氨酶升高偏于肝热者。

远志、茯神:宁心安神,用于少寐多梦。

黄芪、当归:即当归补血汤,补气生血,用于血虚证。

黄柏、苍术:即二妙丸,清热燥湿。用于下焦湿热。

密蒙花、木贼草:祛风明目,用于迎风流泪。

女贞子、旱莲草:即二至丸,滋养肝肾,用于肝肾不足,头晕腰酸。

沙参、麦冬:滋阴润燥,用于肺胃阴伤证。

芦根、天花粉:养阴生津,用于津伤口渴。

槐角、地榆:凉血止血,用于痔疮出血。

煨葛根、防风:祛风胜湿,用于脾湿泄泻,肠鸣辘辘。

制附片、肉桂:温阳散寒,用于肾阳不足或阴寒内盛之证。

台乌药、川楝子:疏肝行气,用于厥阴气逆,小腹胀痛。

守宫粉、参三七粉:化瘀散结通膈,用于食管癌、贲门癌吞咽梗噎。

水蛭、炮山甲:化瘀散结通经,用于肝癌肿块坚硬、胁痛。

蜈蚣、全蝎:解毒止痉活络,用于肺癌骨转移疼痛。

生地、玄参、麦冬:即增液汤,滋阴养液。用于肠燥便秘,口干舌红。

乌梅、白芍、炙甘草:酸甘化阴,用于胃阴不足,嘈杂灼热,舌红少苔。又配附子理中汤、防风、升麻等治久泻颇效。

檀香、紫丹参、砂仁:即丹参饮,活血行气。用于气血运行不畅,胸胁刺痛。

干姜、香附、苏梗:为正气天香散主药,理气温中散寒,用于胃痛或痛经,属于寒凝气滞者。

肉桂、煨草果、炮姜:散寒燥湿,用于寒湿内阻,腹部冷痛。

苏梗、香附、陈皮:即香苏饮,疏肝和胃。用于肝胃不和,胸闷胁痛胃胀。

香附、枸橘李、青皮:疏肝理气,用于肝气郁结,乳房胀痛。

杏仁、苡仁、白蔻仁:即三仁汤意,宣化三焦之湿。用于暑湿内蕴,湿重热轻,胸闷苔白。

神曲、山楂、麦芽:焦三仙,消食助运。用于脾胃运化不健,纳呆腹胀。

煨葛根、泽泻、车前草:淡渗利湿,用于湿盛泄泻。

金钱草、海金沙、鸡内金:利胆化石,用于胆道结石。

老熊胆、玄明粉、广郁金:利胆化石,用于胆石症。按 1:2:3 剂量比例,研末调服,每服 1.5~2g。

黄芩炭、炒枳壳、秦皮:清肠化湿导滞,用于肠腑湿热积滞,大便夹有黏冻。

大黄、槟榔、玄明粉:行气通腑,用于肠梗阻腹痛、拒按、大便不通。

竹茹、胆星、黄芩:清热化痰,用于痰热内阻,痰多呕逆,舌苔黄腻。

萆薢、茯苓、车前子:利水渗湿,分清泌浊,用于小便混浊。

炙乌梅、白扁豆、淮山药:健脾酸收,用于脾阴不足,便溏舌红口干。

乌梅、槟榔、苦楝皮:驱蛔,用于胆蛔腹痛。

川断、杜仲、狗脊:补肾强腰,用于肾虚腰膝酸痛。

鹿角胶、狗脊、桂枝:温通督脉,用于肾虚寒凝,脊背中痛。

旋覆花、红花、丝瓜络:理气化痰,活血通络。用于痰瘀阻滞之胸胁疼痛。

麻黄、细辛、附子:即麻附细辛汤,温经散寒。用于一切下焦阴水寒气,寒疝腹痛,阴水肿盛,或阴寒之邪阻于心脉,心悸、脉沉迟者。

麻黄、厚朴、杏仁:开肺燥湿,化痰定喘。用于痰饮内停,胸闷喘促者。

三十四、一位患者给我留下的深刻记忆

2009 年 8 月下旬,南京已是赤热炎炎的盛夏,我接诊了一位患结肠癌肝转移的男性病人,他姓陈,48 岁,是省国企公司的一名职工。据述,当年春节期间发现大便带血,心中即有顾虑,节后随即行肠镜检查,诊断为结肠癌,后在省人民医院手术治疗,肿瘤 4.0cm×5.2cm 大小,系管状腺癌,肿瘤穿透浆膜层达周围结缔脂肪组织,部分淋巴结转移,脉管内有癌栓形成,确诊是结肠癌Ⅲ期。术后接受全身化疗,在化疗的第三个疗程结束后复查,发现肝脏已有多处转移病灶,腹腔有少量积液。他心里明白,有远处转移就是癌症晚期,思想上最后一道防线冲垮了。

既然手术和化疗都不能阻止肿瘤的发展,在朋友的关心建议下,他寄希望于中医能给他带来一线希望。门诊病人很多,就诊时他一直等到最后一个,常常让后来的病人先看,为的是能和我多交谈几句,能够把病情叙述得更清楚些。他说:"手术痛苦,化疗反应我都不怕,为什么这么快就复发转移了?"又说:"家族和父母兄妹中没有一个患肿瘤,为何这种病会突然降临,事前没有一点征兆感觉?"我知道,除了食欲不振、腹部胀满、大便溏薄、形体消瘦、舌淡苔白等症状外,他还有精神上的极度痛苦。根据中医辨证论治,我给他开具了方药,予以温阳健脾扶正为主,化瘀解毒祛邪为辅,目的是改善症状,恢复脾运,"得谷者昌,失谷者亡",这是中医对危重病人的治法准则。望着他渴求的神色,我明白,对于一个需要挽救的年轻生命,仅仅靠药物还不够,还需要精神方面的抚慰。我对他说:"肿瘤是人类尚未最终攻克的顽魔,人的一生中难免不会撞上它,既患之则安之,信心是战胜疾病的良药,让我们共同合作,争取转机。"他不停地说谢谢,在家人的陪伴下离开了。

又过半个月,他如约前来复诊,诉说服药后,食欲增加,每日数次腹泻、肠鸣的症状已有改善,夜间也能安睡数小时,感觉体力有所恢复,对中医治疗报有信心。此后每半个月来一次,挂不上号我给他补号,病情一直较为稳定。为增强他的信心,每次诊疗过程,他都会不放心地问道:"我的病情还稳定吧,是否好点了?""好点,好点",虽然有时我是言不由衷,但我知道,这样的语言,对他脆弱的心理,就是信心和希望。

时间很快到了 2009 年底,有一天,我不出门诊,这位病人直接找到我办公室,一同来的还有他的妻子和女儿。瞧望他的脸一下变得很黑,面容憔悴,显得很痛苦,他说:"一段时间没有吃中药,主要是血液检查 CEA、CA199 肿瘤指标上升,CT 复查肝脏瘤体有所增大,开始接受靶向药物治疗,家里花了很多钱,但肿瘤指标先下降后又升,腹膜已转移,腹水增多,西医院说这是肿瘤细胞产生耐药,已不敏感。""但我还是相信中医,孩子还在校读书,家庭经济难以

支撑，无论结果如何，我都会感激你们大夫!"他的妻子流下了眼泪，女儿不停地抽泣。看着这一家人，我心里充满了同情。安慰几句后，我为他细心写好脉案，开了中药处方，交代好服用方法，然后把他们送出门外。

在中西医的治疗下，肿瘤指标反复波动，始终未能正常，但我遵循中医"急则治标，缓则治本"之旨，用古方加减施治，使膨大撑胀的腹水曾一度消退，尿量增加，腹围缩小，腹部宽松，患者症状有所缓解，痛苦减少。在接受中医治疗的过程中，这位病人一直密切配合，十分祈诚，带瘤生存两年多，始终把我当作一个可依赖的朋友。

2012年春节刚过，就在我上班的第一天，收到了一封挂号信，是病人家属寄来的，告知陈姓病人已在节前病逝。信中特别提到，病人在临终前，一定要家属转告对医院和医生的深切感谢，认为"癌症无情，回天无力；中医精心，抚慰心灵"。是我们在他生命的最后阶段，给了他力所能及的帮助。这位年轻的病人和他的家族与我前后交往两年多，使我从中看到肿瘤患者为疾病所承受的巨大痛苦和对求生的渴望；也看到面对癌症，家属和亲人在求医问药的路上付出的种种努力和精神创伤；也深感为医者，在医学道路上的艰难和无奈。

这篇医话，虽不是我的临证经验，却是我心灵的撞击。医学不是万能的，尤其是对像晚期癌症这样的疾病，除药物辅助以外，还有中医倡导的"以心医心"的人性关怀。

下篇 医案

脾 胃 病

一、胃脘痛

案例 1

王某,男,51 岁。

初诊:2009 年 4 月 7 日。

患者有胃病史十余年,经胃镜检查为慢性轻度萎缩性胃炎伴肠上皮化生。经常胃痛,近三个月来发作尤为频繁,与生气后情绪不好有关,胃脘疼痛且胀,引及两胁和后背亦有胀痛,嗳气,口干微苦,纳谷不香。舌质偏红,苔薄白腻,脉细弦。

辨证:肝郁气滞,胃气失和。

治法:疏肝和胃。

方药:醋柴胡 5g,枳壳 10g,制香附 10g,广郁金 10g,白芍 10g,青陈皮(各)5g,白夕利 10g,法半夏 10g,广木香 5g,黄芩 10g,麦冬 10g,炒谷麦芽(各)15g。

二诊:2009 年 4 月 15 日。

药后胃脘胀痛缓解,胁痛亦止,后背仍有紧束感,偶有嗳气,大便微溏。肝气渐舒,胃气未和,治拟疏和健运。

醋柴胡 5g,枳壳 10g,制香附 10g,白芍 10g,陈皮 5g,法半夏 10g,佛手 10g,云茯苓 15g,炒白术 10g,淮山药 15g,广郁金 10g,炙甘草 3g。

三诊:2009 年 4 月 22 日。

胃痛未作,胸胁已舒,偶有嗳气,大便成形,唯夜卧早醒难寐,心情不好时,仍觉脘腹有闷堵感。舌苔薄白,脉细弦。"肝主疏泄",仍以疏调为法。

苏梗 10g,枳壳 10g,制香附 10g,陈皮 5g,香橼皮 10g,佛手 10g,茯神 15g,白夕利 10g,紫丹参 15g,合欢皮 10g,白芍 10g,炒谷麦芽(各)15g。

四诊:2009 年 5 月 4 日。

上方再服七剂,症状进一步改善,胃脘未再疼痛,闷塞感已消,食欲较佳,睡眠亦安。原法调治。上方去丹参、制香附;加淮山药 15g,当归 10g。

【按】本案病逾十年,疼痛且胀,牵及胁肋,口苦,舌红,脉弦。肝郁化热,气逆乘胃,肝胃郁热。治取泄厥阴,和阳明,疏肝和胃。方选柴胡疏肝散疏肝理气,清泄郁热为主,兼以和胃消胀。药后气机条畅,肝热渐清,胀痛亦减。二诊因气郁未已而胃失和降,运化不健,故去清热之黄芩、麦冬,加六君子意以健运脾胃。三诊时肝热清,脾运健,又治宜疏调柔肝,理气不伤阴,以臻其后。方取香苏饮化裁。全案疏肝郁,清肝热,和阳明,健脾运,层次分明,方证合拍。

案例2

秦某,男,42岁。

初诊:2008年4月9日。

患者有胃病史五年余,2006年胃镜检查:慢性浅表性胃炎,伴胃窦部黏膜糜烂。近半年来,因应酬饮酒,加之饮食不节,胃脘经常隐隐作痛,食后腹部胀满,大便每日一次不成形,嗳气,少量反酸,舌苔薄白腻,脉细弦。

辨证:中虚气滞,运化不健。

治法:健脾和胃,理气畅中。

方药:太子参15g,炒白术10g,云茯苓15g,陈皮5g,法半夏10g,煨木香10g,砂仁(后下)3g,炮姜炭5g,淮山药15g,炒白芍10g,焦楂曲(各)15g,炙甘草3g。

二诊:2008年4月17日。

服药后胃痛即止,大便已成形。食后仍有饱胀感,矢气较多。吃甜食泛酸明显,苔脉如前。治再健脾调气,以畅中都。

太子参15g,炒白术10g,云茯苓15g,陈皮5g,法半夏10g,木香10g,砂仁(后下)3g,当归10g,白芍10g,炙鸡金10g,炒谷麦芽(各)15g,炙甘草3g,石见穿15g。

三诊:2008年5月4日。

经治以来,胃脘疼痛已少,近因出差饮食不慎,偶有胃脘痞胀,大便不实,胃部喜暖,舌苔薄白腻,脉细。乃脾胃虚弱,气机郁滞,运化功能不健。

炒党参15g,炒白术10g,茯苓15g,陈皮5g,煨木香10g,桂枝5g,白芍10g,川朴10g,佛手10g,台乌药10g,炙甘草3g,大枣10g。

【按】本案脘痛腹胀,嗳气,苔腻,脉细弦,辨为中虚气滞,胃失通降所致。脾胃虚弱,气行不畅,不通则痛。治宜健脾理气,和胃畅中为法。方取香砂六君合理中汤化裁。药后中阳得健,大便成形,然营血亏虚,气滞未畅,故二诊方选归芍六君,佐以消导,和营畅中止痛。药后脾运健,气滞消,脘痛少。由于中土本虚,又因调摄不当,运化不健,气滞复作,三诊仍予温中健运,调和脾胃。

案例3

陆某,女,63岁。

初诊:2006年3月4日。

患者有胃病史十余年,经胃镜检查诊断为慢性轻度萎缩性胃炎伴肠化生。近几年来,胃脘疼痛发作,尤以受寒饮冷之后疼痛尤为明显,此诊痛作已一个月有余,痛势隐隐,喜暖喜按,背脊尤其怕冷畏寒,四肢欠温,舌苔薄白,脉细。

辨证:中虚胃寒。

治法:建中补虚。

方药:炙黄芪15g,桂枝10g,白芍15g,高良姜5g,制香附10g,当归10g,陈皮5g,法半夏10g,淡吴萸3g,枳壳10g,炙甘草3g,大枣10g。

二诊:2006年3月12日。

服药七剂,胃痛即止,腹部已有温暖感,然多食胃脘仍有饱胀感,嗳气,背部怕冷,舌苔薄白,脉细。治拟温中散寒,甘缓和中。

炙黄芪15g,炒党参15g,炒白术10g,茯苓15g,陈皮5g,佛手10g,法半夏10g,当归10g,白芍15g,桂枝10g,炙甘草3g,大枣10g,生姜3片(自备)。

三诊:2006年3月20日。

胃痛已未作,怕冷症状明显改善,食欲较好。治宗原法,原方加淮山药15g,仙鹤草15g,七剂调理。

【按】本案胃病十余年,疼痛间作,喜暖喜按,受寒尤甚,乃脾胃虚寒,胃失温养,中焦虚寒之象。宗"急者缓之必以甘"、"虚者补之必以温"之旨,选用黄芪建中汤合良附丸化裁。寒得温则散,急得甘则缓,药后寒减,气血流畅,胃痛即止。久痛多虚,寒虽减而未去,症虽减而未除。二诊仍用黄芪建中汤温胃散寒、理气止痛。巩固治疗后,症情改善明显,三诊加淮山药、仙鹤草,增强补虚之力,继续调理。

案例4

李某,男,44岁。

初诊:2011年5月10日。

患者胃痛时作两年余,曾查胃镜为慢性浅表性胃炎。近半年多来,胃脘隐痛不已,曾服多种药物未能显效。伴有嘈辣、灼热感,口干尤以夜间明显,常需起床饮水方安。晨起恶心,大便偏干。舌红中裂无苔,脉细。

辨证:胃阴不足,虚火内灼。

治法:甘凉濡润,滋养胃腑。

方药:北沙参15g,麦冬12g,肥玉竹10g,天花粉15g,大生地15g,川石斛15g,炙乌梅5g,白芍10g,炙甘草3g,川楝子10g,枳壳10g,绿萼梅5g。

二诊:2011年5月17日。

药后胃痛已止,嘈杂、灼热感均明显减轻,唯大便仍干,口干微苦,舌红少苔,脉细。胃阴初复,仍宜甘凉滋养,润肠通便。

北沙参 15g,麦冬 15g,肥玉竹 10g,大生地 15g,天花粉 15g,川石斛 15g,炙乌梅 5g,白芍 10g,炙甘草 3g,枳壳 10g,决明子 15g,瓜蒌仁 15g。

三诊:2011 年 5 月 24 日。

胃部较舒,大便质软通畅,口干亦有减轻,然舌质仍红,原方加木瓜 15g,生山楂 15g,以增酸甘化阴之力。

【按】本案胃痛两年,嘈杂口干,舌红无苔,便干,脉细,乃阴虚郁热,虚火内灼之象。阳明胃府,喜润恶燥。胃阴不足,失于濡润,胃失和降,气机不畅,郁而化火,故现是症。治当甘凉濡润,养阴益胃。方选一贯煎合益胃汤化裁,行气则选理气而不伤阴之品。药后气滞得畅,虚火内消,但胃阴仍未恢复,症状减而未已,二诊治疗仍主甘凉滋养,佐以润肠通便,以益胃汤为主化裁。胃阴渐复,腑气通畅,病情向愈,三诊再增酸甘化阴之力,巩固前功。

案例 5

王某,女,68 岁。

初诊:2010 年 4 月 6 日。

患者胃脘隐痛已有数载,遇冬吸冷空气或情绪不佳时疼痛加剧,同时兼有胸闷,心前区压缩性疼痛。四肢欠温,背部怕冷。有慢性萎缩性胃炎和冠心病史,血压不高。常服麝香保心丸、冠心片、银杏叶片等。就诊时脘部刺痛闷塞,食欲不振,胸闷气短,唇紫,舌质瘀黯,苔薄白,脉细涩。

辨证:阳虚寒凝,瘀血内阻。

治法:温阳散寒,活血行气。

方药:炙黄芪 15g,桂枝 10g,当归 10g,赤芍 10g,川芎 6g,枳壳 10g,广郁金 10g,红花 6g,紫丹参 15g,制香附 10g,生山楂 15g,炙甘草 5g。

另:参三七粉 1.5g,每日两次,温水调服。

二诊:2010 年 4 月 13 日。

服药后疼痛大减,胃痛及胸闷均明显改善,唇舌均紫黯,瘀血需缓消,治再温通行气,活血化瘀。

炙黄芪 15g,桂枝 10g,当归 10g,赤芍 10g,川芎 6g,红花 6g,紫丹参 15g,檀香 6g,枳壳 10g,广郁金 10g,玄胡索 10g,炙甘草 5g。

另:参三七粉 1.5g,每日两次,温水调服。

三诊:2010 年 4 月 28 日。

服药以来,胃脘未再疼痛,胸闷,心前区疼痛亦未发作。四肢欠温,背部怕冷,夜卧少寐,头昏,口唇仍紫黯,舌质黯紫稍有改善,前法加减再进。

方药:炙黄芪 15g,炒党参 15g,当归 10g,赤芍 10g,桂枝 10g,红花 6g,枳壳 10g,广郁金 10g,檀香 6g,紫丹参 15g,制附片 5g,茯神 15g,酸枣仁 15g,炙甘草 5g。

另:参三七粉 1.5g,每日两次,温水调服。

患者经上述用药,自觉胸脘舒适,睡眠较安,精神亦振,后多次间断复诊,均要求按以上方药加减治疗,病情改善明显。

【按】本案脘部刺痛,心前疼痛,遇冷加剧,食欲不振,胸闷气短,唇紫,舌质瘀黯,苔薄白,脉细涩。乃阳微不运,瘀血内阻之象。素体阳虚,寒邪乘之,寒邪凝滞,气机不畅,脉络不利,瘀血阻滞,故现是症。治从中焦虚寒,气血瘀滞着手,方选黄芪建中汤合血府逐瘀汤化裁。药后中阳得运,气滞得畅,故疼痛、胸闷明显改善。然无形之气易畅,有形瘀血难化,治疗仍需缓消,二诊再予温通行气,活血化瘀。增用檀香、元胡加强行气活血之力。经胃心同治,行气活血后疼痛未作,但阳虚症状明显,三诊增用附片温阳驱寒。三七性温,活血化瘀定痛,单味研末吞服,简便效佳。

案例6

杜某,男,59岁。

初诊:2009年7月7日。

患者一年多来胃脘坠胀而痛,气短乏力,食欲不振,大便排出不畅。曾经上消化道钡餐检查诊断胃下垂。形体偏瘦,舌体瘦小,质偏淡,苔薄白,脉细。

辨证:中气下陷,气机不畅。

治法:补中益气,佐以理气。

方药:炙黄芪15g,炒党参15g,炒白术10g,陈皮5g,当归10g,白芍10g,木香10g,砂仁(后下)3g,炒柴胡5g,炙升麻5g,枳壳10g,炙甘草5g。

二诊:2009年7月14日。

服药后胃脘胀痛有所减轻,大便排出仍较困难,肛门轻度作坠。气机升降失常,再加疏调润腑治之。

炙黄芪15g,炒党参15g,炒白术10g,陈皮5g,当归10g,桔梗6g,枳壳10g,炒柴胡5g,炙升麻5g,炙甘草5g,决明子10g,瓜蒌仁15g。

三诊:2009年7月21日。

胃脘坠痛感基本已除,大便通畅,肛门未坠胀,唯饮食欠佳,四肢乏力。舌苔薄白脉细。原法加减调治。原方加茯苓15g,淮山药15g,补益脾气。

【按】本案中气下陷,脾胃升降失调乃其病机。脾胃之病,其于"升降"二字尤为紧要。脾气不升,中气下陷,可见脘腹坠胀、内脏下坠等症;胃降不及则胃腑不能正常受纳降浊,不仅会累及脾运升清,而且会使浊阴不能及时下传肠腑,留滞中州而见脘腹胀闷,食纳不佳,便秘不调。叶天士说:"脾宜升则健,胃宜降则和。"治疗重在调其升降。由于本病以脾气不升为主,故一诊时选用补中益气汤升阳举陷。二诊时中气下陷虽轻,而腑气不降,故又加决明子、瓜蒌仁通降腑气;三诊时升降调和,出入相济,故症状消除。

二、胃痞

案例 1

赵某,女,58 岁。

初诊:2007 年 7 月 30 日。

患者素有胃病史,近半年来,胃脘痞胀,时有闷堵感,口中黏腻不爽,多食则症状加重,晨起时有恶心欲呕,乏力倦怠,大便溏而黏腻,食纳尚可,舌苔白腻,脉濡细。胃镜检查诊断为慢性浅表萎缩性胃炎,伴肠化生;十二指肠炎症,HP(-)。

辨证:痰湿中阻,胃失和降。

治法:苦温燥湿,健脾和胃。

方药:炒苍术 10g,川朴 10g,陈皮 5g,法半夏 10g,云茯苓 15g,藿香 10g,苏梗 10g,枳壳 10g,木香 10g,白蔻仁(后下)3g,淮山药 15g,炒建曲 15g。

二诊:2007 年 8 月 7 日。

药后脘痞闷堵感已轻,舌苔白而厚腻渐化,大便溏黏,拟再化湿和中。

炒苍术 10g,川朴 10g,陈皮 5g,法半夏 10g,炒苡仁 15g,茯苓 15g,淮山药 15g,木香 10g,砂仁(后下)3g,佩兰 10g,佛手 10g,炒谷麦芽(各)15g。

三诊:2007 年 8 月 21 日。

腹胀较松,脘痞堵塞感已消,食欲较振。舌苔薄白腻,脉细。健脾化湿,以畅中腑。

炒党参 15g,炒白术 10g,茯苓 15g,炒苡仁 15g,木香 6g,砂仁(后下)3g,陈皮 5g,法半夏 10g,淮山药 15g,佩兰 10g,枳壳 10g,炒建曲 15g。

【按】本案病机乃湿滞脾胃。胃脘痞胀,口中黏腻不爽,乏力倦怠,大便溏而黏腻,舌苔白腻为辨证要点。一诊时患者湿郁之象明显,方选不换金正气散化裁,燥湿运脾,行气和胃。药后气机稍调,湿浊得化,但湿邪黏滞难解,故二诊时加薏苡仁、佛手再行化湿和中。湿为阴邪,其性重浊黏滞,易阻遏气机,损伤脾阳。三诊时湿去大半,治病求本,转以健脾化湿为主,方取香砂六君子汤化裁,以期脾胃健旺,升清降浊各有所司,痞满等症自除。

案例 2

金某,女,57 岁。

初诊:2007 年 11 月 15 日。

患者有胃病史数年,胃镜检查为慢性糜烂性胃炎,食管黏膜红斑充血,HP(+)。近三个月来,胃脘痞胀,食后尤甚,纳差,有时少量泛酸,胃中灼热,喜暖畏寒,口干微苦,便溏。舌苔黄腻,质淡红,脉细弦。

辨证:寒热错杂,脾虚气滞。

治法:苦降辛开,理气和胃。

方药:川连3g,黄芩10g,法半夏10g,陈皮5g,干姜3g,淡吴萸3g,炒竹茹10g,枳壳10g,川朴10g,炒党参15g,茯苓15g,炙甘草3g。

二诊:2007年11月22日。

胃脘痞胀已松,大便未实,纳谷欠香,舌苔薄白腻,脉细弦。中虚气滞,脾运不健,拟再益气健脾,化湿行气。

太子参15g,炒白术10g,茯苓15g,陈皮5g,木香6g,枳壳10g,佛手10g,淮山药15g,炒苡仁15g,砂仁(后下)3g,仙鹤草15g,炙甘草3g。

【按】本案以寒热互结,脾胃升降失调为病机关键。寒热错杂,郁阻中都,气不升降,发为胃脘痞胀,在上为呕(泛酸),在下为利(泄、溏),治当除其寒热,复其升降,补其脾胃为法。一诊时方选半夏泻心汤合左金丸化裁,苦降辛开,和胃降逆,开结除痞。药后气机已见调顺,痞满减缓,但仍脾虚不健,故二诊时转方香砂六君子汤益气健脾,化湿行气。"治中焦如衡,非平不安",半夏泻心汤辛苦相伍,寒温并用,清热化浊,升降中焦气机,恢复脾胃运化,使升降出入之气畅通,故为调和阴阳,辛开苦降之代表方也。

案例3

张某,女,37岁。

初诊:2012年8月13日。

患者半月前因生气情志不畅致胃脘胀闷不舒,嗳气频作,右胁隐隐作痛,口干口苦,不思纳谷,恶心欲呕,头目昏胀,难以入眠,大便或有溏泄,泻后腹胀得缓,尿微黄。舌苔薄白腻,脉细弦。两年前胃镜检查有慢性浅表性胃炎。

辨证:肝气犯胃克脾,气不条畅。

治法:疏肝健脾,理气和胃。

方药:醋柴胡6g,枳壳10g,制香附10g,广郁金10g,白芍10g,炒白术10g,陈皮5g,炒防风10g,茯苓15g,冬桑叶10g,丹皮10g,白夕利10g,炙甘草3g。

二诊:2012年8月20日。

胃部胀闷已舒,胁痛亦轻,仍觉口干苦,食纳少味,舌质偏红苔薄白,脉细小弦。肝经郁热未清,治宜疏调清泄。

醋柴胡6g,枳壳10g,青陈皮(各)5g,制香附10g,白夕利10g,当归10g,白芍10g,炒白术10g,茯神15g,炒山栀10g,丹皮10g,炒谷麦芽(各)15g。

三诊:2012年8月27日。

口干苦已少,痛泻未作,胃脘亦较舒松,然时有头昏头胀,寐差。原方去当归、炒山栀;加冬桑叶10g,麦冬10g,合欢皮10g,继服调治。

【按】此案为"木郁克土"之证。肝气犯胃,则症见胃脘胀闷,牵撑连胁;土虚木乘,则腹胀,腹泻。故一诊时疏肝健脾,理气和胃,方取柴胡疏肝散合痛泻要方化裁。药后肝郁稍舒,脾气稍运。而医家言:"气郁必热,陈腐黏腻胶聚,故脘腹热气下注,隐然微痛"。因肝经郁热未清,故二诊以丹栀逍遥散为主化裁,以清肝热、散肝郁。三诊时肝热不甚,故去山栀,而加冬桑叶、麦冬、合欢皮,加强疏肝郁,养肝体。治肝之法,以柔、疏、泄为常用法则,综观辨治过程,层次分明,转方准确,取效甚捷。

案例4

黄某,男,56岁。

初诊:2009年10月5日。

患者于2009年8月经胃镜和病理诊断为慢性萎缩性胃炎,伴肠化生,伴中度不典型增生,HP(+)。已先后两次口服抗菌药物治疗。近一年多来,胃胀痞塞不舒,有时胃痛隐隐,思想顾虑较多,不耐疲劳,肢倦乏力,多食则胀甚,矢气多,气味较重,大便溏而不实,每日1~2次,尤易出汗,不动亦汗多。舌苔薄白质淡红,边有齿印,脉细。

辨证:脾胃虚弱,气机郁滞。

治法:益气健脾,疏调气机。

方药:炙黄芪15g,炒党参15g,炒白术10g,淮山药30g,茯苓15g,炒扁豆15g,陈皮5g,煨木香10g,砂仁(后下)3g,制香附10g,炙刺猬皮10g,石见穿15g,炙甘草3g。

二诊:2009年10月19日。

胃脘痞胀有所改善,唯食欲欠佳,便溏,舌苔薄白,脉细。治再补益脾胃,以助运化。

炙黄芪15g,炒党参15g,炒白术10g,淮山药30g,炒苡仁15g,煨木香10g,砂仁(后下)3g,炮姜炭5g,川朴10g,陈皮5g,炙刺猬皮10g,莪术10g,石见穿30g,炙甘草3g。

三诊:2009年11月3日。

服药以来,症状渐有改善,脘腹较舒,大便已成形,食欲转振。出汗较多,气短乏力。治宜调运中焦,佐以益气敛汗。

炙黄芪15g,炒党参15g,炒白术10g,茯神15g,淮山药30g,陈皮5g,煨木香10g,炙刺猬皮10g,莪术10g,石见穿30g,糯稻根15g,浮小麦30g,五味子5g,炙甘草3g。

经治以来,诸症俱减,食欲转振较佳。后以上法调治服药,至2010年5月经胃镜复查:慢性浅表萎缩性胃炎伴肠化生,中度不典型增生消失。

【按】《杂病源流犀烛》云:"痞满,脾病也,本由脾气虚,及气郁不能运化,心下痞塞填满。"《证治汇补·痞满》语:"大抵心下痞闷,必是脾胃受亏,浊气夹痰,不能运化为患。"患者脾胃虚弱,运化不健,中焦气机阻滞,故见胃脘痞胀、纳差,腹泻等症。一诊时治以补气健脾,理气和中,方选参苓白术散加黄芪、刺猬皮、石见穿等。药后痞满减轻,而脾阳不振,故二诊加炮姜、厚朴温中助运。治疗后脾升胃降有序,而气虚表弱,汗出气短明显,三诊时再予调运中焦,药加糯稻根,浮小麦,五味子益气敛汗。施治过程以脾胃虚弱为本,或调气,或温运,或敛汗,随症加减,治获良效。慢性萎缩性胃炎伴肠化,胃黏膜中度不典型增生,是胃癌的癌前病变,根据"治未病"之理论,当防患于先。故患者虽无癌毒内聚,瘀血痰阻之征,也应在调理脾胃的基础上佐以清热解毒和络之品。

案例5

初诊:2010年7月17日。

患者于2010年3月经胃镜检查诊断为慢性浅表萎缩性胃炎,肠上皮化生,局部腺上皮轻度不典型增生。近两月来,胃部撑胀,食后尤甚,甚则胃痛,晨起泛恶欲呕,食欲不振,大便时溏,舌苔白腻,脉细弱。

辨证:脾虚生湿,中阳不运。

治法:化湿醒脾,理气和中。

藿香10g,川朴10g,陈皮5g,法半夏10g,炒苍术10g,茯苓15g,炒苡仁15g,白豆蔻(后下)3g,煨木香10g,香橼皮10g,炙鸡金10g,石见穿15g。

二诊:2010年7月24日。

胃部胀满渐消,症状有所改善,舌苔薄白腻,脉细。湿浊渐化而脾运未复,宜再醒脾化湿,调运中都。

炒党参15g,炒白术10g,茯苓15g,炒苡仁15g,白豆蔻(后下)3g,木香5g,陈皮6g,川朴10g,佩兰10g,淮山药15g,炙甘草3g,石见穿15g,焦楂曲(各)15g。

三诊:2010年8月8日。

药后症状进一步改善,脘腹无胀痛,食欲较振,大便成形。因对"癌变"有顾虑,夜寐欠安。后以上方去藿香、川朴、白蔻仁;加炙黄芪15g,莪术10g,炙刺猬皮10g,合欢皮10g,继服。患者坚持服药治疗,至2010年12月底胃镜复查,除浅表萎缩性胃炎外,未见不典型增生。

【按】此案病机为湿蕴中焦。中焦戊己之乡,失运则水湿内生。脾失健运则食运不化、纳谷不香;湿阻气机则胃脘痞闷、泛恶欲吐。治以化湿醒脾,理气和中,方选藿朴夏苓汤化裁。《医原》云"湿多者……治法以轻开肺气为主。肺主一身之气,肺气化,则脾湿自化,即有兼邪,亦与之俱化。宜用藿朴夏苓汤,体轻而味辛淡者治之,启上闸,开支河,导湿下行,以为出路。"诸药配伍,芳香、淡渗并用,共奏化湿行气之功。二诊时湿邪化解,脾虚未醒,转予香砂六君丸化裁醒脾化湿,调运中都。药后脾健湿化,再诊去芳香化湿之藿香、川朴、白蔻仁;加炙黄芪、莪术、炙刺猬皮等益气活血。案治均加石见穿清热解毒活血,乃辨病用药,以治不典型增生。

案例 6

李某,男,45 岁。

初诊:2013 年 4 月 10 日。

患者胃脘不适已有数年,2012 年 3 月经胃镜检查为:慢性浅表性胃炎,HP(-)。因经常应酬饮酒较多,腹部作胀即泻。近月以来,胃部胀满或伴疼痛,常引及右胁下亦觉隐痛不舒,嗳气,肠鸣,泛酸吐苦,间服奥美拉唑、达喜之类药物可得暂时缓解。舌苔薄黄质偏红,脉细弦。

辨证:肝胃郁热,气不和降。

治法:疏肝泄热,理气和胃。

醋柴胡 6g,枳壳 10g,青陈皮(各)5g,广郁金 10g,白芍 10g,川连 3g,淡吴萸 1.5g,煅瓦楞粉(包煎)30g,制香附 10g,紫丹参 15g,炒山栀 10g,焦山楂 15g,炙甘草 3g。

二诊:2013 年 4 月 24 日。

药后胃胀胁痛已缓解,泛酸口苦亦少,唯大便偏溏,舌苔薄白腻。拟再疏肝和胃。

醋柴胡 6g,枳壳 10g,制香附 10g,白夕利 10g,川连 3g,淡吴萸 1.5g,煅瓦楞粉(包煎)30g,陈皮 5g,煨木香 10g,炒白芍 10g,云茯苓 15g,炒谷芽 15g,焦楂曲(各)15g,炙甘草 3g。

三诊:2013 年 5 月 4 日。

服药以来,胃脘和右胁下未再胀痛,大便基本成形。上方去川连、淡吴萸;加苏梗 10g,广郁金 10g,淮山药 15g,再作调治。

【按】厥阴之脉,夹胃属肝,木土之气相通。若肝失疏泄,木气郁结,则脾气不升,胃气不降而壅滞为病。或肝木疏泄太过,横逆而犯,脾胃受戕;或脾胃虚弱,肝木乘之,升降失常。《医碥》云:"肝木疏泄太过,则脾胃因之而气虚,或肝气郁结太甚,则脾胃因之气滞,皆肝木克脾土也。"初诊时,患者以肝胃郁热为主,兼见胃失和降,方以柴胡疏肝散合左金丸化裁,疏肝泄热,理气和胃。再诊时,肝热渐清,气郁未舒,再予疏肝和胃治之。药后肝热虽清而脾运不健,再以疏肝调脾治之,去黄连、吴茱萸,加苏梗、广郁金、淮山药,务使肝气条达,脾胃升降复常为度。

三、呕吐

案例

武某,女,36 岁。

初诊:2008 年 9 月 8 日。

患者一个月来胃脘闷堵,饮食减少,食入即吐,呕吐酸水痰涎与食物夹杂。自诉病起于同事聚餐,饮红酒较多,加之饮食不慎,情绪不佳而起。两胁胀痛引及后背,大便不畅偏干,嗳气头昏,口苦口干,咽中有异物感,舌苔薄黄腻,脉细弦。胃镜检查:慢性浅表性胃炎,十二指肠炎,HP(+)。

辨证:肝胃郁热,胃失和降。

治法:疏肝泄热,降逆和胃。

方药:旋覆花(包煎)10g,代赭石(先煎)15g,陈皮5g,法半夏10g,枳壳10g,茯苓15g,炒竹茹10g,川连3g,淡吴萸1.5g,煅瓦楞粉(包煎)30g,醋柴胡6g,黄芩10g,莱菔子15g,瓜蒌仁15g。

二诊:2008年9月15日。

药后胃脘胀闷减轻,大便通畅,呕吐已止。黄腻苔尚未尽化,痰热未清,当再从辛开苦降,理气和胃以治。

川连3g,黄芩10g,法半夏10g,陈皮5g,枳壳10g,茯苓15g,炒竹茹10g,淡吴萸3g,煅瓦楞粉(包煎)30g,莱菔子15g,决明子10g,炒谷麦芽(各)15g,石见穿15g。

三诊:2008年9月22日。

经清化和中,降逆疏泄药治以来,呕吐未作,酸水亦少,胃中较为舒适,大便每日一次通畅,黄腻苔已化。治以和胃畅中,以健脾运。原方去黄芩、决明子;加炒白术10g,淮山药15g。

【按】本案病程较短,伤于饮食,碍于情志,此为胃家实。肝气犯胃,郁而化热,胃失和降,为病机要点。治以疏肝泄热,降逆和胃,通腑泄浊为法,方取旋覆代赭汤、温胆汤、左金丸化裁。药后浊逆得降,呕吐已止,然痰热未清,故二诊去旋覆花、代赭石,再以辛开苦降,理气和胃以治。药后痰热渐化,诸症改善,后去黄芩、决明子,加白术、淮山药调理脾胃,恢复中焦运化功能。

四、呃逆

案例1

马某,男,41岁。

初诊:2009年10月18日。

患者半月前因聚餐,饮酒较多,且过食肥甘,遂致呕吐,第二天起呃逆不止,腹部饱胀,不思纳谷,口服过西药和中成药亦不能止,影响工作和睡眠,嗳腐吞酸,口有异味,尿黄,舌苔淡黄浊腻,脉弦滑。

辨证:酒食伤中,胃气上逆。

治法:消食导滞,清化和中。

方药:川连3g,姜半夏10g,陈皮5g,枳壳10g,茯苓15g,川朴10g,连翘

10g,莱菔子10g,木香10g,砂仁(后下)3g,焦楂曲(各)15g,炒谷麦芽(各)15g。

二诊:2009年10月25日。

服药后腹部饱胀感已松弛,呃逆渐止,食欲欠振。舌苔薄白腻,脉细弦。拟再健脾消食。

姜半夏10g,陈皮5g,茯苓15g,枳壳10g,佛手10g,木香6g,砂仁(后下)3g,莱菔子10g,炙鸡金10g,焦楂曲(各)15g,远志5g,夜交藤15g。

【按】本案以呕吐、嗳腐吞酸、腹胀、纳差为主要症状,盖由饮食停滞所致。"饮食自倍,肠胃乃伤",食积内停,胃失和降,气机不畅,则脾胃之疾由生。初诊时,因食滞热阻,胃气上逆,故治以消食导滞,清热和胃,方选保和丸、连朴饮加减。药后饮食积滞渐除,热清湿化,呕吐亦止。再诊时,转以健脾行气,消食和胃,以助运化。因夜卧少寐,又伍远志、夜交藤安神定志。

案例2

陈某,男,22岁。

初诊:2004年9月14日。

患者呃逆不平半年余,服药已多,时轻时剧,终未能止。曾查胃镜为慢性浅表性胃炎。近月来发作较频,胃部微微作胀,口干喜冷饮,舌质偏红,苔薄白,脉细。

辨证:气阴两虚,胃气上逆。

治法:补益气阴,降逆止呃。

方药:旋覆花(包煎)10g,代赭石(先煎)30g,橘皮6g,炒竹茹10g,枳壳10g,太子参15g,北沙参15g,麦冬12g,白芍10g,炙甘草3g,佛手10g,炒谷芽15g。

二诊:2004年9月21日。

药后呃逆如故,舌红口干,脉细。胃虚有热,阴液已伤,再予原法加减。

大生地15g,北沙参15g,麦冬12g,肥玉竹10g,橘皮10g,炒竹茹10g,太子参15g,枳壳10g,旋覆花(包煎)10g,代赭石(先煎)30g,蜈蚣2条,炙甘草3g,生姜2片(自备),大枣10g。

三诊:2004年9月28日。

诉服药后,呃逆间隔时间已长,舌质偏红,脉细。气机上逆之势已缓,原法再进。

四诊:2004年10月14日。

经养阴益气,降逆和胃之法调治以来,呃逆已止,口干欲饮症状改善,胃中较舒,舌苔薄白,脉细。上方去生姜、大枣;加佛手10g,炒谷芽15g,续服以冀巩固。其后偶来复诊,诉呃逆未再发作。

【按】此案患者为呃逆所苦,病程达半年之久。病久气阴两伤,胃气失于和降,而生痞满,呃逆之症。朱丹溪曰:"人之阴气,因胃为养,土伤则木挟相火直冲清道而上作呃逆。"呃逆,古称"哕"。《内经》云:"胃为气逆为哕。"故治以降逆和胃,理气畅中,养阴清热。方取橘皮竹茹汤、旋覆代赭汤、沙参麦冬汤加减,共奏养阴清热,降逆和胃之功。旋覆代赭汤源自《伤寒论》,是仲景为治疗"痞硬噫气"而设。《本草新编》云:"代赭石,虽能旋转逆气,然非旋覆花助之,亦不能成功,二味并用为佳"。橘皮竹茹汤主治久病虚羸之呕逆、呃,沙参、麦冬生津养胃,白芍柔肝敛肝,木香、砂仁理气和胃,谷麦芽健脾消食。然虽经甘寒养阴,降逆和胃治疗,症状减而未已,呃逆未止。后加蜈蚣二条,呃逆方渐平而止。考蜈蚣为祛风、定惊、攻毒、散结要药,古今医籍均未见有治呃逆记载。此案乃取前贤医家曹鸣高先生治呃经验用药,认为蜈蚣有"镇静止痉"之效,确非虚言。

五、泛酸、嘈杂

案例1

李某,女,52岁。

初诊:2004年5月18日。

患者自诉心嘈易饥已经一年有余,食后即饿,得食则缓,口干咽燥,已服诸多药物症状未能改善。曾查胃镜诊断为慢性浅表萎缩性胃炎,HP(+)。口服过抗HP感染药物。血糖正常。舌质偏红少苔,脉细。

辨证:中虚胃弱,气阴两虚。

治法:益气养阴,调和胃气。

方药:太子参15g,淮山药15g,北沙参15g,麦冬12g,玉竹10g,白芍10g,莲肉15g,炒扁豆15g,枳壳10g,佛手10g,炙甘草3g,大枣15g。

二诊:2004年5月25日。

服药后胃脘嘈杂感已有缓解,口干微苦,晨起轻微恶心。舌苔薄白,脉细。胃阴不足,中气尚虚,当再养阴和胃。

北沙参15g,麦冬12g,大生地15g,枳壳10g,玉竹10g,莲肉15g,太子参15g,橘皮6g,炒竹茹10g,绿萼梅5g,炙甘草3g,大枣10g。

三诊:2004年6月10日。

心嘈已止,饥饿感不明显,口干咽燥症状俱有改善,唯大便偏干,舌苔薄白质偏红,脉细。原方加瓜蒌仁15g,决明子10g以润肠通便。

【按】叶桂《临证指南医案》云"嘈有虚实真伪,其病总在于胃。"患者心嘈易饥一年有余,口干咽燥,舌质偏红少苔,脉细,乃脾虚胃弱,气阴不足之象。一诊时,治疗主以益气养阴,健脾和胃,调中理气。方取参苓白术散、益胃汤之意化裁。药后脾运稍健,嘈杂缓解,胃阴未复,胃气上逆。二诊转以益胃汤、橘皮竹茹汤之意组方,养阴益气,降逆和胃。药后诸症改善,唯大便偏干,是为阴津不足,肠腑失润所致,故再拟养阴益气,降逆和胃,佐加瓜蒌仁、决明子润肠通腑,以善其后。

案例2

秦某,男,46岁。

初诊:2007年9月16日。

患者嘈杂感半年余,自觉胃中空乏,容易饥饿,饥时头昏心慌,甚则冷汗,必稍微进食方能缓解。查血糖正常;胃镜检查慢性浅表性胃炎,十二指肠球部炎症。舌苔薄白质淡红,脉细。

辨证:气阴不足,胃气不和。

治法:补益气阴,健脾和胃。

方药:太子参15g,炙黄芪10g,淮山药15g,炒扁豆15g,莲肉15g,麦冬15g,五味子5g,白芍10g,枸杞子15g,茯神15g,炙甘草3g,大枣10g。

二诊:2007年9月23日。

胃中空乏感似有改善,嘈杂感自觉减轻,舌苔薄白,脉细。胃虚得药乃安,此乃营阴不足,胃气失于润养使然,法宜益气养阴,安神和胃。

太子参15g,炙黄芪10g,淮山药15g,茯神15g,北沙参15g,麦冬12g,五味子5g,川石斛15g,白芍10g,莲肉15g,酸枣仁15g,炙甘草3g。

三诊:2007年9月30日。

药后症状进一步改善,嘈杂感已少,胃中较为舒适,饥饿,心慌等症状均少出现。原方加陈皮5g,枳壳10g,兼调脾胃之气。

【按】本案患者,嘈杂半年,胃中易饥,头昏心慌,舌苔薄白,质淡红,脉细,辨证为中虚胃弱,气阴两虚,故一诊时,治疗以补益气阴,健脾和胃为主,方取参苓白术散、生脉饮之意化裁。药后症减,但仍营阴不足,胃失濡润,二诊时改归脾汤合沙参麦冬汤意化裁。吴鞠通云:"复胃阴者莫若甘寒,复酸味者,酸甘化阴也。"方中将酸味之酸枣仁、五味子、白芍与甘味之莲肉、麦冬、甘草相互配合使用,达到酸甘化阴,增强养阴生津的目的。这一疗法可以广泛应用于脾胃内伤疾病,能滋助五脏之阴,尤以养胃阴为长。药后症状改善明显,效不更方,三诊原法续进,加陈皮,枳壳,以防滋腻碍胃,兼调脾胃之气。

案例3

蔡某,男,56岁。

初诊:2013年4月2日。

患者近两个月来,经常恶心呕吐,多于进食后即吐,呕吐少量酸苦水和食物,胃中嘈杂灼热,口干咽苦,大便秘结,胃脘痞胀,舌红少津,脉细。胃镜检查为慢性轻度萎缩性胃炎伴肠化生,HP(+)。

辨证:胃阴不足,胃失和降。

治法:滋养胃阴,降逆和胃。

方药:北沙参15g,麦冬12g,肥玉竹10g,天花粉15g,川石斛15g,黄芩10g,橘皮6g,炒竹茹10g,枳壳10g,枇杷叶10g,火麻仁15g,瓜蒌仁15g,莱菔子15g。

二诊:2013年4月9日。

呕吐渐少,大便已通,唯口干口苦,胃中灼热。舌质偏红,脉细。胃阴未复,虚火内灼。仍当甘凉滋阴,以降虚火。

大生地15g,北沙参15g,麦冬12g,肥玉竹10g,炙乌梅5g,白芍10g,炙甘草3g,黄芩10g,橘皮6g,炒竹茹10g,枇杷叶10g,枳实10g,瓜蒌仁15g。

三诊:2013年4月23日。

近半月来,呕吐未作,口干口苦及胃中嘈杂灼热感俱有改善,大便已通。胃阴渐复,胃气初和,宜以前法增损。原方去黄芩、枇杷叶;加太子参15g,枳壳10g,绿萼梅5g,调理善后。

【按】本案患者以呕吐酸苦水,胃中灼热,口干咽苦,大便秘结,舌红少津,脉细为主症,辨证为胃阴不足,虚火内灼,胃失和降。胃属阳土,忌刚用柔,宜凉宜润。治疗予滋阴清热,降逆和胃。一诊时,选用沙参麦冬汤、橘皮竹茹汤之意化裁,兼以枳壳、火麻仁、瓜蒌仁、莱菔子通腑润肠。药后腑气已通,但虚火未除,阴津未复,胃失和降。二诊治疗仍予原法再进,方取益胃汤、芍药甘草汤、橘皮竹茹汤、小陷胸汤之意化裁,增强滋阴清热之力。投药后诸症均有缓解,三诊时,去清降之黄芩、枇杷叶,加太子参、枳壳、绿萼梅,调理善后,巩固治效。叶天士曰"甘凉濡润以养胃阴,则津液来复,使之通降而已矣",此之谓也。

案例4

姜某,女,36岁。

初诊:2010年10月27日。

患者泛酸、口苦两个月余,伴嗳气,胃脘胀痛,右胁下不舒,性情急躁,食欲不振,服奥美拉唑等药物可暂时缓解,口中干苦,咽部有灼热感,大便偏溏。胃镜检查:慢性浅表萎缩性胃炎伴肠化生,出血部位局灶黏膜糜烂,HP(++),已经抗菌治疗,但反复再感,近查C14提示(+)。舌质偏红,苔薄黄腻,脉细弦。

辨证:肝郁化热,胃失和降。

治法:泄肝和胃,苦降辛开。

方药:川连3g,淡吴萸1.5g,陈皮5g,法半夏10g,枳壳10g,炒竹茹10g,茯苓15g,川朴10g,白芍10g,煅瓦楞粉(包煎)30g,黄芩10g,仙鹤草15g。

二诊:2010年11月3日。

泛酸、嗳气较少，口干苦，右胁下仍有胀闷感，大便不实。舌苔薄白腻，脉细弦。肝气未疏，郁热未清。治拟前法增损。

川连 3g，淡吴萸 1.5g，法半夏 10g，陈皮 5g，枳壳 10g，黄芩 10g，炒竹茹 10g，茯苓 15g，郁金 10g，炒白芍 10g，炙甘草 3g，焦楂曲（各）15g，仙鹤草 15g。

三诊：2010 年 11 月 17 日。

泛酸和咽部灼热感已明显减少，大便时干时溏，口微苦，舌苔薄白，脉细弦。肝胃不和，脾运未健，转以健脾和胃，以助运化。原方去黄芩、炒竹茹；加炒党参 15g，炒白术 10g，淮山药 15g。

【按】本案病机为肝胃郁热，湿热中阻，胃失和降。治予清泄肝火，降逆和胃。方取左金丸合温胆汤化裁。患者胃镜检查：慢性浅表萎缩性胃炎伴肠化生，胃窦部位局灶黏膜糜烂，幽门螺杆菌 HP（++），黄芩、仙鹤草既可清化湿热，又有抑制幽门螺杆菌感染作用。药后症状虽减而未已，二诊去鼓再进。三诊时郁热已轻，而肝胃未和，脾运不健，故去苦寒之黄芩、竹茹，加党参、白术、淮山药健脾助运。

案例 5

曹某，女，64 岁。

初诊：2006 年 5 月 24 日。

患者素有胃病史多年，曾查胃镜为慢性萎缩性胃炎伴肠化生，近来泛酸、嗳气频作，口干口苦，胸膈及胃脘烧灼难受，性情急躁，咽部闷塞如有异物，咳痰量少白黏，食欲不振，大便溏烂，舌质红，苔薄黄，脉细弦。

辨证：肝胃不和，郁而化热。

治法：清泄郁热，疏和降逆。

方药：旋覆花（包煎）10g，代赭石（包煎）30g，川连 3g，淡吴萸 1.5g，煅瓦楞粉（包煎）30g，法半夏 10g，陈皮 6g，枳壳 10g，苏梗 10g，炒竹茹 10g，炒山栀 10g，生甘草 3g。

二诊：2006 年 6 月 1 日。

嗳气泛酸渐少，烧灼感亦较前减轻，唯口中干苦，咽部闷堵，大便较溏。舌苔薄黄质红，脉细弦。郁热未清，胃气尚未和降。再以疏降调气，清泄郁热治之。

旋覆花（包煎）10g，代赭石（包煎）30g，川连 3g，淡吴萸 1.5g，苏梗 10g，枳壳 10g，桔梗 6g，法半夏 10g，陈皮 5g，南沙参 15g，煅瓦楞粉（包煎）30g，炒建曲 15g。

三诊：2006 年 6 月 8 日。

泛酸、烧灼感基本消失，咽部较少堵塞，大便或干或溏，腹部有时饱胀，嗳气不多。舌苔薄白腻，脉细小弦。肝胃郁热渐清，脾虚未复，予益气健脾，疏和胃气再进。

太子参 15g,炒白术 10g,茯苓 15g,淮山药 15g,木香 10g,砂仁(后下)3g,陈皮 5g,法半夏 10g,枳壳 10g,苏梗 10g,炙甘草 3g,蒲公英 15g。

【按】本案胃病日久,肝气郁结,郁而化热,横逆犯胃,以致泛酸、嗳气、口苦、烧灼。华岫云曰"肝病必犯土,是侮其所胜也……若一犯胃,则恶心干呕,脘痞下食,吐酸水、涎沫;克脾,则腹胀,便或溏或不爽,肢冷肌麻。"治以清泄郁热,疏和降逆。方取左金丸苦降辛散;旋覆花、代赭石,降逆下气;陈皮、半夏行气和胃;山栀、竹茹清热止呕;枳壳、苏梗宽中和胃;瓦楞子化痰、制酸。药后症状改善。因虑其苦寒太过,易伤胃阳,故二诊时去山栀、竹茹,加沙参等养阴和胃。药后肝胃郁热渐清,而脾虚不运,腹胀、便溏,再以香砂六君丸化裁,益气健脾,疏和胃气。全案治法用药,紧扣病机,突出辨证,取效颇良。

案例 6

尤某,女,72 岁。

初诊:2008 年 12 月 9 日。

患者近数月来泛吐清水,晨起较多,口中渗涎,胃部胀满,食欲不振,便溏不爽,四肢欠温,腹部畏寒怯冷,背部尤觉冷风袭入。胃镜检查:慢性浅表萎缩性胃炎伴肠化生,HP(-)。舌质偏淡,苔薄白,边有齿印,脉沉细。

辨证:中焦虚寒,胃气失和。

治法:益气健脾,温中和胃。

方药:炒党参 15g,炒白术 10g,茯苓 15g,姜半夏 10g,陈皮 5g,制附片 5g,淡吴萸 5g,益智仁 10g,木香 6g,砂仁(后下)3g,炙甘草 3g,生姜 3 片(自备)。

二诊:2008 年 12 月 17 日。

药后泛吐清水有所减少,胃胀已轻,大便仍溏,背部怕冷。舌苔薄白质淡,边有齿印,脉细。中虚胃寒,阳气不足,再拟温运中阳,调和胃气。

炒党参 15g,炒白术 10g,炮姜 3g,姜半夏 10g,陈皮 5g,制附片 5g,淡吴萸 3g,桂枝 5g,白芍 10g,砂仁(后下)3g,炙甘草 3g,益智仁 10g,乌贼骨 15g,生姜 3 片(自备)。

三诊:2008 年 12 月 22 日。

服药以来,诸症俱减,清水已少,畏寒怕冷症状减轻,大便转实。舌苔薄白脉细。脾胃之阳初复,阴寒减消,运化功能还宜调治。原方去制附片、淡吴萸、生姜;加茯苓 15g,煨木香 10g,炒建曲 15g。患者以温中和胃为主,治疗一个月左右调理至愈。

【按】本案以泛吐清水,便溏不爽,四肢欠温,腹部畏寒,脉沉细为特点,乃中焦虚寒,中阳不振之象。阳虚之体,非温不和,治以益气健脾,温中和胃。方选香砂六君丸健脾和胃,加吴茱萸温胃散寒,制附片温振中阳,益智仁温脾摄涎,药后症虽稍减,痼寒未散。故二诊再加炮姜、桂枝以增散寒祛阴,温运中阳之力。三诊时,脾胃之阳已复,中焦阴寒渐消,仍用香砂六君丸化裁,健脾理气,温中和胃,调理至愈。

六、腹胀

案例1

陈某,男,94岁。

初诊:2013年12月5日。

患者高龄体质虚弱,患有多种慢性疾病。一年前,腹部饱胀,B超检查:脂肪肝,大量腹水形成;生化检查:肝功能不全;营养不良,下肢凹陷性水肿。会诊时腹部膨大,青筋显露,气喘难卧,不思纳谷,尿少,大便数日一次呈散渣状。舌体胖大,质淡,边有齿印,苔薄白,脉细弱。

辨证:脾肾虚衰,水湿停聚。

治法:温阳健脾,利水消肿。

方药:生黄芪30g,炒党参15g,炒白术10g,猪茯苓(各)15g,泽兰泻(各)10g,汉防己10g,制附片10g,桂枝5g,大腹皮15g,陈葫芦瓢30g,车前子(包煎)15g,厚朴10g,川椒目6g,炙甘草3g。

二诊:2013年12月12日。

再次会诊,诉小便增多,腹部宽松,舌淡苔白,脉细弱。脏器功能衰退,阳虚水泛。"足太阴虚则膨胀",仍当温阳运脾,使水湿从小便而去为治。

生黄芪30g,炒党参15g,炒白术10g,猪茯苓(各)15g,泽兰泻(各)10g,大腹皮15g,炮姜3g,制附片10g,淮山药15g,肉桂(后下)3g,川椒目6g,车前子(包煎)15g,炙甘草3g。

三诊:2013年12月26日。

连服温脾利水之药14剂,小便量显著增多,腹部宽松,腰围较前缩小,唯下肢仍有水肿,食欲欠振。舌苔薄白,脉细。肺脾肾三脏虚衰,法从温补为先。拟再益气健脾,佐以行气利水。

炙黄芪15g,炒党参15g,炒白术10g,猪茯苓(各)15g,青陈皮(各)5g,淮山药15g,大腹皮15g,炒苡仁15g,制附片5g,泽泻10g,桂枝5g,枳壳10g,炙鸡金10g,汉防己10g,炙甘草3g。

【按】本案患者,九旬高龄,久虚不复。因肺失通调,脾失运化,肾失温煦,以致水湿内停,而成臌胀、水肿之症。叶桂《三时伏气外感篇》云"凡病皆本乎阴阳,通表里小便,乃宣经气,利腑气,是阳病治法;暖水脏、温脾肾,补土以驱水,是阴病治法。治肺痹以轻开上,治脾必佐温通。"故方取五苓散、防己茯苓汤、实脾饮加减,以健脾益气,通阳利水。药后尿量增多,水湿从小便而去,肚腹渐松。二诊又以附子理中丸、五苓散化裁。健脾温阳,行气利水,使水湿再去。

三诊仍以补脾温阳为先,佐以行气利水。击鼓再进。前人说"治胀必以通阳为务",但利水不行气亦非其治也,故全方每以大腹皮、厚朴、枳壳以行气宽中,陈葫芦瓢、车前子、川椒目利水消肿,为临证常配之药。

案例2

徐某,女,49岁。

初诊:2010年5月19日。

患者脘腹痞胀一年余,近因饮食不慎,复加郁闷恼怒致症状加重,胃胀嗳气,口干口苦,时欲呕恶,口气臭秽,矢气多,大便干结,小便色黄,夜不安寐,舌质红,舌苔黄腻,脉细弦。胃镜检查:慢性浅表萎缩性胃炎,HP(-)。

辨证:湿热内蕴,气机不利。

治法:清热化湿,和胃消痞。

方药:黄连3g、炒竹茹10g、陈皮6g、茯苓15g、法半夏10g、枳壳10g、大生地15g、瓜蒌仁15g、木香10g、槟榔10g、佛手10g、川朴10g、夜交藤15g。

二诊:2010年5月27日。

脘腹胀满减而未已,口干口苦略少,食欲较前增加,便通,日行一次,舌质偏红,苔薄白腻,脉细弦。湿热阻胃,气郁未和,拟再清化和中。

川连3g、陈皮5g、法半夏10g、茯苓15g、炒竹茹10g、枳壳10g、佛手10g、木香10g、砂仁(后下)3g、苏梗10g、瓜蒌仁15g、炒谷芽15g、石见穿15g。

【按】本案患者属"痞满",综合临床表现辨证为湿热内蕴,气机不利,治当清热化湿,和胃消痞。方选黄连温胆汤加减,药用黄连清热和胃,除烦安神;茯苓健脾利湿;陈皮、法半夏,理气和胃化痰;竹茹、瓜蒌仁,清热化痰;枳壳、木香、槟榔、川朴、佛手,疏肝理气和胃;生地养阴清热;夜交藤养心安神。

案例3

秦某,男,45岁。

初诊:2007年9月25日。

患者向日好饮,有中度脂肪肝。4个月前工作变动后,思绪不安,自觉上腹部胀满堵塞,引及肝区、后背,亦有胀痛感,嗳气频频,饮食少味。近十多天来,胃胀尤甚,烦躁易怒,口干微苦,头昏,夜不能寐。苔薄白腻,脉细弦。

辨证:肝郁气滞,胃失和降。

治法:疏达肝气,和胃降逆。

方药:炒柴胡5g、枳壳10g、郁金10g、川楝子10g、玄胡索10g、制香附10g、青陈皮(各)5g、苏梗10g、白芍15g、冬桑叶10g、丹皮10g、合欢皮10g、炙甘草3g。

二诊:2007年10月10日。

上腹痞胀渐消,嗳气亦少,唯口中黏腻发苦,便溏,舌质偏红,苔薄白腻,脉细弦。肝气不畅,犯胃克脾,再以疏和为法。

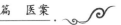

苏梗 10g,枳壳 10g,郁金 10g,川楝子 10g,青陈皮(各)5g,白芍 15g,紫丹参 10g,生山楂 15g,泽泻 10g,淮山药 15g,炒白术 10g,茯苓 15g。

【按】本案患者有长期饮酒史,酒毒伤肝,又加情志失调,肝失疏泄,气机不畅,故见上腹部胀满堵塞,引及肝区、后背,亦有胀痛感;木郁克土,肝气犯胃,胃失和降,故见嗳气频频,饮食少味;气郁化火,肝阳上亢,故见头昏、烦躁易怒,夜不能寐,口干微苦;脉弦为肝气郁结之象。治当疏达肝气,和胃降逆,方选四逆散合金铃子散加减,药用柴胡、枳壳、郁金、青皮,疏肝解郁;川楝子、玄胡索、制香附,理气活血止痛;陈皮、苏梗,理气和胃;丹皮、桑叶清泄肝热;合欢皮开郁安神。二诊时患者肝热渐平,故去清泄肝热之品,而以理气和胃为治。

案例 4

钱某,女,55 岁。

初诊:2008 年 4 月 29 日。

患者素来体虚,饮食量少。两个月前复加烦劳,食少腹胀,纳谷无味,饭后胀满尤甚,倦怠乏力,大便干稀不调、排出费时不畅。舌苔薄白,脉细弱。

辨证:脾失健运,腑气不畅。

治法:益气健脾,疏调气机。

方药:炒党参 15g,炒白术 10g,淮山药 30g,茯苓 15g,陈皮 6g,炒苡仁 15g,木香 10g,砂仁(后下)3g,炒枳壳 10g,莱菔子 15g,炙甘草 3g。

二诊:2008 年 5 月 10 日。

腹胀减轻,食欲有所改善,舌苔薄白,脉细。中虚气滞,腑气不畅,宜再健脾和胃,行气畅中。

炒党参 15g,炒白术 10g,茯苓 15g,怀山药 15g,木香 10g,砂仁(后下)3g,法半夏 10g,炒枳壳 10g,川朴 10g,炙甘草 3g,炒白芍 15g,炒谷麦芽(各)15g,莱菔子 15g。

【按】本案患者素体脾虚,运化不健,复加劳倦,脾气更伤,故见食少,纳谷无味,饭后胀满尤甚;脾虚不运,气血生化之源,故见倦怠乏力;气虚推动无力,气机阻滞,故见腹胀,大便干稀不调、排出费时不畅;脉细弱为气血不足之象。治当益气健脾,疏调气机,方选香砂六君子汤、参苓白术散合方加减,药用党参、白术、淮山药、茯苓、苡仁,益气健脾;陈皮、枳壳、木香、砂仁,理气助运;白芍、炙甘草,酸甘化阴,缓急止痛;莱菔子降气消食。

七、腹痛

案例 1

徐某,男,43 岁。

初诊:2012 年 12 月 6 日。

患者近来当脐而痛,既往有类似疼痛,时轻时剧,已服过较多药物,终难愈止,痛时常伴脘腹痞塞,或有刺痛感,饮酒后,大便不调,舌苔薄白,脉细。曾查胃镜示慢性浅表性胃炎,余未发现异常。

辨证:脾气虚冷,气血不和。

治法:益气温中,行气和血。

方药:炒党参 15g,炒白术 10g,云茯苓 15g,炮姜 3g,陈皮 5g,木香 6g,白芍 10g,炙甘草 3g,炙五灵脂 10g,玄胡索 10g,肉豆蔻 5g,没药 5g。

二诊:2012 年 12 月 20 日。

中焦虚冷,血郁而痛,当脐疼痛药后已止,唯腹中畏寒,舌苔薄白,脉细,原法加减再进。

【按】本案患者腹痛,证属脾气虚冷,气血不和。中阳不足,阳虚则生内寒,血得寒则凝,不通而痛;脾虚不运,故见脘腹痞塞,大便不调。治当益气温中,行气和血,方选理中丸、手拈散加减,药用党参、白术、茯苓,益气健脾;干姜、肉豆蔻,温阳散寒;陈皮、木香,理气助运;白芍、甘草,缓急止痛;延胡索、没药、五灵脂,行气活血,化瘀止痛。

案例 2

孙某,女,50 岁。

初诊:2011 年 8 月 17 日。

腹痛偏于少腹或脐周,得矢气疼痛缓解,妇科检查:慢性盆腔炎症,服药后未能缓解,腹部怕冷,得温则舒,大便偏溏。舌淡红,苔薄白,脉细弦。

辨证:下元虚冷,气机不调。

治法:温养脾肾,疏泄厥阴。

方药:炒党参 15g,炒白术 10g,炮姜 3g,木香 10g,枳壳 10g,制香附 10g,台乌药 10g,肉桂(后下)3g,小茴香 5g,炙五灵脂 10g,沉香曲 12g,白芍 15g,炙甘草 3g。

二诊:2011 年 8 月 27 日。

药后腹痛缓解,大便不实,舌苔薄白,脉细。中焦寒凝,气滞未畅,治再原方加减,原方去党参、白术,加川朴 10g,苏梗 10g。

三诊:2011 年 11 月 6 日。

腹部胀痛,触之有包块隆起,矢气可消。舌苔薄白,脉细弦。再予疏泄厥阴,温经理气。

台乌药 10g,制香附 10g,川楝子 10g,小茴香 5g,肉桂(后下)3g,枳壳 10g,川朴 10g,莱菔子 15g,青陈皮(各)5g,木香 10g,淡吴萸 3g,炙五灵脂 10g,白芍 10g,炙甘草 3g。

【按】患者腹痛,便后痛减,腹部怕冷,伴有腹胀,证属下元虚冷,气机不调,故治疗以温养中焦,佐以疏泄厥少为法,方选理中丸合天台乌药散加减。药用党参、白术、炙甘草、干姜、肉桂温补脾胃;川楝子、台乌药、制香附、青陈皮,疏肝行气,木香、槟榔、枳壳、川朴,下气除满;脐周疼痛,痛有定处,此为瘀,以小茴香、五灵脂温通和血,化瘀止痛。二诊腹痛已缓,但气滞仍见,故加川朴、苏梗疏理气机。三诊诉痛甚有包块隆起,得矢气则舒,此属肝气郁结,以天台乌药散疏泄厥阴,药用肉桂、淡吴萸暖肝散寒,配合芍药甘草汤柔肝缓急止痛。

案例 3

陈某,女,41 岁。

初诊:2007 年 5 月 8 日。

患者小腹偏左疼痛间作 2 年余,其痛势隐隐,既往有腹部手术史。月经色黑有块,腹冷畏冷,偶伴腹胀,二便尚调,查腹部及妇科 B 超未见异常。舌苔薄白,脉细。

辨证:下焦虚冷,气滞血凝。

治法:温经散寒,理气和血。

方药:炒党参 15g,炙黄芪 15g,炮姜 3g,桂枝 5g,赤芍 10g,当归 10g,小茴香 5g,台乌药 10g,川楝子 10g,青皮 6g,紫丹参 10g,枳壳 10g,益母草 15g。

二诊:2007 年 5 月 28 日

左下腹疼痛已减,腹部未胀,舌苔薄白,质淡红,脉细。寒凝气滞,下元虚寒渐得温散,治再培中补虚,调肝运脾,温经散寒。上方去丹参、益母草、枳壳、桂枝,加淡吴萸 3g,肉桂(后下)3g,制香附 10g。

【按】本案患者腹痛位于小腹偏左,属肝经分野,又有腹部手术病史,气滞血瘀并见,不通而痛;月经色黑有块为内有瘀血之象;病经日久,气血受损,下焦虚冷,故见疼痛隐隐,腹部怕冷。治当以温经散寒,理气和血为法。药用党参、黄芪、当归益气生血;炮姜、桂枝、小茴香温经散寒,台乌药、川楝子、青皮、枳壳疏肝行气止痛,赤芍、紫丹参、益母草活血调经。二诊腹部胀痛已减,改用制香附行气止痛,加淡吴萸、肉桂暖肝散寒,以增其效。

案例 4

陈某,男,26 岁。

患者三年前诊断为克罗恩病,近期复查肠镜:回盲部、乙状结肠、直肠黏膜中度慢性炎症,活动性,伴炎性渗出,并见肉芽肿样结构。近大半年来,左下腹隐痛不已,有时阵发加剧。腹部畏冷,喜暖喜按,口干,食欲欠振,大便不实,夹有多量黏液、无脓血。舌质偏红,苔薄白腻,脉细。

辨证:脾虚夹滞,运化失常。

治法:温中健脾,佐以清化。

方药:炒党参 10g,炒白术 10g,炮姜 3g,川连 3g,制附片 5g,制军 5g,炙乌梅 5g,炒白芍 10g,煨木香 10g,陈皮 5g,川朴 10g,马齿苋 30g,焦楂曲(各)15g,炙甘草 3g。

二诊:2009 年 1 月 20 日。

药后腹痛渐得缓解,大便成形,每日一次,便中黏液见少,舌苔薄白质偏红,脉细。久泻脾虚,中阳不运,肠腑湿热积滞未清,虚实夹杂。仍当寒温并进,温阳健脾,兼以清化导滞。

炒党参 10g,炒白术 10g,炮姜 3g,川连 3g,制附片 5g,制军 5g,炙乌梅 5g,炒白芍 10g,炒防风 10g,陈皮 6g,台乌药 10g,秦皮 10g,焦楂曲(各)15g,炙甘草 3g。

三诊:2009 年 2 月 4 日。

腹痛发作已少,大便基本成形,黏液偶然见到。舌苔薄白,脉细。脾运初复,肠腑湿热渐清,然究属难治性肠病,每易复发。嘱饮食、寒温调摄,兼以药物调治。

【按】本案患者食欲欠振,大便不实,为脾虚运化失健所致;脾虚泄泻日久,气虚及阳,故见腹部畏冷,喜暖喜按;大便夹有多量黏液、舌苔白腻为湿邪阻滞之象;泄泻伤津,故见口干。综合其临床表现,辨证为脾虚夹滞,运化失常,治当温中健脾,佐以清化。方选连理汤加减,药用党参、白术、陈皮,益气健脾;炮姜、附片,补火暖土;川连、制军、马齿苋,清化湿热;乌梅、白芍、炙甘草,酸敛涩肠,缓急止痛;木香、川朴行气止痛;焦楂曲消食导滞。二诊患者腹痛渐得缓解,大便成形,药证合拍,原法再进,增乌药善走肝经,理气止痛,加防风辛燥胜湿,亦取痛泻要方调和肝脾之意。

案例 5

谭某,女,36 岁。

初诊:2013 年 4 月 8 日。

患者少腹疼痛月余,偏于两侧,有坠胀感,得温则缓。经前腹痛易作,经血偏黯,头晕乏力,排便不畅,数日一行;面色少华,舌质淡,苔薄白,脉细。

辨证:寒凝经脉,气血亏虚。

治法:温经行气,补益气血。

方药:炙黄芪 15g,当归 10g,川芎 6g,白芍 10g,熟地 15g,砂仁(后下)3g,台乌药 10g,小茴香 5g,肉桂(后下)3g,制香附 10g,枳壳 10g,紫丹参 15g,火麻仁 15g,炙甘草 3g。

二诊:2013 年 4 月 22 日。

药后症状改善,少腹疼痛已缓解,大便质软通畅,舌苔薄白,脉细。气血亏虚,寒凝肝经,治再温补疏泄,以调冲任。

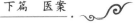

炙黄芪15g,炒党参15g,炒白术10g,茯神15g,当归10g,白芍10g,紫丹参15g,艾叶10g,肉桂(后下)3g,青陈皮(各)5g,枳壳10g,台乌药10g,火麻仁15g,炙甘草3g。

三诊:2013年5月6日。

腹痛未作,月经尚调,经血色红不黯。原法再进。原方去火麻仁、艾叶,加枸杞子15g,酸枣仁15g,补气养血,调养心神。

【按】患者少腹疼痛,偏于两侧,得温则缓,为寒邪凝滞肝脉,不通而痛;腹痛每发于月经前,经血色黯,为气血瘀滞之象;头晕乏力,面色少华,腹部有坠胀感,排便不畅,数日一行,舌质淡,脉细,为气血亏虚之象;综合其临床表现,辨证为寒凝经脉,气血亏虚,治当温经行气,补益气血,方选当归补血汤、艾附暖宫丸加减。药用炙黄芪、当归、白芍、熟地、川芎补气养血;台乌药、枳壳、香附行气止痛,艾叶、小茴香、肉桂暖肝温经散寒;火麻仁润肠通便。二诊患者少腹疼痛已缓解,大便质软通畅。

八、泄泻

案例1

王某,男,40岁。

初诊:2005年7月12日。

患者因饮食不节,复感暑湿,腹泻伴肠鸣腹痛三天,日行数次,夹有少量黄色黏冻,肛门灼热,口干,舌苔淡黄浊腻,脉濡数。

辨证:暑湿伤中,胃肠不和。

治法:清热化湿,理气和中。

方药:煨葛根15g,川连3g,黄芩10g,陈皮5g,茯苓15g,大腹皮15g,泽泻10g,藿香10g,车前子(包煎)15g,木香6g,焦山楂15g。

【按】患者病值长夏季节,暑湿盛行,又加饮食不洁,伤及脾胃,内外湿邪交困,运化失职,升降失调,清浊不分,相混而下。正如《景岳全书·泄泻》所说:"若饮食失节,起居不时,以致脾胃受伤,则水反为湿,谷反为滞,精华之气不能输化,乃致合污下降而泻痢作矣。"暑湿伤中,清浊相混,故见大便溏泄、夹有黄色黏液,舌苔黄腻而厚。暑热伤阴耗液,故见腹中烧灼、口干,舌红中裂。治当清热化湿,理气和中,方选葛根芩连汤加减。药用葛根升清止泻;黄连、黄芩清肠化湿;藿香、木香、陈皮燥湿醒脾,行气助运;茯苓、泽泻、车前子淡渗利湿;焦山楂消食助运。此乃"治湿不利小便非其治也",故清肠化湿与淡渗之品配合而取效。

案例2

巩某,男,58岁。

初诊:2009年11月2日。

患者慢性溏泄二十余年,时愈时泻,曾查肠镜示慢性结肠炎。近因情志不畅及受凉再发,便下稀溏,每日 3 ~ 4 次,伴有腹痛肠鸣,舌质偏淡,苔薄白腻,脉细。

辨证:肝脾不调,脾阳不运。

治法:疏肝运脾。

方药:陈皮 6g,炒防风 10g,炒白术 10g,白芍 10g,制香附 10g,枳壳 10g,台乌药 10g,炮姜炭 3g,肉豆蔻 5g,煨木香 10g,沉香曲 12g,炙甘草 3g。

二诊:2009 年 11 月 16 日。

药后症状改善,大便已成形,无腹痛肠鸣,舌质淡,苔薄白,脉细。脾阳不振,运化无权。上方加炒党参 15g,制附子 5g。续服调治。

三诊:2009 年 12 月 1 日。

溏泄已少,受凉或生气后腹部痞胀,或伴便溏,苔薄白,脉细。治再温阳运脾,理气调中。原方再服。后来复诊,据云很少腹泻,腹部较舒。

【按】患者慢性溏泄,常因情志不畅而诱发,总因情志失调以致肝气不舒,肝木横逆乘犯脾土,脾失健运,升降失调,清浊不分,而成泄泻。"痛责之肝,泻责之脾"。《景岳全书·泄泻》曰:"凡遇怒气便作泄泻者,必先以怒时夹食,致伤脾胃,故但有所犯,即随触而发,此肝脾二脏之病也。盖以肝木克土,脾气受伤而然。"泄泻迁延日久,气虚及阳,火不暖土,失于温煦,故见舌质淡,受凉则诱发泄泻。初诊先予调和肝脾,首选痛泻要方为基础,加炮姜炭、肉豆蔻,补火暖土,温中止泻。二诊患者大便已成形,无腹痛肠鸣,加强温补中焦,以助运化,故加党参、附子,益气助阳。

案例 3

高某,男,42 岁。

初诊:2006 年 10 月 31 日。

患者慢性泄泻 3 ~ 4 年,日 2 ~ 3 次,多则 6 ~ 7 次,夹有完谷不化,腹部时觉冷痛,常年需用肚兜保温,形体消瘦,纳谷不香。查肠镜示慢性结肠炎。舌质淡,边有齿印,苔薄白,脉细。

辨证:脾肾阳虚,运化无权。

治法:温肾暖脾,涩肠止泻。

方药:炒党参 15g,炒白术芍(各)10g,炮姜炭 5g,制附片 5g,煨木香 10g,淡吴萸 3g,肉豆蔻 5g,陈皮 6g,台乌药 10g,焦楂曲(各)12g,炒诃子 10g,石榴皮 15g,炙甘草 3g。

二诊:2006 年 11 月 14 日。

便次渐已成形,腹部畏寒症状亦较前减轻。舌质偏淡,脉细。中焦虚寒,运化功能失常。久泻脾虚及肾,还从温补中焦,恢复脾运治之。

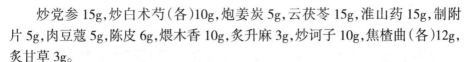

炒党参 15g,炒白术芍(各)10g,炮姜炭 5g,云茯苓 15g,淮山药 15g,制附片 5g,肉豆蔻 5g,陈皮 6g,煨木香 10g,炙升麻 3g,炒诃子 10g,焦楂曲(各)12g,炙甘草 3g。

三诊:2006 年 12 月 5 日。

大便成形,食欲好转,畏寒怕冷进一步改善。再以原法续进。原方去附片,加台乌药 10g,补骨脂 10g。

【按】患者泄泻伴腹部冷痛、畏寒,舌质淡,边有齿印,证属脾肾阳虚,运化无权。如《景岳全书·泄泻》曰:"肾为胃关,开窍于二阴,所以二便之开闭,皆肾脏之所主,今肾中阳气不足,则命门火衰,而阴寒独盛,故于子丑五更之后,当阳气未复,阴气盛极之时,即令人洞泄不止也。"火不暖土,脾失健运,故见完谷不化,纳谷不香。治当温肾暖脾,涩肠止泻,方选附子理中汤合四神丸合方加减。药用党参、白术,益气健脾;附子、炮姜、肉豆蔻、淡吴萸,补火暖土,温阳散寒;陈皮、木香、乌药,理气止痛;诃子、石榴皮,涩肠止泻;白芍、炙甘草,酸甘化阴,缓急止痛。二诊患者便次渐已成形,腹部畏寒症状亦较前减轻,治法仍以健脾助运为主,少佐炙升麻升提脾气。

案例4

李某,男,58 岁。

初诊:2008 年 5 月 7 日。

患者泄泻十余年,便溏与便秘时常交替出现。一个月前因饮食不慎致大便稀溏,日行 4~5 次,腹部时感胀满不适,形体偏瘦,神疲倦怠,据云近半年来体重下降 10 余斤。口干欲饮,纳差,舌红少苔,脉细。肠镜检查未发现明显异常。

辨证:脾胃虚弱,运化不健。

治法:益气健脾,以助运化。

方药:太子参 15g,炒白术 10g,茯苓 10g,淮山药 20g,炒扁豆 15g,白芍 15g,莲肉 15g,煨木香 6g,砂仁(后下)3g,焦神曲(各)15g,鸡内金 10g,炙甘草 5g。

二诊:2008 年 5 月 16 日。

药后症情有所改善,腹泻次数较前明显减少,食欲较好,腹胀减轻,口干,仍感乏力,舌质红,舌苔薄白,边有齿印,脉细。气阴两虚,脾运失常,治再补益脾胃,调运中焦。

炒党参 15g,炒白术 10g,云茯苓 15g,淮山药 30g,炒扁豆 15g,炮姜炭 5g,莲肉 15g,煨木香 10g,陈皮 5g,炙乌梅 5g,炒白芍 15g,焦神曲(各)15g,炙甘草 5g。

三诊:2008 年 5 月 27 日。

大便日行一次,成形,纳香,腹胀、乏力、口干症状明显改善,舌质淡红,苔薄白,脉细。上方去木香、焦楂曲,加鸡内金10g,炒谷麦芽(各)15g,续服调理。

【按】本案脾胃虚弱,运化不健,便溏与便秘交替出现;久泻阴液受损,气阴两伤,故见形体偏瘦,神疲倦怠,口干欲饮,纳差,舌红少苔,脉细。治当益气健脾,以助运化,方选参苓白术散加减。药用太子参、茯苓、炒白术、淮山药、莲子肉,健脾益气;白芍、炙甘草,酸甘化阴;木香、砂仁,理气化湿;焦神曲、炙鸡金,消导助运。二诊时患者腹泻次数较前明显减少,食欲较好,腹胀减轻,治再加强健脾助运,加炮姜炭,取理中汤之意补益中焦;加乌梅配合白芍酸收。三诊患者症状明显减轻,去木香以防久用香燥伤阴,而加用鸡内金、炒谷麦芽以消食助运。

案例5

秦某,男,37岁。

初诊:2007年11月6日。

慢性泄泻已近十年,肠镜检查为慢性结肠炎。大便溏薄,每日2~3次。黎明时肠鸣辘辘,必泻一次如水样。进早餐后也要泻一次方能出门,大便常夹完谷不化,四肢不温,腹部尤其怕冷,小便清长。食欲尚可,脘腹无胀痛。面色少华,形体偏瘦。舌质淡,苔薄白腻,边有齿印,脉沉细。多年来已服中西药较多,但泄泻未愈。久泻脾必虚,命门火衰于下。治法宜温补脾肾,固涩下元。

方药:制附片5g,炒党参15g,炒白术10g,炮姜炭3g,肉豆蔻5g,煨木香6g,补骨脂10g,益智仁10g,淡吴萸3g,炒白芍10g,陈皮5g,炙甘草3g。

二诊:2007年11月13日。

服药一周,大便有时成形,五更泄泻渐少。唯进食纳腻,大便仍溏,腹部怯寒。舌苔薄白,脉细。拟再温肾暖脾,涩肠止泻。

方药:炒党参15g,炒白术10g,炮姜炭3g,肉豆蔻5g,补骨脂10g,益智仁10g,巴戟肉15g,煨木香6g,炒白芍10g,炙升麻3g,炙甘草3g,焦楂曲(各)15g。

三诊:2007年11月27日。

腹泻基本已止,每日1~2次,多数成形。畏寒怕冷改善,据云多年来腹部不温之状现已少见。拟原法加减进治。原方加茯神15g,炙内金10g。

患者慢性泄泻近十年,命门火衰,中阳不运,固涩无权。经中药调治以来,泻止病愈,后来复诊随访,多年来未再作泻。

【按】本例为脾肾阳虚之泄泻,患者久泻不愈,下利清谷,系命门火衰于下,脾阳不运所致。治当温肾健脾,以复运化之常。故方取附子理中丸合四神丸加减化裁。药后泄泻渐止,畏寒怕冷症状改善。温补涩肠之法对于虚寒久泻,效果确良。方中又兼配益智仁、巴戟肉、炙升麻等味,意为加强温补肾阳,升提脾气之功。患者用药月余,虚寒改善,脾运得复,多年泄泻即愈。

案例 6

刘某,女,28 岁。

初诊:2009 年 12 月 16 日。

患者一年多前,于分娩后过于进补,加之受凉而泄泻不止。尤其近数月来,每日腹泻 4～5 次,内夹完谷不化,遇饮食不当或情怀不畅则肠鸣便泻,次数尤多。食后胃脘有饱胀感,形体消瘦,据云体重已下降 7～8kg。舌质偏淡,苔薄白,脉细弦。

辨证:肝郁脾虚,中阳不运。

治法:抑木扶土,温运中阳。

方药:炒党参 15g,炒白术 10g,陈皮 6g,炒防风 10g,云茯苓 15g,枳壳 10g,炮姜炭 5g,炒白芍 10g,肉豆蔻 5g,制香附 10g,煨木香 6g,炙甘草 3g。

二诊:2009 年 12 月 30 日。

服药以来,大便渐次成形,每日 1～2 次。唯进食油腻或稍遇风冷,大便仍然溏烂,肠鸣腹胀,矢气为快,四肢欠温,尤怕下冷水。舌淡,苔薄白,脉细弦。脾阳不振,运化失常,兼夹肝郁。治再调肝健脾,温运中土。

炒党参 15g,炒白术 10g,云茯苓 15g,炮姜炭 5g,陈皮 6g,炒防风 10g,炙乌梅 5g,白芍 10g,补骨脂 10g,肉豆蔻 5g,厚朴 10g,煨木香 6g,炙甘草 3g,炒建曲 15g。

三诊:2010 年 1 月 13 日。

大便基本成形,每日一次,肠鸣腹胀已少,食欲较振,怕冷症状亦觉明显改善,据云体重已有增加,夜寐欠安,入睡困难。舌苔薄白,脉细小弦。原法调治。原方去补骨脂、川朴;加酸枣仁 15g,合欢皮 10g。

后来复诊随访,泄泻未作,不怕风冷,体重恢复至原来状态。

【按】本例为脾虚夹郁之泄泻,病起于分娩之后,脾虚中阳不运,以致泄泻经久,内夹完谷不化。又因情怀抑郁,影响脾胃运化功能,而使腹胀、矢气、便泻增多,故方取理中丸合痛泻要方加减,温中健脾合疏解木郁兼治。泻久不愈,脾虚及肾,又兼配补骨脂、肉豆蔻等温肾固涩。"肝欲酸",故入乌梅、白芍敛肝涩肠。方药配伍颇有特色,思辨明晰,故药后取效良好。

案例 7

梁某,男,56 岁。

初诊:2010 年 4 月 12 日。

患者慢性泄泻七八年,肠镜检查为慢性结肠炎。每日腹泻 5～6 次,多为溏便,受凉或饮食不慎则泻下如水,伴肠鸣、腹痛。清晨必泻两次,泻后痛减。

大便夹有黏冻,肛门坠胀。已服用中西药颇多,未能治愈。舌质黯红,苔根白腻,脉细弦。

辨证:脾虚肝郁,肠腑积滞不清。

治法:疏调肝脾,兼化积滞。

方药:炒党参15g,炒白术10g,云茯苓15g,淮山药15g,陈皮6g,川朴10g,煨木香10g,川连3g,炒白芍10g,防风10g,枳壳10g,马齿苋30g。

二诊:2010年4月26日。

药后大便减为每日2~3次,仍未成形,黏冻已少,腹痛减而未已,肠鸣、肛门坠胀。舌苔根部白腻渐化,脉细弦。拟再和肝运脾,以化积滞。

炒党参15g,炒白术10g,云茯苓15g,青陈皮(各)6g,炒防风10g,煨木香10g,枳壳10g,制香附10g,白芍10g,炒苡仁15g,炒建曲15g,马齿苋30g。

三诊:2010年5月10日。

大便已成形,每日1~2次,腹痛已止,黏液未见,唯肛门仍有坠胀感。舌苔薄白,脉细弦。肠腑积滞渐清,脾运得复。治拟益气升清,健运脾胃。

炒党参15g,炒白术10g,茯苓15g,淮山药15g,炒扁豆15g,陈皮6g,木香5g,炒白芍10g,桔梗6g,炙升麻3g,炒防风10g,炙甘草3g,焦楂曲(各)15g,马齿苋30g。

四诊:2010年5月24日。

肝脾不调,脾虚夹滞,腹痛腹泻,大便黏冻,肛门坠胀,服药调治以来,诸症已见明显改善。现大便每日一次,无黏液,腹部不痛,肛门坠胀感亦轻。仍宜健脾运中,疏调气机。原方去炒扁豆、防风;加炒苡仁15g。

【按】本例泄泻病程较长,脾虚运化失常,兼夹气郁,肠腑积滞未清,故表现腹泻次多,夹有黏冻、腹痛、肠鸣等症。治法益气健脾,兼以调气化滞。方取四君子合痛泻要方加减以疏肝健脾,配川连、马齿苋兼以清肠化滞。药后大便渐次成形,黏冻已少,腹痛减轻。后因肛门坠胀未愈,认为乃气机升降功能失常所致,故在健脾的基础上,又配用桔梗、枳壳、炙升麻等药,以升清降浊,调理气机,遂使肛门坠胀症状得以改善。观其施治过程,辨证准确,立法处方紧扣病机,用药加减合于法度,故能取效较著。

九、久痢

案例1

王某,女,33岁。

初诊:2011年12月8日。

患者于2006年出现腹痛并伴有便脓血,经肠镜检查诊断为溃疡性结肠炎,病经五年,辗转治疗,经常复发。近来大便次数较多,日行3~4次,粪质偏

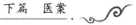

溏,夹有暗红色血液及白色黏液,纳谷不香,腹部冷痛时作,舌质淡红,苔薄白腻,脉细。

辨证:脾阳不振,肠腑湿热积滞。

治法:温运脾阳,清化湿热。

方药:炒党参15g,炒白术10g,茯苓15g,炮姜炭5g,煨葛根15g,川连3g,黄芩10g,陈皮5g,木香10g,炙乌梅5g,地榆炭15g,苦参15g,焦楂曲(各)12g,炙甘草3g。

灌肠方:川连5g,炒黄柏15g,地榆30g,白头翁30g,木香10g,赤石脂(包)30g,白芍10g,当归10g,锡类散(后入)2支,白及10g。

二诊:2011年12月22日。

大便渐次成形,便血及黏液亦减少,腹痛不明显,舌苔薄白,脉细。久痢久泻,本虚标实,脾虚为本,肠腑湿热为标,仍当标本兼顾。

炒党参10g,炒白术10g,茯苓15g,煨木香10g,川连3g,黄芩10g,炮姜炭5g,陈皮5g,炙乌梅5g,石榴皮15g,秦皮10g,焦楂曲(各)12g,炙甘草3g。

灌肠方:同前。

三诊:2012年1月5日。

脓血便已止,偶有少量黏液,大便成形较多,腹部未痛,舌苔薄白,脉细。原法再进,原方去秦皮、石榴皮,加淮山药15g;停用灌肠方,以口服汤药调治巩固。

【按】本案患者症见腹痛并伴有便脓血,属祖国医学之"肠澼"、"赤沃"及"痢疾"等范畴。病情反复发作,粪质偏溏,纳谷不香,证属脾阳不振,肠腑湿热积滞。治当温运脾阳,清化湿热,予口服配合灌肠法内外兼治,标本兼顾。口服方以理中汤合葛根芩连汤合方加减,药用党参、炒白术、茯苓、炙甘草,健脾益气;炮姜炭温阳;葛根升清止泻;川连、黄芩、地榆炭、苦参,清化湿热;陈皮、木香,理气助运;乌梅酸收止泻;焦楂曲消食助运。灌肠方以清化湿热、涩肠止泻为主,方选白头翁汤合赤石脂余禹粮方合方加减,其中赤石脂、锡类散、白及局部给药,涩肠止泻,保护肠黏膜。

案例2

周某,女,64岁。

初诊:2013年5月13日。

患者有溃疡性结肠炎病史三年,劳累及饮食不慎则容易发作。半个月前,因旅游时疲劳并饮食不调,病情复发,腹痛里急,下利脓血,赤多白少,便溏黏滞,日行3~5次,肛门坠胀,不思饮食,口中黏腻发苦,舌淡苔黄腻,边有齿痕,脉细弦滑。

辨证:脾虚为本,肠腑湿热为标。

治法:健脾清化,调气和血。

方药:炒党参15g,炒白术10g,茯苓15g,黄连5g,黄芩10g,陈皮5g,煨木香10g,白头翁15g,秦皮15g,炮姜3g,川厚朴10g,地榆炭15g,马齿苋30g,当归10g,炒白芍10g。

灌肠方:川连5g,黄芩15g,煨木香10g,陈皮6g,地榆炭30g,白头翁15g,马齿苋30g,秦皮15g,锡类散(后入)2支,赤石脂30g。浓煎100~150ml,保留灌肠,每日一次。

二诊:2013年5月31日。

药后黏液脓血便明显减少,腹痛不著,唯有大便溏薄,日行数次,苔薄白,脉滑。肠腑湿热未清,当健脾之中重在清肠化湿。

炒党参15g,炒白术10g,茯苓15g,当归10g,白芍10g,黄连3g,黄芩10g,陈皮5g,煨木香10g,煨葛根15g,马齿苋30g,炙甘草3g,地榆炭15g。

灌肠方:同上。

三诊:2013年6月15日。

大便每日一行,脓血便已止,偶有黏液,腹部不痛,苔薄白,脉细。肠腑湿热积滞渐清,拟再健脾清化,原方去马齿苋,续服调治。

【按】本案患者病已三年,反复发作,正伤邪恋,脾虚为本,肠腑湿热为标。湿热阻滞,肠腑气机不利,传导失司,故见腹痛里急,下利脓血,赤多白少,便溏黏滞,日行3~5次,肛门坠胀,不思饮食,口中黏腻发苦;舌苔黄腻,脉弦滑均为湿热之象。治当健脾清化,调气和血,采用内外同治,扶正祛邪并进。口服方以归芍六君子汤合白头翁汤合方加减,灌肠方以清肠化湿配合收涩护膜。二诊诸症缓解,进一步予健脾扶正,配合清利肠腑余邪,加用葛根芩连汤升清燥湿止泻。

案例3

张某,女,42岁。

初诊:2013年5月23日。

患者大便溏烂,带有黏液2个月余,无脓血及里急后重,既往有慢性结肠炎病史。胃脘痞胀不适,晨起恶心,口苦,尿黄,腹部隐痛,舌苔浊腻偏黄,边有齿痕,脉细弦。

辨证:湿热内蕴,胃肠不和。

治法:清热化湿,理气和中。

方药:川连3g,半夏10g,陈皮5g,枳壳10g,竹茹10g,茯苓15g,木香10g,砂仁(后下)3g,川朴10g,泽泻10g,马齿苋30g,焦楂曲(各)15g。

二诊:2013年6月9日。

药后大便有时成形,黏液减少,胃胀口苦改善,苔薄黄,脉细弦。脾虚蕴热,夹有积滞,治再健脾和胃,佐以清化。

炒党参 15g,炒白术 10g,茯苓 15g,炒白芍 10g,陈皮 5g,煨木香 10g,川朴 10g,煨葛根 15g,炒防风 10g,马齿苋 30g,炙甘草 3g,焦建曲 15g。

三诊:2013 年 6 月 15 日。

患者大便已成形,无黏液,腹部未痛,唯觉腹部畏寒,苔薄白,脉细。久泻脾虚,中阳不振,还宜温中健脾,佐以清化。原方加炮姜炭 5g,续进。

【按】本案患者胃肠同病,湿热蕴结中焦,胃失和降,故见胃脘痞胀不适,晨起恶心;湿热蕴结肠腑,大肠传导不利,故见腹部隐痛,大便溏烂,带有黏液;口苦,尿黄,舌苔浊腻偏黄均为湿热内蕴之象。治当清热化湿,理气和中,方选香砂六君子汤合温胆汤加减,并加马齿苋清肠化湿,焦楂曲消食助运。二诊患者大便渐成形,黏液减少,胃胀口苦改善,说明湿热减轻,而转以健脾和胃为重,减少苦寒之品。

案例 4

环某,男,70 岁。

初诊:2010 年 5 月 20 日。

患者素有腹泻史多年,劳累易发。一个月前饮食不慎致腹泻发作,泻下如水,日行 10 余次,有时夹有少量脓血黏液。曾在社区卫生院静脉滴注抗生素后,腹泻减而未已,自服黄连素亦无明显效果。肛门坠胀,肠鸣,下腹隐痛,喜暖畏寒,舌质红,苔淡黄腻,脉濡细。肠镜检查诊断:慢性结肠炎、增生性息肉。

辨证:脾阳不振,湿热内阻。

治法:温运脾阳,清化湿热。

方药:炒党参 10g,炒白术 10g,茯苓 15g,炮姜炭 5g,木香 10g,黄连 3g,厚朴 10g,枳壳 10g,白芍 10g,乌药 10g,苦参 10g,陈皮 6g,焦楂曲(各)15g,马齿苋 30g。

二诊:2010 年 5 月 28 日。

服药后大便次数减少,每日 2～3 次,水泻渐止,溏便为多,兼有少量黏液,无脓血。脾虚未复,肠腑积滞未清。治再温运清化,标本兼治。

炒党参 15g,炒白术 10g,茯苓 15g,炮姜炭 5g,木香 10g,黄芩 10g,陈皮 5g,炒白芍 15g,川朴 6g,炙甘草 3g,焦楂曲(各)15g,马齿苋 30g。

三诊:2010 年 6 月 4 日。

大便基本成形,每日 1～2 次,腹不痛,已无黏液,舌苔薄白腻,脉细。湿热积滞已清,脾运不健。原方去黄芩,加淮山药 15g,炒苡仁 15g。后经上方加减调治月余至愈。

【按】本案患者为慢性腹泻,病久伤正。因病发于劳累之后,复加饮食不慎,以致泻利发作,总为脾虚而夹肠腑湿热之候。本案患者脾阳不振,推动温煦无力,水湿难化,故腹痛畏寒,痞胀;水谷不化,精微下行,故大便不实;脾不升清,肛门坠胀;苔黄腻为湿热内阻之征。治当扶正祛邪并进,温运脾阳,清化湿热,方选连理汤为主方化裁,《医略六书》评连理汤全方能使"清阳敷布,而寒滞自化,升降如常",炮姜温运中焦,以散寒邪;党参、白术健脾化湿;厚朴、枳壳、乌药、木香、陈皮温中行气;黄连、苦参、马齿苋清利肠腑湿热。二诊时,湿热渐化,但脾气尚虚,故减苦寒之品,加强温运中阳。

案例 5

王某,女,39 岁。

初诊:2010 年 4 月 21 日。

患者有溃疡性结肠炎病史近 10 年,多次住院治疗,病情时有反复。一个月前因受凉复加劳累,致病情再次复发。现症大便溏泄,夹少量白色黏冻,每日 3～4 次,消瘦,食欲不振,食后腹胀,面色萎黄,四肢不温,腹部尤其畏寒,腰膝酸软,舌质淡,边有齿痕,脉沉细。

辨证:脾肾阳虚,寒湿内生。

治法:温补脾肾,化湿和中。

方药:党参 10g,炒白术 10g,炮姜炭 5g,茯苓 15g,炒苡仁 15g,肉豆蔻 5g,煨木香 10g,制附片 5g,炒扁豆 15g,淮山药 15g,乌药 10g,陈皮 6g,乌梅 5g,白芍 10g,炙甘草 3g。

二诊:2010 年 4 月 29 日。

用药后大便渐次成形,黏液已少,腹不痛,唯食纳不香,舌质淡红,苔薄白,脉细。原方加焦楂曲(各)12g,炒谷麦芽(各)15g。

三诊:2010 年 5 月 7 日。

大便基本成形,每日一次,据云这是近年来少有现象,体重已有增加,腹部怕冷症状改善,舌苔薄白,脉细。治再温肾暖脾,以振中阳。

炒党参 15g,炒白术 10g,炮姜 3g,茯苓 15g,补骨脂 10g,肉豆蔻 5g,陈皮 5g,煨木香 10g,炒白芍 10g,淮山药 15g,焦楂曲(各)15g,炙甘草 3g。

【按】本案患者病程日久,脾肾阳虚,火不暖土,阳虚则生内寒,故见大便溏泄,夹有白色黏冻,腹部畏寒;运化失职,气血生化乏源,肢体失养,故见食欲不振,食后腹胀,消瘦,面色萎黄;阳虚内寒,失于温煦,故见四肢不温,腰膝酸软。治当温补脾肾,化湿和中,方选附子理中汤、参苓白术散等加减。药用制附片、炮姜炭、肉豆蔻补火暖土;党参、白术、茯苓、淮山药、苡仁、扁豆,健脾化湿;木香、乌药、陈皮,理气助运;乌梅、白芍、炙甘草,酸甘化阴,缓急止痛。二诊诸症已平,唯胃纳欠佳,稍佐楂曲、谷麦芽等消食健胃;三诊时,寒湿已去,转以理中汤合四神丸加减温补脾肾以巩固疗效。

案例 6

杨某,男,33 岁。

初诊:2007 年 1 月 10 日。

患者慢性溃疡性结肠炎,病发于 2003 年,曾在北京某医院住院治疗,2005 年多次在省人民医院肠镜复查和治疗。长期口服柳氮磺吡啶,病情反复发作。近月来肛门坠胀,大便次多不畅,每日 4～6 次,大便中夹有少量鲜血与黏液,下腹隐痛,腹部喜暖,饮食减少,神疲乏力,舌质淡红,苔薄白腻,脉细。肠镜检查为:溃疡性结肠炎、管状腺瘤,伴腺上皮轻度不典型增生。

辨证:脾虚肝郁,肠腑湿热积滞。

治法:调和肝脾,清肠化湿。

方药:炒白术 10g,炒白芍 10g,川连 3g,煨木香 10g,炒防风 10g,陈皮 6g,炮姜炭 3g,乌梅炭 5g,白头翁 15g,枳壳 10g,黄芩 10g,焦楂曲(各)15g。

二诊:2007 年 1 月 24 日。

大便中血液黏冻已少,肛门坠胀感减轻,腹痛缓解,苔薄白,质淡红,脉细。原法再进。

三诊:2007 年 2 月 8 日。

大便日行一次,无脓血黏液,但有时溏烂黏腻,舌苔薄白,脉细。肠腑湿热瘀滞渐清,脾虚运化未复,治再调肝运脾,化湿清热。原方加淮山药 15g,石榴皮 15g。

【按】本案患者病程日久,反复发作,久病伤及脾气,脾虚肝郁,积滞不清,肠腑传导不利,故见大便次多不畅,便中夹有少量鲜血与黏液,下腹隐痛,饮食减少;脾不升清,中气下陷,故见肛门坠胀,神疲乏力;气虚及阳,失于温煦,故见腹部喜暖。治当标本兼顾,调和肝脾,清肠化湿,方选痛泻要方合香连丸加减。清代汪昂评痛泻要方曰:"此足太阴、厥阴药也。白术苦燥湿,甘补脾,温和中;芍药寒泻火,酸敛逆气,缓中止痛;防风辛能散肝,香能舒脾,风能胜湿,为理脾引经要药;陈皮辛能利气,炒香尤能燥湿醒脾,使气行则痛止。"本病迁延日久,寒热错杂,方中既有炮姜炭等温阳之品,亦有白头翁、黄连、黄芩等苦寒之品,白芍、乌梅等酸甘化阴之品,既防湿热伤阴,又可涩肠止泻。及至三诊,诸症已缓解,但脾虚未复,故加淮山药、石榴皮以健脾止泻。

案例 7

王某,男,65 岁。

初诊:2010 年 2 月 10 日。

患者于 2006 年经肠镜检查诊断为溃疡性结肠炎,经常复发。诊时大便溏泄,日行 3～5 次,夹有黏冻,畏寒怕冷,四肢不温,小便清长,有时下腹部隐痛,得温则舒,纳差,舌边有齿痕,苔薄白,脉细。

辨证:久泻脾虚,中阳不运。

治法:益气健脾,温中涩肠。

方药:炒党参10g,炒白术10g,炒白芍10g,怀山药15g,炮姜炭5g,煨木香6g,肉豆蔻5g,淡吴萸3g,炒防风10g,台乌药10g,川朴10g,马齿苋30g,焦楂曲(各)12g。

二诊:2010年2月20日。

腹部仍觉寒冷,大便次数有所减少,但粪质仍较稀溏,夹有少量黏液。中阳不健,运化无权。治宜原法出入再进。原方去山药、川朴,加制附片5g,益智仁10g。

【按】本案为久痢之症,病程较长,反复发作。患者畏寒怕冷,四肢不温,为阳虚失于温煦之象;阳虚则生内寒,寒性凝滞,故见腹痛喜温;中阳不足,运化不健,故见大便溏泄,夹有黏冻;阳虚不能蒸化水液,而小便清长,舌边有齿痕。治当益气健脾,温中涩肠,方选理中汤、四神丸、参苓白术散合方加减,另加马齿苋佐以清利肠腑余邪。二诊患者阳虚之象仍著,故再加制附片、益智仁温补肾阳,补火暖土。

案例8

朱某,女,48岁。

初诊:2011年5月10日。

患者三年前肠镜诊断为慢性溃疡性结肠炎,多次住院治疗,病情反复发作。近两个月来,大便溏薄,每日2~3次,腹鸣,下利完谷,有时夹有少量白色黏冻,便前里急不舒,泻后则缓,腹部怕冷,得温则舒,头晕乏力,四肢欠温,舌质淡胖,边有齿痕,苔薄白腻,脉细弱。

辨证:脾阳不振,寒湿积滞内阻。

治法:温阳健脾,化湿行滞。

方药:炒党参10g,炒白术10g,炮姜炭5g,云苓15g,炒防风10g,炒白芍10g,肉豆蔻5g,川朴10g,台乌药10g,煨木香10g,陈皮6g,焦楂曲(各)12g,炙甘草5g,凤尾草30g。

二诊:2011年5月24日。

药后腹痛缓解,大便日行1~2次,已渐成形,有时夹有少量白色黏冻。腹部怕冷,得温则舒,舌苔薄白,脉细。寒湿积滞未尽,脾虚未复,拟再温化为主,以利脾运复常。

炒党参15g,炒白术10g,炮姜炭5g,肉豆蔻5g,陈皮5g,煨木香10g,制附片5g,台乌药10g,川朴10g,炒白芍10g,乌梅炭5g,炙甘草5g,焦楂曲(各)15g,凤尾草30g。

三诊:2011年6月7日。

经温脾化湿,理气行滞治疗,症状已有改善,泄泻完谷已止,大便成形,腹部不痛,舌苔薄白,脉细。予温阳健脾,以冀巩固。原方去乌药、附片,加茯苓15g,淮山药15g再进。

【按】患者头晕乏力,四肢欠温,舌质淡胖,边有齿痕,脉细弱,为久泻气虚脾阳受损;大便完谷不化,夹有白色黏冻,为寒湿积滞未尽;脾虚湿困,气机不利,故见腹鸣不舒。治当温阳健脾,化湿行滞,方选理中汤、痛泻要方加减,并加用凤尾草一味,性凉味淡而微苦,可清肠止痢。二诊腹痛缓解,大便已渐成形,但脾肾阳虚仍著,故当温肾暖脾,调和中州,故用附子理中汤、四神丸之意。三诊阳虚渐复,再予健运脾气,以资巩固。

案例 9

沈某,男,57 岁。

初诊:2009 年 3 月 1 日。

患者有"溃疡性结肠炎"病史多年。平素病情反复发作。近日饮食生冷油腻后,腹痛加剧,泻下如水,夹有大量白色黏液,日行 5～7 次,伴肠鸣腹胀,胃脘冷痛,不思饮食,头晕乏力,舌苔薄白腻,脉细。

辨证:脾阳不振,清浊不分。

治法:健脾益气,温阳化湿。

方药:炒党参 15g,炒白术 10g,炮姜炭 5g,云茯苓 15g,煨木香 10g,制附片5g,炒防风 10g,台乌药 10g,肉豆蔻 5g,车前子(包)12g,益智仁 10g,陈皮 6g,炙升麻 3g,焦楂曲(各)12g。

二诊:2009 年 3 月 15 日。

药后腹痛缓解,大便成形,每日 1～2 次,黏液已少。唯觉腹部怕冷,食欲欠振。舌苔薄白,脉细。原法续进调治。

三诊:2010 年 10 月 10 日。

外出旅游劳累,自觉心胸闷塞,心悸时作,诉有轻度冠心病史,食欲欠振,神疲乏力,大便溏烂,日行一次,无黏液脓血。舌苔薄白,脉细。拟证考虑胸阳不振,脾失健运。治宜温通心阳,健脾助运。

治法:温通心阳,健脾助运。

方药:炙黄芪 15g,潞党参 10g,炒白术 10g,茯神 15g,煨木香 6g,枳壳 10g,桂枝 10g,炮姜炭 5g,郁金 10g,紫丹参 15g,檀香 6g,砂仁(后下)3g,焦楂曲(各)12g,炙甘草 5g。

【按】本案患者病程日久,反复发作,正气亏虚。此次病发于饮食生冷油腻后,中阳受损,失于运化。阳虚寒湿内盛,故见泻下如水,夹有多量白色黏液;寒湿阻滞,气机不畅,故见腹胀腹痛肠鸣,胃脘冷痛。治当健脾益气,温阳化湿,方选理中汤合益智和中汤加减。三诊患者由于外出旅游劳累,耗损脾气心阳,血行无力,瘀滞胸中,故治以温通心阳,除痹止痛,方选归脾汤合丹参饮,并入桂枝、炮姜,补益心脾,温通行气,活血和络。

十、便秘

案例1

徐某,女,62岁。

初诊:2013年9月16日。

大便闭结二十余年,经常服用番泻叶方能通便,便干艰涩,数日一次。近月来,症状加重,服番泻叶也仅排出稀水便,下而不畅。排便费力,甚则一周不解便,伴腹胀,口干,乏力,舌苔薄白,脉细。

辨证:气血不足,阴虚肠燥。

治法:益气养血,滋阴润肠。

方药:生黄芪30g,当归10g,肉苁蓉15g,大生地30g,玄参30g,麦冬15g,生首乌15g,枳实10g,川朴10g,槟榔10g,火麻仁30g,郁李仁15g,皂角刺10g。

二诊:2013年9月30日。

药后大便两日一次,仍干硬难解,阴虚肠燥,原法加减再进。上方加玄明粉(后冲)5g。

三诊:2013年10月18日。

大便闭结较前减轻,仍有腹胀,每日排便一次,便质渐软,舌苔薄白,脉细,原法加减再进。甘寒滋阴,咸能软坚,合而收效,宜再原法进治。原方加莱菔子15g。

四诊:2013年11月4日。

便秘二十余年,经治粪质渐软,大便已通畅,腹部较松快,舌苔薄白,脉细。气血两虚,肠失濡润,通降失常,原法再进调治。

【按】患者年高阴血亏虚,肠腑失于濡润,传导失职,便秘多年不愈,属"虚秘"之证。气虚推动无力,故见乏力,排便费力;脉细为气血不足之象。治当益气养血,滋阴润肠,方选济川煎、当归补血汤、增液汤加减。济川煎温肾润肠,当归补血汤益气养血,增液承气汤滋阴增液,使气血津液充足,肠道濡润,腑气得降,粪便槽粕得以顺利排出。二诊患者排便仍困难,故加用玄明粉加强药力,玄明粉即芒硝,咸寒软坚,荡涤肠腑积热。三诊时大便渐软,腹胀未已,故加用莱菔子以降气消胀。至四诊时大便已通,多年秘结终得以缓解,故守前方以调理之。

案例2

曾某,女,70岁。

初诊:2007年5月8日。

据诉便秘三十年,十天左右排便一次,便结难解,干结如栗,不堪其苦,因行走不稳,家人来院,代述病情,取药以治。

辨证:阴血亏虚,肠腑燥结。

治法:滋养阴血,润肠通便。

方药:大生地15g,当归10g,肉苁蓉10g,生首乌15g,桃仁10g,瓜蒌仁15g,火麻仁15g,郁李仁15g,枳实10g,厚朴10g,生大黄5g,莱菔子15g。

二诊:2007年5月29日。

据述患者服药后矢气较多,大便较前略软,能2~3天排便一次。药已取效,宗法不变。略作加减再进。

大生地30g,当归10g,肉苁蓉10g,桃仁10g,火麻仁30g,郁李仁15g,瓜蒌仁15g,枳实10g,厚朴10g,莱菔子15g,决明子15g,槟榔10g,生黄芪15g。

三诊:2007年6月12日。

据诉大便已通畅,1~2天排便一次,腹部较松快。要求照经方取药再服。

【按】本案患者便秘病程达30年,《脾胃论》云:"夫肾主五液,津液润则大便如常……津液亏少,故大便结燥。"治当滋养阴血,润肠通便,方选麻子仁丸、济川煎加减。麻子仁丸为润肠缓下之剂,取质润多脂之品润肠通便,配合小承气汤以泄肠道燥热积滞;济川煎温肾润肠,使清升而浊降。二诊患者病情已缓,稍作调整,减苦寒通下之大黄,以防伤正,而加用黄芪补益肺脾之气,以助传导;三诊诉大便已通畅,故以原方续服调治。

案例3

王某,女,40岁。

初诊:2010年5月4日。

患者有溃疡性结肠炎病史五年。大便干结难解,常数日排便一次,偶有黏液便。多年来依赖艾迪莎、培菲康维持治疗。排便困难时,引及腹部痞胀。舌苔薄白,脉细弦。

辨证:肠失濡润,气滞不降。

治法:润肠通便,疏降气机。

方药:大生地15g,肉苁蓉10g,全当归10g,桃仁泥10g,麦冬15g,怀牛膝10g,木香10g,槟榔10g,枳壳10g,川朴10g,火麻仁30g,郁李仁15g,瓜蒌仁15g,决明子15g。

二诊:2010年5月18日。

肠腑燥结,大便秘结,腹部痞胀,药后已缓解,便质已软,排出仍欠畅。舌苔薄白,脉细,原法加减再进。原方去麦冬,加白芍10g。

三诊:2010年6月1日。

大便已通,质软不硬。近日腹部作胀,胃脘隐痛。原法加减调治。原方加百合 30g,台乌药 10g。

四诊:2010 年 6 月 15 日。

药后便软易排,腹胀胃痛缓解,数日前大便夹有少量黏液。苔薄白,脉细,治拟润肠通便,佐以清化。

大生地 15g,玄参 15g,麦冬 15g,当归 10g,肉苁蓉 10g,桃仁 10g,枳壳 10g,槟榔 10g,川朴 10g,火麻仁 30g,郁李仁 15g,瓜蒌仁 15g,地榆炭 15g,败酱草 15g。

【按】本案患者主要表现为便秘、腹胀,乃由阴血不足,肠失濡润,腑气不降所致,治拟润肠通便,舒降气机,方选增液汤、济川煎、五仁丸加减。增液汤养阴润燥,增水行舟;济川煎补肾养血,升清降浊;五仁丸润肠通便。二诊时大便已软,加用白芍,配合当归养血柔肝。三诊时大便已通,质软不硬,但胃脘隐痛,为胃热郁结,气机不畅所致,故加用百合汤解郁清热。百合汤出自《时方歌括》,百合、台乌药用量为 3:1。四诊时,大便质软易排,已无便秘之象,腹胀胃痛缓解,以滋阴养血、润肠通便巩固疗效,加地榆炭、败酱草,清解肠腑余热。

案例 4

方某,女,31 岁。

初诊:2012 年 9 月 6 日。

患者于半年前分娩后始有大便秘结,2~3 日排便一次,硬结难解,有时夹有白色黏液,腹部胀满,形体消瘦,尿黄,口干苦,舌质淡红,苔薄白,脉细。

辨证:腑气不畅,肠失濡润。

治法:行气通腑,润肠通便。

方药:大生地 15g,玄参 15g,麦冬 15g,川连 3g,黄芩 10g,木香 10g,槟榔 10g,莱菔子 15g,川朴 10g,枳实 10g,火麻仁 15g,台乌药 10g,沉香曲 12g。

二诊:2012 年 9 月 20 日。

腹部胀满略有减轻,大便仍秘结不通。舌质偏红,脉细。肠腑燥结未解,拟再滋阴通降。

大生地 15g,玄参 15g,麦冬 15g,当归 10g,肉苁蓉 10g,杏仁 10g,枳壳 10g,川朴 10g,莱菔子 15g,陈皮 5g,制军 5g,火麻仁 15g,郁李仁 15g。

三诊:2012 年 10 月 17 日。

分娩以后,大便硬结难解,药后虽有改善,但终属不畅,便时夹有较多白色黏液。舌质偏淡,苔薄白,脉细。治以润肠通便,寒热并调。

大生地 15g,玄参 15g,麦冬 12g,当归 10g,白芍 10g,木香 10g,槟榔 10g,川连 3g,制军 5g,制附片 5g,细辛 3g,枳壳 10g,火麻仁 15g,马齿苋 30g。

四诊:2012 年 10 月 31 日。

药后大便质软,排便通畅,未见黏液,腹部已宽松,唯矢气较多,寒热错杂,虚实并见,法当兼顾。上方加炒麦芽15g,淮山药15g。

【按】本案患者病发于产后,血虚之体,肠失濡润,腑气不畅,治当行气通腑,润肠通便。方选增液汤、麻子仁丸加减。增液汤养阴润燥,增水行舟;麻子仁丸润肠泄热,行气通便;并加木香、槟榔行气化滞,黄连、黄芩清热燥湿。二诊时腹胀减轻,便秘如故,无形之热邪与气滞已减,而阴血仍亏,故去苦寒清热之品,加用当归、肉苁蓉养血润肠。三诊时出现大便中夹有白色黏液,为寒湿留滞之象,故加用大黄附子细辛汤,寒热并调。药后诸症皆除,大便通畅。

案例5

胡某,男,65岁。

初诊:2008年5月21日。

患者3个月前行贲门癌手术,曾行全身化疗2次(FOLFOX4),因不能耐受胃肠道反应,拒行治疗,求治于中医。诊时大便7~8日一次,便细量少,排出不畅,肛门坠胀,胃脘空痛隐隐,食欲不振,泛吐清水,夜寐梦多,畏寒怕冷,倦怠乏力,舌质淡齿印,苔白腻,脉弦滑。

辨证:脾阳已虚,冷积内停。

治法:温补脾阳,通下冷积。

方药:炙黄芪15g,党参15g,炒白术10g,茯苓15g,制附片5g,干姜3g,桂枝5g,制军5g,枳实10g,厚朴10g,莱菔子15g,木香10g,槟榔10g,石见穿30g。

二诊:2008年5月28日。

大便已较前通畅,排出量亦多,泛吐清水减少。寒积内阻,腑行不畅,手术伤正,化疗伤阳。拟再温补脾阳,下导寒积,扶正祛邪。原方去莱菔子,加刀豆壳15g,夜交藤30g。

三诊:2008年6月4日。

大便已通畅,1~2日排便一次。食欲渐增,夜寐较前改善。舌质淡红,苔薄白腻,脉细弦。原法进治。

炙黄芪15g,炒党参15g,炒白术10g,茯苓15g,制附片5g,肉桂(后下)3g,炮姜3g,制军5g,枳壳10g,厚朴10g,木香10g,刀豆壳15g,石见穿30g,白花蛇舌草30g。

四诊:2008年6月11日。

大便日行一次,胃脘无疼痛,泛吐少量清水,食欲增加,舌质淡红,苔白薄腻,脉细。病症有所改善,原法续进。原方去刀豆壳,加苏梗10g。

【按】本案患者年过六旬,阳气渐衰,身患重病,又加手术、化疗正气受损,脏腑功能紊乱,脾失健运,肠腑传导失职,寒积内停,以致便秘。治当温补脾阳,通下冷积,方选温脾汤加减,药用黄芪、党参、茯苓、白术健脾益气;制附片、干姜、桂枝,温补脾阳,祛寒逐冷;大黄通腑导滞;枳实、厚朴、木香、槟榔、菜菔子行气消导;石见穿活血解毒,消肿散结。二诊时患者大便已通畅,治法不变,加用夜交藤养心安神。

案例6

孙某,男,55岁。

初诊:2008年3月7日。

患者习惯性便秘三年余,时轻时重。近来应酬较多,大便排出不畅,有时干结,常常3~4天一次,需服导泻药帮助排便。腹部胀气,以脐周或下腹为多,矢气为快。胸闷嗳气,多食胃脘堵塞不舒。舌苔白而浊腻,脉细弦。胃镜检查:慢性浅表萎缩性胃炎、十二指肠球部炎症,HP(-)。肠镜检查:慢性结肠炎,增生性息肉(0.5cm),已于镜下钳除。

辨证:痰浊中阻,腑气通降失常。

治法:通阳泄浊,行气疏腑。

方药:全瓜蒌15g,薤白10g,法半夏10g,陈皮6g,桂枝5g,枳实10g,厚朴10g,茯苓15g,木香10g,槟榔10g,火麻仁15g,郁李仁15g。

二诊:2008年3月21日。

药后大便畅通,1~2天排便一次,腹部松快,矢气较多。唯胃脘略有痞闷感,舌苔白腻化而未尽。再以辛通滑肠为法。

全瓜蒌15g,薤白10g,桂枝5g,法半夏10g,陈皮5g,炒白术10g,枳壳10g,厚朴10g,木香10g,砂仁(后下)3g,火麻仁15g,决明子15g。

三诊:2008年4月4日。

大便已较为通畅,现每日均能排便一次,脘腹胀满已消,食欲较佳。舌苔薄白,脉细弦。原法加减调治,原方去桂枝、砂仁;加白芍10g,佛手10g。

【按】本案便秘已有三年,以腹胀、排便不畅,甚或秘而不通为其特点。临证时见胸闷、胃脘堵塞感,舌苔白而浊腻,辨为痰浊中阻,腑气不畅之证。方用瓜蒌薤白半夏汤合枳实薤白桂枝汤加减,以通阳泄浊,疏导腑气。药后大便畅通,脘腹胀满得消,便秘症状改善。

十一、胁痛

案例1

姜某,男,36岁。

初诊:2012年5月12日。

患者半年前右胁部隐隐作痛,近月来疼痛明显。经查B超:肝胆管泥沙样结石;轻度脂肪肝。肝肾功能未见异常。诊时右胁部疼痛,牵及右侧肩背,尿微黄,口干苦,大便不畅,食纳减少。舌苔薄黄腻,质红,脉细弦。

辨证:肝胆湿热,疏泄不利。

治法:疏肝利胆,清热利湿。

方药:柴胡5g,黄芩10g,枳壳10g,青陈皮(各)6g,虎杖15g,海金沙15g,炙鸡内金10g,川楝子10g,延胡索10g,广郁金10g,赤芍10g,蒲公英15g。

二诊:2012年5月26日。

服药后胁痛已止,大便偏溏,胃脘偶有痞胀,少量反酸。舌苔薄白,脉细弦。肝胆湿热已清,胃气失和,脾运不健。当再健脾和胃,兼以清利。

炒党参15g,炒白术10g,云茯苓15g,淮山药15g,陈皮5g,法半夏10g,煨木香10g,枳壳10g,炙鸡内金10g,蒲公英15g,金钱草15g,炙甘草3g。

三诊:2012年6月16日。

药治以来,诸症俱减,胁未疼痛,大便成形,无口苦泛酸,食纳尚好。原法加减调治。

【按】本案症为胁痛,病责之于肝胆。经曰:"邪在肝,则两胁中痛";又云:"胆胀者,胁下痛胀,口中苦,善太息"。患者肝胆管泥沙样结石,轻度脂肪肝。据证分析,乃砂石内结,肝胆湿热,疏泄失常,故症见右胁疼痛,口苦尿黄,大便不畅。治当疏肝利胆,清利湿热。方以柴胡疏肝散、金铃子散加减,同时配用清热利湿、化石行气之品。药后胁痛渐止,而脾运未复,再诊以健脾和胃为主,兼以清利。

案例2

冯某,男,26岁。

初诊:2007年9月20日。

患者半年前无明显诱因而右胁隐痛,后查乙肝五项:HBsAg(+),HBeAg(+),抗-HBc(+);肝功能未见明显异常。近半月来胁痛时作,伴胸膈闷塞感,腹部饱胀,食欲减退,小便色黄,大便溏薄,舌苔白腻,脉细弦。

辨证:肝气郁滞,湿浊内阻。

治法:芳香化浊,疏肝理气。

方药:苏梗10g,制香附10g,陈皮10g,法半夏10g,厚朴10g,云茯苓15g,枳壳10g,郁金10g,佩兰10g,泽泻10g,川楝子10g,延胡索10g,蒲公英15g,垂盆草15g。

二诊:2007年10月15日。

药后胁痛及胸闷、腹胀减轻,大便稍溏,白腻苔渐化,然胁痛减而未已。肝经气郁未疏,脾虚不运。治再疏肝健脾,兼化湿浊。

炒柴胡6g,枳壳10g,青陈皮(各)5g,郁金10g,白芍10g,制香附10g,炒白术10g,茯苓15g,紫丹参15g,茜草15g,泽兰泻(各)10g,垂盆草15g,焦山楂15g,炙甘草3g。

三诊:2007年12月20日。

上方加减用药两月余,肝区疼痛消失,食欲较振。

【按】本案为胁痛,患者乙肝病毒携带者,"大三阳"。据症所见,当属肝气郁滞、湿浊内阻之证。因肝气不调,湿浊内蕴,影响运化功能,除右胁隐痛之处,又兼胸膈闷塞,腹部饱胀,食欲不振,大便溏薄等。治以芳香化浊,疏调气机。药后症状有所改善,但肝经气郁未疏,脾虚未复,湿热之邪未清,故再诊仍以疏和健脾为治。方中所用茜草、垂盆草、蒲公英等,均有清肝解毒功能,对乙肝病毒有一定抑制作用。

案例3

郭某,女,61岁。

初诊:2012年4月19日。

患者右胁隐痛半年余,每与情志失调有关,近十多天来,胁痛有所加剧。B超检查:胆囊壁毛糙,拟为慢性胆囊炎。右上腹偏胁下隐痛牵及背后,口干苦,胃脘痞胀,便溏每日一次,口腔溃疡时作。舌苔薄白腻,质偏红,边有齿印,脉细弦。

辨证:肝郁脾虚。

治法:疏肝健脾。

方药:炒柴胡6g,当归10g,白芍15g,炒白术10g,云茯苓15g,枳壳10g,青陈皮(各)6g,紫丹参15g,广郁金10g,白夕利10g,丹皮10g,丝瓜络10g,炙甘草3g。

二诊:2012年5月5日。

药后胁痛减轻,口腔溃疡疼痛亦少,大便已成形,唯夜寐不安,舌苔薄白,脉细弦。治再疏肝理气,宁心安神。原方去紫丹参,加合欢皮10g,酸枣仁15g。

三诊:2012年5月20日。

用药以来,诸症俱减,胁痛已止,食欲较振,大便基本成形,夜寐已安。原法加减调治。

【按】本案胁痛与情志失调有关。患者有胆囊炎病史,近十多天来,因情怀不畅而诱发右上腹及胁下疼痛,痛引后背。肝气郁结,疏泄失常,脾不健运,而伴胃脘痞胀,大便溏薄。治以疏肝健脾,用逍遥散加减。因肝郁化热,口干口苦,舌质偏红,方中加丹皮兼清肝热;心神失养,夜不安寐,则配合欢皮、酸枣仁以宁心安神。药后胁痛即止,眠食便溏等症均有改善。

案例 4

王某,女,48 岁。

初诊:2010 年 7 月 2 日。

患者右胁隐痛约三个月,肝功能轻度异常,已服中西医药物较多。近来情绪不稳,烦躁易怒,终日感觉肝区隐痛,神疲乏力,食纳不振,口干微苦,夜寐不安,头昏头胀。舌质红,苔根黄腻,脉细弦。

辨证:肝郁化热,络脉不和。

治法:清泄郁热,理气和络。

方药:炒柴胡 6g,枳壳 10g,青陈皮(各)6g,制香附 10g,白芍 10g,当归 10g,冬桑叶 10g,丹皮 10g,丝瓜络 10g,佛手 10g,茯神 15g,五味子 5g,垂盆草 15g。

二诊:2010 年 7 月 20 日。

药后症减,胁痛渐止,食纳增加,夜寐似较前稍安,舌苔薄黄,脉细弦。心脾两虚,肝郁气滞,治再疏肝解郁,调养心神。原方加淮山药 15g,合欢皮 10g,续进调治。

三诊:2010 年 8 月 10 日。

患者经药治以来诸症俱减,胁痛未作,夜寐尚安,舌苔薄白,脉细。原法加减再进。其后复查肝功能已经正常。

【按】本案之胁痛,为肝功能轻度异常,且与情志不调有关。患者情绪不稳,烦躁易怒,肝区隐痛,头昏头胀,夜寐不安,均为肝气郁结、郁而化热之象。治法当予清泄郁热,理气和络。方取丹栀逍遥散加减,并配养心安神,清肝和络之品。药后胁痛渐止,夜寐稍安。

案例 5

妮某,女,48 岁。

初诊:2009 年 4 月 14 日。

患者胸胁疼痛数月,伴有胀闷感,或引及后背酸胀不适,情绪不畅时症状加剧。近来咽部如有异物,咯痰白黏难出,胸闷如塞。舌苔白腻,脉细弦。

辨证:胸阳痹阻,肝络失和。

治法:通阳泄浊,理气和络。

方药:全瓜蒌 15g,薤白 10g,桂枝 10g,枳壳 10g,旋覆花(包煎)10g,广郁金 10g,制香附 10g,片姜黄 10g,白夕利 10g,陈皮 6g,法半夏 10g,金橘叶 10g,丝瓜络 10g。

二诊:2009 年 4 月 30 日。

服药后,胸胁疼痛已明显减轻,气闷咯痰症状亦有改善,白腻苔渐化,脉细弦。痰浊痹阻,气机不畅。治再疏调气机,化痰泄浊。原方去旋覆花,广郁金;

加炒白术 10g,云茯苓 15g。

患者经上治疗以来,已无胸胁疼痛,气机疏畅。前治已效,原方加减调治至愈。

【按】本案患者疼痛位于胸胁部,伴有胸闷不舒,咯白黏痰,舌苔白腻,属痰浊中阻,胸阳不振,阻滞气机。治当通阳泄浊,理气和络,方选瓜蒌薤白半夏汤合枳实薤白桂枝汤加减。前方长于行气解郁,宽胸散结,后方长于通阳散结,祛痰下气。另加广郁金、制香附、丝瓜络,增强疏肝理气,化痰通络之力。二诊患者胸胁疼痛已明显减轻,白腻苔已化,后加白术、茯苓以健脾化湿。

案例 6

朱某,女,59 岁。

初诊:2013 年 4 月 11 日。

患者数月前右胁疼痛,引及背部。在当地医院查生化提示:ALT、AST 轻度升高。虽间断口服保肝降酶药物,多次复查肝功能均提示轻度异常,症状未明显好转。诊时:右胁疼痛明显,大便干结,2～3 日一次,胃脘略有痞胀,体型肥胖,喜食肥甘厚腻,口苦,泛酸,尿黄,舌质偏红,苔薄黄腻,脉细弦。

辨证:肝胆失疏,湿热内阻。

治法:疏肝泄热,润肠通腑。

方药:柴胡 6g,枳壳 10g,广郁金 10g,炒白芍 10g,制香附 10g,青陈皮(各)5g,制军 5g,黄芩 10g,全瓜蒌 15g,莱菔子 15g,蒲公英 10g,生甘草 3g。

二诊:2013 年 4 月 25 日。

服药 2 周后,胁部疼痛渐止,大便通畅,唯感胃脘痞胀,口微苦,尿淡黄。舌苔薄白腻,脉细弦。肝经郁热渐清,当再疏肝清热,健脾化湿。原方去制军、黄芩,加垂盆草 15g,五味子 5g,茯苓 15g。

三诊:2013 年 5 月 5 日。

胁部疼痛基本消失,情志不调时偶感胃脘痞胀,再以原法出入调治,后再次复诊已无胁痛,复查肝功能各项指标均正常。

【按】本案右胁疼痛当属肝胆失疏,湿热内阻,腑气不畅所致。治当疏利肝胆,通下腑气为先。方选大柴胡汤加减。肝胆湿热能清,肠腑燥结能下,则胁痛之症随之缓解。因患者之胁痛与肝功能异常有关。故方中又配用蒲公英、垂盆草、五味子等清肝降酶药物,以利于病情的改善。

十二、黄疸

朱某,女,48 岁。

初诊:2008 年 1 月 26 日。

患者两年前诊断为"胆汁淤积性肝硬化"。三个月前因黄疸曾住院治疗。

近月来又出现皮肤黄染,巩膜发黄,色泽较鲜明,尿黄赤短少,脘腹痞闷,恶心欲吐,纳谷不香,厌食油腻,口干口苦,自觉身热,双下肢水肿,大便偏干不畅,口气臭秽。舌红,苔黄腻,脉细弦。

辨证:湿热瘀阻,肝胆不利。

治法:清利肝胆,化瘀退黄。

方药:茵陈30g,炒山栀10g,制军5g,猪茯苓(各)15g,泽泻10g,车前子(包)15g,大腹皮12g,莪术10g,大生地15g,赤芍10g,木香10g,槟榔10g,蒲公英15g。

二诊:2008年2月10日。

药后黄疸退而未尽,皮肤、巩膜黄色见淡,尿色仍黄,大便溏烂,每日2~3次。腹部仍有胀满感,口干口苦,右胁隐隐作痛,下肢微肿,食欲不振。舌质红,舌苔薄黄腻,脉细弦。肝胆瘀热未清,湿阻气滞。拟再疏利肝胆,清热化湿,利尿退黄。

茵陈30g,炒山栀10g,黄芩10g,猪茯苓(各)15g,泽泻10g,赤白芍(各)10g,紫丹参15g,莪术10g,枳壳10g,醋柴胡6g,车前子(包)15g,金钱草30g,川厚朴10g,炒谷芽15g。

三诊:2008年2月24日。

黄疸已退,皮肤、巩膜不黄,尿液渐清,腹部胀满已松,口微干苦。唯有右胁仍隐隐作痛不适,食欲不振,大便溏烂,每日1~2次。舌苔薄白,脉细弦。肝胆湿热渐清,肝络不和,脾运不健。治拟疏肝利胆,健脾化湿。

醋柴胡6g,枳壳10g,郁金10g,川楝子10g,玄胡索10g,赤白芍(各)10g,黄芩10g,炒白术10g,茯苓15g,紫丹参15g,泽兰泻(各)10g,金钱草15g,炙鸡内金10g,生甘草3g。

四诊:2008年3月20日。

服药后黄疸渐退,胁痛已止,脘腹无痞胀,食欲渐好,大便仍未成形。舌苔薄白,脉细,治拟疏调肝脾,以助运化。

炒党参15g,炒白术10g,茯苓15g,青陈皮(各)6g,赤白芍(各)10g,怀山药15g,煨木香6g,枳壳10g,炙鸡内金10g,紫丹参15g,蒲公英15g,金钱草15g,炙甘草3g。

【按】本案黄疸之症是为阳黄。因胆汁瘀滞,湿热蕴结,泛溢肌肤而致。仲景云:"黄家所得,从湿得之"。其治当"利其小便"。因湿热俱重,故首用茵陈蒿汤合茵陈四苓散加减,清热利湿退黄。药后肝胆湿热渐清,黄疸因而渐退。由于肝胆失疏,湿热瘀阻,"不通则痛"则现腹胀、胁痛。故方中兼配化瘀和络理气之品。黄疸退后,脾运不健,大便溏而不实,再用健脾助运,兼清利肝胆之法,以为巩固。辨治确当,理法方药甚合病机,取效明显。

肿瘤疾病

一、食管癌

案例 1

陈某,男,68 岁。

初诊:2010 年 4 月 13 日。

患者因进食梗噎一个月余,经胃镜检查及病理诊断:食管距门齿 32～28cm 处狭窄病变,为鳞状细胞癌。于 2010 年 1 月 8 日,行食管癌根治术。术中见肿瘤位于食管中段,长约 5cm;下腔静脉及食管旁多处可及肿大淋巴结。术后病理:食管溃疡性中—低分化鳞形细胞癌,肿块大小 4.5cm×3cm×1cm。环周切缘及食管胃组织吻合圈 2 枚癌组织残留。病理分期(T_2N_0MX)。未行放化疗。患者手术两个月后,因体重下降,吞咽梗噎明显,而求治于中医。诊时胃脘痞胀疼痛,饮食量少,时有呕恶,进食梗噎,口干,舌红,苔薄白,脉细弦。

辨证:中虚气滞,痰瘀未尽。

治法:健脾理气,化痰散结。

方药:太子参 15g,炒白术 10g,云茯苓 15g,炙甘草 3g,法半夏 10g,广陈皮 6g,苏梗 10g,枳壳 10g,三棱 10g,莪术 10g,南沙参 15g,麦冬 15g,威灵仙 15g,急性子 15g,山慈菇 15g,石见穿 15g。

另:守宫粉、三七粉,每次各 1g,每日两次调服。

二诊:2010 年 5 月 4 日。

服药月余,胃脘胀痛减轻,吞咽梗噎感亦有改善。但嗳气时作,呕吐黏痰较多,口干,尿黄,舌红苔薄白,脉细弦。肝胃不和,阴虚痰结,瘀毒内阻。治拟理气和胃,滋阴清热,化痰散结。

苏梗 10g,枳壳 10g,青陈皮(各)6g,法半夏 10g,大生地 15g,南沙参 15g,麦冬 15g,桑白皮 10g,瓜蒌皮 15g,炒苏子 10g,莱菔子 10g,威灵仙 15g,急性子 15g,石打穿 30g。

另:守宫粉、三七粉,每次各 1g,每日两次调服。

三诊:2010 年 6 月 3 日。

服药一个月,黏痰渐少,脘腹胀痛缓解,吞咽梗阻症状已轻,大便通畅,每日一次。舌偏红苔薄白,脉细弦。拟再化痰散结,降逆和胃。原方去生地,加旋覆花(包煎)10g,代赭石(先煎)30g。继用守宫粉和三七粉,每次各 1g,每日两次调服。

四诊:2010年7月1日。

患者梗阻感已轻,近来又有泛酸兼呕,少量痰涎,胸脘有灼热感,嗳气,咽痛。舌苔薄黄腻,脉细弦。痰热内阻,胃失和降。治当化痰散结,降逆和胃。

旋覆花(包煎)10g,代赭石(先煎)30g,川连3g,炒竹茹10g,枳壳10g,法半夏10g,陈皮6g,茯苓15g,枇杷叶10g,煅瓦楞粉(先煎)30g,威灵仙15g,急性子15g,山豆根15g,石打穿30g,半枝莲30g。

另:守宫粉、三七粉,每次各1g,每日两次调服。

五诊:2010年8月3日。

食管癌术后八个月,进食顺畅,无明显梗阻感。近期复查CT及肿瘤标记物未见新发病灶。食欲尚好,咯吐黏痰,色白量多,近日感冒后尤为明显。大便不畅,舌苔薄白,脉细弦,拟法健脾益气,化痰散结。

炙黄芪15g,太子参15g,南北沙参(各)15g,麦冬15g,威灵仙15g,急性子15g,化橘红10g,法半夏10g,冬瓜子30g,炒枳壳10g,苏梗10g,三棱10g,莪术10g,半枝莲30g,石打穿30g。

另:守宫粉、三七粉,每次各1g,每日两次调服。

患者服用上方后咯吐痰涎逐渐减少,咽部有轻度不适感,吞咽进食顺畅,胃脘无饱胀,大便通畅,自觉较为舒适。继以健脾和胃,化痰散结调治。原方加减服用3个月。

再诊:2011年1月25日。

入冬以来,患者腹部怕冷,胃脘痞胀,食欲减退,大便溏薄,日行2~3次,腹鸣,泛吐少量清稀痰涎。舌苔薄白腻,脉细。此乃脾虚寒湿内阻,治拟健脾化痰,降逆和胃。

炒党参15g,炙黄芪15g,炒白术10g,茯苓15g,煨木香10g,陈皮6g,益智仁10g,法半夏10g,白芥子5g,威灵仙15g,急性子15g,炒苏子10g,炮姜炭3g,肉豆蔻5g,旋覆花(包煎)10g,代赭石(先煎)30g。

另:守宫粉、三七粉,每次各1g,每日两次调服。

患者药后大便已实,腹冷症状改善,脘腹无痞胀,痰涎已少,吞咽顺畅,进食正常。在门诊服用中药调治以来,多次复查病情稳定。

【按】本案食管癌根治术后未行放化疗,因术后两个月,患者仍感觉吞咽有梗噎感,体重下降,食欲不振,就诊于中医。临证经治,以中虚气滞、痰瘀凝毒未尽立论,采用健脾益气、化痰散结、降逆和胃等法配合运用,使症状得以改善,食欲转好,吞咽不适症状消失,体重恢复。除汤药之外,兼用守宫粉、三七粉冲服,以加强化痰散结之功,对于预防食管癌术后复发,尤其对伴有吞咽不畅者似有一定作用。

案例 2

梅某,男,57 岁。

初诊:2010 年 2 月 10 日。

患者 2009 年 12 月因胸骨后不适伴吞咽梗阻,经胃镜及病理检查,诊断为:食管上段鳞癌,肿瘤大小 3.5cm×5.1cm×2.8cm。胸部 CT 显示:食管瘤旁多处淋巴结肿大,局部气管受压,考虑食管癌伴转移。患者未行手术,接受放疗及"FP"化疗方案。化疗后出现白细胞、血小板减低,2 个周期后中止。来我院中医就诊时,患者咽部梗噎感,进食后尤为明显;食欲不振,口干舌燥,神疲乏力,大便干结,小便短赤灼热。舌质红,苔薄白,脉细弦。

辨证:阴伤气郁,痰瘀毒滞未尽。

治法:养阴润燥,行气散结。

方药:大生地 15g,北沙参 15g,麦冬 15g,天花粉 15g,威灵仙 15g,急性子 15g,八月札 10g,三棱 10g,莪术 10g,枳壳 10g,苏梗 10g,火麻仁 15g,瓜蒌仁 15g,半枝莲 30g。

另:守宫粉 60g,参三七粉 60g。每次各 1g,蜂蜜调服,每日两次。

二诊:2010 年 2 月 24 日。

近日复查血常规:白细胞及血小板数量增加。复查 CT 示:食管病变明显退缩,瘤旁肿大淋巴结较前缩小。药后吞咽梗阻有所减轻,可进软食,但进食干硬食物仍觉阻塞。食欲欠佳,口干咽痛,潮热,乏力,大便秘结等症减而未已。舌质红,苔薄白,脉细。此乃癌毒内结,放化疗后气阴亏损所致,拟原法继进。上方加山慈菇 15g,石见穿 30g,以增散结消肿之力。

另:守宫粉、参三七粉,每次各 1g,每日两次调服。

三诊:2010 年 4 月 28 日。

药后吞咽梗噎减轻,咯吐少量白痰,胁部隐痛引及胸背,大便排出不畅,舌淡红,苔薄白,脉细弦。痰瘀凝结,气机郁滞。拟再化痰散结,疏肝行气。

威灵仙 15g,急性子 15g,法半夏 10g,枳壳 10g,苏梗 10g,郁金 10g,制香附 10g,南沙参 15g,天花粉 15g,瓜蒌仁 15g,三棱 10g,莪术 10g,半枝莲 30g,白花蛇舌草 30g。

另:守宫粉、参三七粉,每次各 1g,每日两次调服。

四五诊,原法继进。

六诊:2010 年 5 月 26 日。

吞咽梗噎感明显减轻,进食已较通畅,大便质软,每日一次,食欲较好,唯口干,嗳气,痰白而黏,苔薄黄,脉细弦。痰瘀互结,气逆未降。治拟降逆和胃,化痰散结。

旋覆花(包煎)10g,代赭石(先煎)30g,法半夏 10g,陈皮 6g,枳壳 10g,茯苓

15g,威灵仙 15g,急性子 15g,南沙参 15g,麦冬 15g,天花粉 15g,三棱 10g,莪术 10g,山豆根 15g,半枝莲 30g。

另:守宫粉、参三七粉,每次各 1g,每日两次调服。

七诊至十诊,症情平稳,原法继进。

十一诊:2010 年 8 月 4 日。

病情平稳,食欲尚可,梗阻感不明显,舌质偏红,苔薄白,脉细。治宜养阴清热,化瘀散结。

南沙参 15g,麦冬 15g,大生地 15g,法半夏 10g,陈皮 6g,枳壳 10g,威灵仙 15g,急性子 10g,全瓜蒌 15g,半枝莲 30g,石见穿 30g,炙鸡金 10g。

另:守宫粉、参三七粉,每次各 1g,每日两次调服。

患者以上方加减,连续服用 3 个月。现进食无梗阻,体力增加,二便通调,症情平稳。

三十一诊:2011 年 12 月 22 日。

患者病情稳定,进食无梗阻,近来感觉胃脘痞塞,不欲饮食,大便次数增多。胃镜、CT、肿瘤标志物检查均未见复发征象。舌苔薄白,脉细。治再健脾和胃,化痰散结,间断服药。

太子参 15g,炒白术 10g,茯苓 10g,陈皮 6g,法半夏 10g,木香 6g,砂仁(后下)3g,枳壳 10g,南沙参 15g,麦冬 15g,急性子 15g,石打穿 30g,半枝莲 30g,生山楂 15g,炙甘草 3g。

另:守宫粉、参三七粉,每次各 1g,每日两次调服。

再诊:2012 年 1 月 14 日。

近日来活动后头晕乏力,食纳不香。病情尚稳定,吞咽无梗阻,舌苔薄白,脉细。治宜健脾和胃,扶正祛邪。

太子参 15g,炙黄芪 15g,炒白术 10g,茯苓 15g,怀山药 15g,木香 10g,陈皮 5g,枳壳 10g,当归 10g,白芍 10g,三棱 10g,莪术 10g,炙鸡金 10g,炙甘草 3g,半枝莲 30g,石见穿 30g。

另:守宫粉、参三七粉,每次各 1g,每日两次调服。

患者坚持服药数年,经多次复查,病灶均未见复发。至 2014 年 4 月再次复诊,病情一直稳定,调治至今。

【按】本案为食管癌伴转移,未行手术切除病灶,采用放疗和化疗。患者吞咽梗阻较明显,排便不畅,在放化疗之后,坚持服用中药四年,使病情稳定,取得良好效果。辨治过程,先后采取化痰散结、降逆和胃、养阴润燥,以及散瘀解毒等诸法配合运用,使症状改善,梗阻缓解,食欲转好。同时,经中西医结合治疗,转移肿大的淋巴结亦见缩小。此外,在用药方法上,汤散配合使用,亦颇有特色。

案例 3

张某,男,54 岁。

初诊:2011 年 9 月 14 日。

患者因胸骨后疼痛及进食梗噎,诊断为食管癌。于 2011 年 3 月 24 日在江苏省人民医院行食管癌根治术。术后病理示:食管中分化鳞癌,6cm×4cm,肿瘤浸润至食管外膜,多处脉管内癌栓,淋巴结(3/6)见癌转移,喉返神经见癌侵犯。术后已行放化疗。诊时所见,患者发音嘶哑,咽部不适,咳嗽,少量白色黏痰,吞咽轻度梗噎,胸闷不畅。舌苔淡黄而腻,脉细弦。

辨证:胃逆不降,痰气互结。

治法:降逆下气,化痰散结。

方药:旋覆花(包煎)10g,代赭石(先煎)30g,法半夏 10g,陈皮 10g,苏梗 10g,枳壳 10g,南沙参 10g,麦冬 10g,威灵仙 15g,急性子 15g,石见穿 30g,半枝莲 30g。

二诊:2011 年 10 月 11 日。

药后咳嗽减少,痰白而黏,梗噎症状已消,胸宇较畅,唯夜寐欠安。舌质红,苔黄腻,脉细弦。原方加黄芩 10g,黛蛤散(包)12g,冬瓜子 30g,酸枣仁 30g。

四诊:2011 年 11 月 22 日。

咳逆减轻,发音仍嘶哑,吞咽无梗阻。舌质红,有裂纹,苔根黄腻。痰热内结,治以养阴清肺。

南北沙参(各)15g,天麦冬(各)15g,大生地 15g,玄参 15g,黄芩 10g,炒竹茹 10g,陈皮 6g,法半夏 10g,桑白皮 10g,枳壳 10g,冬瓜子 30g,黛蛤散(包)12g,威灵仙 15g,急性子 15g,半枝莲 30g,石见穿 30g。

五诊:2011 年 12 月 15 日。

近来仍咳嗽,痰黏不多,音哑。舌质红,苔黄腻,脉细弦。原方去炒竹茹、大生地;加旋覆花(包煎)10g,代赭石(先煎)15g,炒诃子 10g。

另:守宫粉每次 2g,每日 2 次调服。

八诊:2012 年 4 月 10 日。

食管癌术后一年余,病情稳定,声音嘶哑,喉痒,咳嗽,痰少,后背酸胀不适,舌质偏红,中裂,苔黄腻。阴虚痰热,肺失宣降,治拟益阴清热,宣肺止咳。

南沙参 15g,麦冬 15g,玄参 15g,旋覆花(包煎)15g,代赭石(先煎)15g,桑白皮 10g,百部 10g,炙紫菀 10g,款冬花 10g,佛耳草 15g,冬瓜子 30g,枳壳 10g,桔梗 6g,玉蝴蝶 3g,生甘草 3g。

十二诊:2012 年 8 月 15 日。

咳逆,吞咽欠畅,大便不实,舌质红,苔根黄,脉细弦。治以降逆化痰。

旋覆花(包煎)15g,代赭石(先煎)30g,枳壳 10g,桔梗 6g,前胡 10g,百部

10g,桑白皮 10g,黄芩 10g,款冬花 10g,威灵仙 15g,急性子 15g,南沙参 15g,天花粉 15g,石见穿 30g,半枝莲 30g。

另:守宫粉每次 2g,每日 2 次调服。

十七诊:2013 年 3 月 15 日。

食管癌术后近两年,近期复查未见肿瘤复发转移。咳嗽,痰黏较少,吞咽无梗阻,舌苔薄白,脉细。治拟降逆和胃,化瘀散结。

旋覆花(包煎)15g,代赭石(先煎)30g,威灵仙 15g,急性子 15g,法半夏 10g,制胆星 10g,枳壳 10g,苏梗 10g,南沙参 15g,天花粉 15g,半枝莲 30g,石见穿 30g。

另:守宫粉、参三七粉,各 2g,每日 2 次调服。

二十二诊:2013 年 9 月 25 日。

食管癌术后两年半,吞咽无梗阻,唯咽部咳痰不爽,发音嘶哑已轻,食欲正常。舌质偏红,苔根黄腻,治拟化瘀散结,宽胸行气。

南沙参 15g,麦冬 15g,冬瓜子 30g,炒苏子 10g,桑白皮 10g,白前 10g,枳壳 10g,威灵仙 15g,急性子 15g,化橘红 6g,法半夏 10g,黄芩 10g,茯苓 15g,石见穿 30g,半枝莲 30g。

另:守宫粉、参三七粉,各 2g,每日 2 次调服。

二十六诊:2014 年 2 月 18 日。

食管癌术后近三年,近期复查未见复发转移,病情稳定。吞咽无梗阻,咳吐少量黏痰,声音嘶哑已改善。舌质红,苔薄白,脉细。治再化痰散结,解毒抗癌。

南沙参 15g,麦冬 15g,大生地 15g,炒苏子 10g,白前 10g,枳壳 10g,威灵仙 15g,急性子 15g,化橘红 6g,法半夏 10g,茯苓 15g,煨木香 10g,白花蛇舌草 30g,蜀羊泉 30g。

另:守宫粉、参三七粉各 2g,每日 2 次调服。

【按】本案为食管癌根治手术之后,肿瘤侵及食管外膜,多处脉管内已有癌栓,部分淋巴结转移。胸闷、梗塞、咳逆、痰黏、发音嘶哑,乃痰气互结、气逆不降所致。故以降逆下气、化痰散结为其所治。方中养阴清肺、化痰散结之药用之颇多,降逆和胃、宽胸行气,又以旋覆代赭、苏梗、枳壳每多配伍。守宫即壁虎,处方中另用守宫粉、参三七粉吞服,功能化瘀散结,对治疗或预防食管癌之复发有一定效果。药后患者症状改善,病情稳定。

二、胃癌

案例 1

穆某,男,64 岁。

初诊:2012年2月15日。

患者2011年8月因消化道出血,经胃镜及病理检查诊断为贲门癌。于2011年8月19日,在南京市第一医院行"贲门癌根治术"。术后病理提示:胃贲门部Borrmann Ⅰ型腺癌,中-低分化,肿瘤大小5.5cm×4cm×5cm,癌组织向深部侵及浆膜、向上侵及食管下端,胃壁神经纤维周围见癌细胞浸润,胃左动脉旁淋巴结(3/14)见癌转移。患者因体质较差,并有基础性疾病术后未行化疗。由于手术治疗后机体状况较差,同时担忧复发转移,遂来本院门诊就治于中医。诊时患者神疲乏力,纳谷不香,脘腹痞胀,食后尤甚,大便稀溏,形体消瘦。舌质淡紫,边有齿痕,苔薄白,脉细。

辨证:脾胃虚弱,瘀毒未尽。

治法:益气健脾,化瘀解毒。

方药:炙黄芪15g,炒党参15g,炒白术10g,茯苓15g,陈皮6g,法半夏10g,木香10g,砂仁(后下)3g,当归10g,白芍10g,三棱10g,莪术10g,石见穿30g,蛇舌草30g,炙甘草5g。

二诊:2012年3月28日。

药后脘腹胀满已轻,大便渐以成形。唯觉饮食不香,脘腹胀闷,下肢水肿,按之凹陷明显,尿少,排尿不畅,舌质偏淡,苔薄白腻,脉细。查肝肾功能未见明显异常。脾虚水湿内停,膀胱气化不利。治拟健脾益气,通阳利水。

生黄芪30g,炒党参15g,炒白术10g,陈皮6g,法半夏10g,当归10g,白芍10g,炙甘草5g,桂枝10g,猪茯苓(各)15g,汉防己10g,泽泻10g,炒苡仁15g,石见穿30g,蛇舌草30g。

三诊至四诊:患者服上方后,下肢浮肿已消退,小便增多。舌质淡,苔白滑,脉细。术后正虚未复,脾虚运化不健。再以健脾和胃,扶正助运为治。原方加减续服。

五诊:2012年10月18日。

复查胸腹部CT示:右侧气管、食管沟淋巴结见缩小,纵隔淋巴结与前相似。患者两下肢水肿已消退,食欲较好,体力恢复,体重增加。但反酸明显,嗳气频频,脘腹痞胀,有烧灼感,口干口苦,嗳气较频。舌质偏红少苔,脉细弦。胃阴不足,兼有郁热,胃失和降。治当降逆和胃,甘凉濡润。

旋覆花(包煎)10g,代赭石(先煎)30g,川连3g,淡吴萸1.5g,煅瓦楞粉(先煎)30g,白芍10g,陈皮5g,法半夏10g,木香10g,砂仁(后下)3g,大生地15g,北沙参15g,麦冬15g,三棱10g,莪术10g,石见穿30g。

服用上方后,胃脘烧灼感及反酸嗳气,口干苦等症状均有明显改善。原方加减服用,继续调治。

再诊:2013年3月13日。

近期复查各项指标,仅 CEA:6.2ng/ml,其余检测均在正常范围。饮食尚可,易感疲乏,多食则胃脘痞闷不适。舌淡紫,苔薄白,脉细。拟再健脾和胃,化瘀解毒。

炙黄芪 15g,潞党参 15g,炒白术 10g,茯苓 15g,木香 10g,砂仁(后下)3g,陈皮 5g,法半夏 10g,当归 10g,白芍 10g,三棱 10g,莪术 10g,石见穿 30g,白花蛇舌草 30g,炙甘草 3g。

另:生水蛭粉 0.5g/次,每日两次,装入胶囊,温开水吞服。

患者坚持服用中药调治,精神体力逐渐恢复,食欲较好,体重增加。后经多次复查均未见复发迹象,气管、食管沟淋巴结消失,纵隔淋巴结与前相比仍无变化。至今术后两年半,病情稳定,全身状况良好。

【按】本案患者贲门癌经手术治疗,有部分淋巴结转移,由于体质因素未再进行化疗。术后半年,因消化功能障碍,求治于中医,希望改善功能,并预防复发转移。该病乃术后伤正,脾虚为本,瘀毒未尽为标。故治法既益气健脾扶其正,又化瘀解毒祛其邪。治疗过程中,每根据病情变化和证候表现而灵活变通用药,如见下肢水肿、尿短不畅,方用防己茯苓汤和五苓散加减,以通阳化气,健脾利水;遇反酸、烧心而胃阴不足者,又在甘凉养胃的同时,参用左金丸、旋覆代赭之类方药,以降逆清泄,使症状得以改善。在祛邪方面,尤以生水蛭粉,装入胶囊,少量吞服,对于增强化瘀散结之功,似有一定作用。患者坚持服药两年,转移之淋巴结或缩小或稳定,病情得以缓解。

案例 2

陈某,男,68 岁。

初诊:2011 年 10 月 25 日。

患者呕血伴黑便一周,2011 年 8 月,经胃镜检查诊断为贲门腺癌。腹部 CT 示:贲门癌伴肝转移。因已无法手术,后行全身化疗及肝脏介入化疗。住院期间,根据患者要求,配合中医治疗。诊时:面色萎黄,食欲较差。舌质淡,苔薄白,脉细。

辨证:脾气虚弱,瘀毒内结。

治法:健脾养正,化瘀消癥。

炙黄芪 15g,炒党参 15g,炒白术 10g,茯苓 15g,淮山药 15g,炒苡仁 15g,陈皮 5g,木香 10g,当归 10g,白芍 10g,三棱 10g,莪术 10g,炙甘草 5g,石打穿 30g,菝葜 30g。

二诊:2011 年 11 月 28 日。

药后食欲增加,大便干结。舌苔薄白,脉细。原法继进,以增益气化瘀散结之效。原方炙黄芪改生黄芪 30g;加火麻仁 30g,瓜蒌仁 15g。

六诊:2012 年 8 月 20 日。

贲门癌肝转移,未行手术,已化疗6个周期,经上方加减调治九个月余,病情尚属稳定。目前食欲尚可,脘腹不胀痛,肝区无不适,二便尚调。舌苔薄白,脉细。治再健脾扶正,化瘀散结。

生黄芪30g,炒党参15g,云茯苓15g,淮山药30g,当归10g,白芍10g,木香10g,陈皮5g,三棱10g,莪术10g,水红花子10g,桃仁10g,菝葜30g,石见穿30g,火麻仁30g,炙甘草3g。

十诊:2013年3月13日。

近期复查CT显示:贲门部位病灶未见明显增大,肝脏病灶较前减小。食欲尚好,大便偏干。舌苔薄白,脉细。治以补气扶正,化瘀散结。

生黄芪60g,当归10g,赤芍10g,三棱15g,莪术15g,炮山甲(先煎)10g,炙水蛭5g,制军5g,瓜蒌仁15g,火麻仁15g,生甘草3g,石见穿30g,白花蛇舌草30g。

十一诊:2013年5月16日。

病情尚平稳,食欲尚可,大便仍干结,舌质淡,边有齿印,脉细。治再益气扶正,化瘀散结,佐以润肠通便。原方去制军;加枳壳10g,槟榔10g。

十二诊:2013年7月17日。

药后大便软而通畅,腹部、肝区无胀痛。舌质偏淡,脉细。原法加减再进。

十五诊:2013年12月17日。

贲门癌肝转移,带瘤生存已2年余,病情尚属平稳,食欲尚好,肝区无疼痛,大便畅通,唯近日口干苦。舌质淡,边有齿印,苔薄黄腻。治再扶正祛邪,清肝泄热。

生黄芪60g,炒党参15g,炒白术10g,云茯苓15g,生地15g,赤白芍(各)10g,炒山栀10g,丹皮10g,醋柴胡6g,青陈皮(各)6g,三棱15g,莪术15g,石见穿30g,白花蛇舌草30g。

十六诊:2014年1月15日。

食欲尚可,肝区不痛,唯大便干结。舌苔薄白,脉细,原法加减。原方去炒山栀、丹皮、白术、茯苓;加当归15g,枳壳10g,槟榔10g,火麻仁30g。

患者病属晚期,未行手术治疗。在化疗及肝脏介入治疗的同时,坚持服用中药达两年多,病情相对平稳,病灶虽未见缩小,但也未再增大,至今带瘤生存。

【按】本案患者贲门癌伴肝转移,已失去手术机会。经化疗及肝脏介入治疗,肝脏瘤体略有缩小,贲门病灶未再增大。在此后的两年多时间内,主要以中医中药为主进行综合治疗。病至晚期,以扶正为其首要,故该案补气养正的药物独重,兼以化瘀散结。另外,在病程中,又根据患者出现的不同表现,突出辨证加减,或健脾理气,或润肠通便,或清肝泄热,使症状得以改善。其治法用药,对于晚期肿瘤患者而言,不失为一可供探索的思路。

案例3

顾某,女,59岁。

初诊:2010年7月7日。

患者于2009年12月21日,在南京市鼓楼医院行胃癌根治术,术后病理示:胃窦小弯溃疡型黏液腺癌,脉管内见癌栓,神经见癌侵犯,胃周淋巴结5/24枚见癌转移。于2010年1月28日查CT示:左肾上腺占位;颈部B超示:颈部多发淋巴结肿大,考虑转移。诊断为胃癌Ⅳ期。予化疗6个疗程。近查白细胞偏低。诊时患者食欲不振,大便溏薄,肠鸣,肢端麻木。舌苔薄白,脉细。

辨证:脾气虚弱,瘀毒内结。

治法:益气健脾,化瘀散结。

方药:生黄芪30g,潞党参15g,炒白术10g,云茯苓15g,全当归10g,白芍10g,法半夏10g,陈皮6g,炒扁豆15g,煨木香10g,炒苡仁15g,鸡血藤15g,炮姜炭3g,肉豆蔻5g,蜀羊泉30g,仙鹤草30g。

二诊:2010年7月21日。

药后便溏、肠鸣改善,左下腹有时隐痛,肢端仍感麻木,口干苦,舌苔薄黄,脉细,原法调治。原方去黄芪、当归、炮姜、肉豆蔻、鸡血藤,加三棱10g,莪术10g,炙乌梅5g,五味子5g。

三诊:2010年8月11日。

胃脘饱胀,或有隐痛,食欲不振,大便不实,口干苦,舌苔薄黄,脉细。治以健脾养胃,祛邪解毒。

太子参15g,炒白术10g,云茯苓15g,淮山药15g,广木香10g,砂仁(后下)3g,香橼皮10g,炙鸡金10g,三棱10g,莪术10g,枳壳10g,蒲公英15g,川连3g,炒山栀10g,大生地15g,石见穿30g。

五诊:2010年9月15日。

近来汗出较多,胃脘灼热,喜冷饮,口干口苦,舌苔薄黄,脉细。气虚郁热,胃阴不足,治以益气健脾,养阴清热。

太子参15g,生黄芪15g,当归10g,白芍10g,川连3g,黄芩10g,大生地20g,北沙参15g,麦冬12g,五味子5g,炙乌梅5g,炙甘草5g,佛手10g,枳壳10g,蛇舌草30g。

十诊:2010年12月11日。

化疗反应致手足麻木,食欲欠振,腹部隐痛,面色萎黄,苔薄白,脉细,治以扶正祛邪,调理脾胃。

炒党参15g,炙黄芪15g,炒白术10g,云茯苓15g,陈皮6g,法半夏10g,

木香10g,砂仁(后下)3g,佛手10g,枳壳10g,台乌药10g,蜀羊泉30g,蛇舌草30g,炙甘草5g,大枣10g。

十五诊:2011年5月10日。

胃癌术后近一年半,近期CT复查:部分骨转移,左肾上腺及胰后方圆形结节病灶,腹膜后淋巴结肿大。目前腰背疼痛,舌苔薄白,脉细。治以补益脾肾,化瘀解毒。

炙黄芪15g,太子参15g,全当归10g,赤白芍(各)10g,炒白术10g,云茯苓15g,木香10g,砂仁(后下)3g,蜈蚣2条,全蝎6g,炮山甲(先煎)10g,川断15g,狗脊15g,淫羊藿10g,蛇舌草30g,石见穿30g,炙甘草5g。

十六诊:2011年7月6日。

服药近两个月,后背疼痛已轻,胃脘仍有隐痛,苔薄白,脉细。拟再益气健脾,化瘀解毒。

太子参15g,炙黄芪15g,炒白术10g,云茯苓15g,陈皮6g,木香10g,全当归10g,白芍10g,山萸肉15g,蜈蚣2条,全蝎6g,仙鹤草30g,蛇舌草30g,玄胡索10g,炙甘草3g。

十七诊:2011年8月10日。

仍感乏力,口干苦,舌质偏红,脉细,原法再进。原方去黄芪、当归;加炙乌梅5g,黄芩10g,三棱10g,莪术10g。

二十诊:2012年1月11日。

晚期胃癌骨转移,胃脘嘈杂泛酸,背脊疼痛,舌质红,脉细,仍予健脾益气,扶正祛邪。

炒党参15g,炒白术10g,云茯苓15g,淮山药15g,木香10g,砂仁(后下)3g,陈皮6g,法半夏10g,炒苡仁15g,川连3g,淡吴萸3g,煅瓦楞粉(包煎)30g,蜈蚣2条,全蝎6g,菝葜30g,石打穿30g。

二十五诊:2012年7月4日。

近来复查CT示肾上腺占位,腹膜后稍大淋巴结,病灶较前保持稳定。近来面色萎黄,下肢酸麻怕冷,便溏不爽,舌苔薄白,脉细。治以温补脾肾,化瘀解毒。

炙黄芪15g,炒党参15g,淮山药15g,山萸肉10g,熟地15g,煨木香10g,制附片5g,肉桂(后下)3g,鹿角胶10g(烊化),三棱10g,莪术10g,当归10g,菟丝子15g,石见穿30g,炙甘草3g。

三十二诊:2013年4月15日。

服药治疗以来,病情相对平稳。唯近来颈部带状疱疹疼痛较剧,面部至右半肢体抽痛不已,气短疲惫,大便不实。舌质红,苔薄黄腻,脉细。正气不足,邪滞络阻,瘀毒为患。治当补正托毒,散结和络。

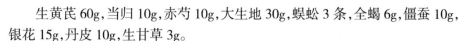

生黄芪 60g,当归 10g,赤芍 10g,大生地 30g,蜈蚣 3 条,全蝎 6g,僵蚕 10g,银花 15g,丹皮 10g,生甘草 3g。

三十三诊:2013 年 5 月 31 日。

带状疱疹已愈,面部及肢体已不抽痛。唯食欲尚欠振,腹部胀满,大便不调。舌苔薄白,脉细。拟再益气扶正,化瘀解毒。

生黄芪 60g,炒党参 15g,炒白术 10g,淮山药 30g,云茯苓 15g,三棱 10g,莪术 10g,木香 10g,陈皮 6g,枳壳 10g,川朴 10g,莱菔子 15g,石见穿 30g,白花蛇舌草 30g,炙甘草 3g,炒建曲 15g。

三十八诊:2014 年 3 月 19 日。

经上方加减调治,诸症俱减,冬令时节又服用过膏方。近复查 CT 提示病情稳定,肿瘤标志物正常。食欲较好,脘腹无胀痛,唯大便偏干,舌苔薄白,脉细。气虚瘀毒内留,治再益气扶正,化瘀解毒。

生黄芪 60g,炒党参 15g,炒白术 10g,云茯苓 15g,淮山药 15g,当归 10g,白芍 10g,三棱 10g,莪术 10g,木香 10g,陈皮 6g,瓜蒌仁 15g,火麻仁 15g,莱菔子 15g,石见穿 30g,白花蛇舌草 30g。

患者晚期胃癌,自 2010 年 9 月以来,坚持服用中药,从未间断,至今已三年八个月,病情相对稳定,精神食欲较好,日常生活均能自理。

【按】本案患者已属晚期胃癌,经六个疗程化疗之后,基本以中药为主调治。中医施治以正虚为本,重在补益脾胃,扶正托毒,化瘀散结为其治法。观其方药,补气扶正之味用量偏重,是考虑晚期患者正气亏虚,功能衰退,不以攻邪为主,而在扶助正气的基础上,结合病情辅以祛邪。前人曰"养正积自除",此之谓乎?

案例 4

张某,男,63 岁。

初诊:2012 年 8 月 7 日。

患者因上腹部疼痛不适,经胃镜检查诊断为胃癌,于 2011 年 11 月 3 日行远端胃癌根治手术。术后病理示:胃低分化腺癌,累及全层达浆膜外,周围淋巴结(20/39)见癌转移,脉管内见癌栓,神经见癌浸润。术后静脉化疗 6 个疗程。2012 年 7 月 9 日复查 CT 示腹膜、腹腔淋巴结、肝脏多发转移。CEA:604.9ng/ml,CA199:463U/ml,均显著增高,病属癌症晚期。来诊时,患者形体消瘦,体虚乏力,面色萎黄,食欲欠振,排便不畅,腹部冷痛,引及后背。舌质紫黯,边有瘀斑,舌苔薄白,脉细涩。

辨证:正气虚衰,瘀毒内留。

治法:补气扶正,化瘀解毒。

方药:生黄芪 60g,当归 15g,三棱 20g,莪术 20g,肉桂(后下)3g,炮姜 3g,

制军 5g,台乌药 10g,炙五灵脂 10g,陈皮 5g,生甘草 5g。

二诊:2012 年 8 月 28 日。

药后自觉体力有所增加,食欲渐好,大便较畅,腹部疼痛亦有减轻,唯后背疼痛显著。舌质黯紫,脉细弦。正气未复,癌毒内聚。原法再进,补气养血,通瘀止痛,攻毒散结。原方加蜈蚣 2 条,全蝎 6g。

三诊:2012 年 12 月 11 日。

患者连服上方三个月余,复查肝脏及腹腔淋巴结转移灶较前变化不大,CEA:405.6ng/ml,CA199:351U/ml,较前略有下降。面色已转红润,饮食如常,下腹部有时疼痛、胀满,大便偏干。舌质黯,苔薄白,脉细。治再补气扶正,化瘀散结。

生黄芪 60g,当归 15g,三棱 20g,莪术 20g,炙五灵脂 10g,肉桂(后下)3g,台乌药 10g,青陈皮(各)5g,火麻仁 15g,瓜蒌仁 15g,生甘草 5g。

五诊:2013 年 2 月 20 日。

病情如前,近来脊背疼痛,夜寐不安。舌苔薄白,脉细。原法继进。原方加蜈蚣 2 条,全蝎 6g,酸枣仁 30g。

八诊:2013 年 5 月 21 日。

近来腰脊疼痛较剧,大便不畅,腹部疼痛已缓。舌苔薄白,脉细。治以扶正托毒,化瘀散结,佐以温通督脉。

生黄芪 60g,当归 15g,独活 10g,鹿角胶(烊化)10g,肉桂(后下)3g,金狗脊 15g,川断 15g,杜仲 15g,三棱 15g,莪术 15g,炙五灵脂 10g,全蝎 6g,蜈蚣 2 条,生甘草 5g,火麻仁 30g。

十诊:2013 年 9 月 11 日。

腰脊疼痛已明显改善,腹痛隐隐,食欲正常。原法继进。原方加九香虫 3g,台乌药 10g。

十三诊:2014 年 1 月 15 日。

胃癌肝脏、腹腔多发转移,病程一年半,经中药调治以来病情相对稳定。近查 CT:肝转移灶未见增大,腹腔淋巴结部分缩小。CEA:208.6ng/ml,CA199:186U/ml,均较前下降。目前腹部及腰脊疼痛不显,食欲尚可,大便畅通,夜寐较安。舌苔薄白,脉细。治再补气扶正,化瘀消癥。

生黄芪 60g,炒党参 15g,炒白术 10g,茯苓 15g,淮山药 15g,三棱 20g,莪术 20g,当归 15g,白芍 15g,肉桂(后下)3g,生甘草 5g,仙鹤草 30g,石见穿 30g。

【按】本案患者胃癌远处转移,病属晚期。一般来说,生存时间较短。因正气虚衰,癌毒弥散,病情至重。该案重用黄芪内补托毒,配以当归,补气养血,是以扶正为主;三棱、莪术用量亦较一般偏重,旨在化瘀消癥。前人有云:"中医不传之秘在量上",对此重症顽疾,大概非一般常药所能奏效。患者坚

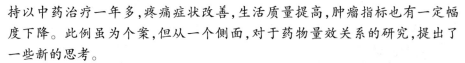

持以中药治疗一年多,疼痛症状改善,生活质量提高,肿瘤指标也有一定幅度下降。此例虽为个案,但从一个侧面,对于药物量效关系的研究,提出了一些新的思考。

案例5

吴某,男,63岁。

初诊:2012年1月17日。

患者于2011年7月,在江苏省人民医院诊断为胃癌伴肝脏、锁骨上、纵隔淋巴结、腹膜淋巴结多发转移,并于2011年7月28日行"姑息性胃切除+肝脏肿瘤切除术",术后病理示:腺癌,溃疡型,大小7cm×7cm×2cm,癌组织侵犯胃壁全层,达浆膜外脂肪结缔组织,淋巴结10/20见转移,另送肝组织见腺癌转移,病灶大小约1.2cm。术后予紫杉醇+奥沙利铂+希罗达+恩度化疗6个疗程,治疗后肝脏病灶有所缩小。现症食欲不振,胃脘闷堵,肝区隐痛,排便困难,舌苔薄白,脉细弦。

辨证:脾胃虚弱,瘀毒内留。

治法:益气健脾,化瘀散结。

炒党参15g,炒白术10g,茯苓15g,木香10g,砂仁(后下)3g,陈皮5g,白芍10g,炙甘草3g,炙水蛭5g,炮山甲(先煎)10g,石打穿30g,菝葜30g,槟榔10g,瓜蒌仁15g。

二诊:2012年2月21日。

药后胃脘较为舒适,肝区隐痛已轻,大便渐畅,唯夜寐不安,舌苔薄白,脉细。原法加减。原方加三棱10g,莪术10g,酸枣仁15g。

五诊:2012年6月26日。

经中药调治近半年,近查PET-CT提示:病灶与2月份相似,无变化。脘腹无胀痛,食欲尚好,肝区不痛。舌苔薄白,脉细弦。原法再进,原方去槟榔、瓜蒌仁;加水红花子10g,桃仁10g。

七诊:2012年8月20日。

晚期胃癌肝脏、淋巴结多发转移已一年,经治病情尚平稳,食欲尚可,脘腹无明显胀痛,二便调,苔薄白,脉细弦。治再调养肝脾,化瘀散结。

炙黄芪15g,炒党参15g,陈皮6g,木香10g,当归10g,白芍10g,三棱10g,莪术10g,炮山甲(先煎)10g,炙水蛭5g,桃仁10g,水红花子10g,石打穿30g,菝葜30g,炙鸡金10g,炙甘草3g。

八诊:2012年9月20日。

病情平稳,食纳尚可,肝区无明显疼痛,唯大便排出欠畅。苔薄白,脉细弦。原法继进。原方去炙鸡金,加槟榔10g。

十诊:2012年12月3日。

近期复查病情稳定,大便略艰涩,多梦早醒,食欲正常,苔薄白,脉细。拟再原法加减。原方加火麻仁15g,酸枣仁15g。

十三诊:2013年4月9日。

服前方加减四个月,病情较稳定,唯仍便结难解,3~4日一行,腹胀,泛吐酸水,肝区无疼痛。舌质红,脉细。肝胃郁热,腑气不畅。治当苦寒通降,润肠通便,化瘀散结。

大生地15g,玄参15g,麦冬15g,川连3g,淡吴萸2g,煅瓦楞粉(包煎)30g,槟榔10g,枳壳10g,制军5g,炙水蛭5g,炮山甲(先煎)10g,三棱10g,莪术10g,石见穿30g,瓜蒌仁15g,火麻仁30g。

十五诊:2013年6月12日。

药后已无泛酸,大便质软,2日一行,偶有腹胀,苔薄白,脉细。原法调治。原方去川连、淡吴萸、煅瓦楞粉、制军;加川朴10g,木香10g,皂角刺15g。

十八诊:2013年10月16日。

胃癌肝脏、腹腔多发转移已两年余。近来尤感纳谷不香,肝区偶有不适,大便质硬,舌质偏淡,苔薄白,脉细。治拟补气养正,化瘀解毒。

生黄芪60g,炒党参30g,炒白术15g,淮山药30g,肉桂(后下)3g,当归10g,三棱15g,莪术15g,炮山甲(先煎)10g,炙水蛭5g,枳壳10g,槟榔10g,火麻仁30g,皂角刺15g,蛇舌草30g,石见穿30g。

十九诊:2013年11月20日。

服药后,气力渐增,精神转振,自觉两腿有力,食欲也有增加,大便质软,肝区无疼痛。舌苔薄白,脉细。原方去淮山药、肉桂,加瓜蒌仁15g。

二十诊:2014年1月8日。

病情平稳,精神体力较前改善,食欲较好。近来唯便溏,脘腹怕冷,矢气多。舌质偏淡有紫气,脉细。正气虚衰,癌瘀内结。治再补气养正,健脾助运,化瘀散结。

生黄芪60g,炒党参30g,炒白术15g,淮山药30g,茯苓15g,三棱15g,莪术15g,当归10g,白芍10g,炮姜炭5g,炙甘草3g,神曲15g。

患者胃癌多发转移,坚持服用中药,通过益气健脾、补气养正、化瘀散结等法调治,病情相对稳定,手术至今已两年九个月。

【按】本案患者胃癌发现较晚,至手术时已有腹腔内广泛转移。虽经手术、化疗,然正气已衰,余邪未尽,瘀毒凝聚。所用治法以扶助正气为主,佐以化瘀散结。补气重用参芪,化瘀散结每用三棱、莪术、炮山甲、炙水蛭等使攻不伤正,扶正以祛邪。经治过程突出辨证用药,如反酸胃痛,加用川连、吴萸、煅瓦楞;便秘、腹胀则佐润肠通便、行气宽中之品,每能较好改善症状。医患配合,坚持中医药参与治疗,使病情得以相对稳定。

三、肠癌

案例1

沈某,女,68岁。

初诊:2011年11月9日。

患者2011年9月因直肠癌在江苏省中医院肿瘤外科FOLFOX静脉化疗一个疗程后,行直肠癌根治术。术中见肿瘤位于直肠右前壁腹膜折返平面,大小约3cm×3cm×4cm,侵及浆膜层,行经腹直肠癌切除术。术后病理示:直肠溃疡型,管状腺癌,癌细胞侵及深肌层,肠系膜淋巴结2/9枚见癌转移。术后患者行FOLFOX静脉化疗一次。患者目前大便硬结难解,数日一行,腹部胀痛,肛门坠胀,口干口苦,舌苔薄白腻,舌边尖红,脉细弦。

辨证:燥热内结,腑行不畅。

治法:润肠通便,清泄郁热。

方药:大生地15g,玄参15g,肉苁蓉10g,全当归10g,川连3g,炒黄柏10g,木香10g,槟榔10g,川朴10g,枳壳10g,怀牛膝10g,制军5g,莱菔子15g,火麻仁15g,郁李仁15g,半枝莲30g。

二诊:2012年1月9日。

药后口干口苦缓解,大便变软,但仍排出不畅,腹部痞胀,出汗多,舌苔薄白腻,脉细弦。治拟健脾益气,润肠通便。

生黄芪30g,太子参15g,当归10g,炒白芍10g,木香10g,槟榔10g,炙乌梅5g,川连3g,火麻仁15g,决明子30g,败酱草30g,仙鹤草30g。

三诊:2012年2月26日。

大便通畅,日行一次,舌质黯,舌苔薄白,脉细。治拟前法加减再进。原方去乌梅、川连,加大生地15g,川朴10g。

四诊:2012年5月29日。

直肠癌术后一年余,复查各项指标,唯有CA199为91.23ng/ml,其余指标均未见异常。大便通畅,腹部无痞胀疼痛,舌苔薄白,脉细。仿乌梅丸法加减:

炙乌梅30g,川连3g,炒黄柏10g,制附片5g,炮姜3g,肉桂(后下)3g,细辛3g,川椒3g,炒党参10g,当归10g,三棱10g,莪术10g,仙鹤草30g,败酱草30g,木香10g,槟榔10g。

五诊至十诊:患者药后排便通畅,日行一次,身体舒适,原方加减再进。

十一诊:2013年1月24日。

结肠癌术后一年半,此次复查CA199已降至正常,其余各项指标也均在正常范围,患者大便较软,口干苦,舌红,舌苔薄黄腻,原法加减再进。

炙乌梅30g,川黄连3g,炒黄柏10g,厚朴10g,陈皮5g,木香10g,槟榔10g,

三棱 15g,莪术 15g,仙鹤草 30g,败酱草 30g。

十二诊:2013 年 2 月 21 日。

患者大便通畅,无腹胀腹痛,口不干苦,舌苔薄白,脉细。原法加减调治。

炒党参 15g,炙黄芪 15g,炒白术 10g,茯苓 15g,炙乌梅 30g,川黄连 3g,三棱 10g,莪术 10g,皂角刺 15g,大生地 15g,枳壳 10g,川朴 10g,半枝莲 30g,蜀羊泉 30g。

十三诊:2013 年 4 月 18 日。

患者病情稳定,大便通畅,舌苔薄白,脉细。原法继进。

生黄芪 30g,炒党参 15g,炒白术 10g,淮山药 30g,云茯苓 15g,炙甘草 3g,炙乌梅 30g,川黄连 3g,肉桂(后下)3g,蜈蚣 2 条,三棱 10g,莪术 10g,败酱草 30g,仙鹤草 30g,木香 10g,槟榔 10g。

患者坚持长期服药,病情一直稳定,多次复查均未见肿瘤复发转移,肿瘤指标也均正常。

【按】本案为结肠癌手术之后,大便干结难解,伴腹部胀痛,肛门坠胀。术后仅化疗一次,且有部分淋巴结转移。其证治从手术后肠道功能变化,燥热内结,腑气不畅主论。首从润肠通便、清泄内热为治,用甘寒与苦降之药配伍,使大便得以通畅。因考虑肠癌之发生,多在腺瘤息肉基础上恶变而成,病程中部分肿瘤指标异常,故又采用乌梅丸加减,并配以化瘀和虫类药物,旨在解毒散结,抑制肿瘤生长或复发。辨治用药颇有新意,取效良好,值得探索。

案例 2

孙某,女,44 岁。

初诊:2010 年 7 月 13 日。

患者于 2010 年 4 月 27 日,在江苏省中医院肿瘤外科行"直肠癌切除术"。术后病理:直肠溃疡型腺癌,部分为黏液腺癌,侵及浆膜外脂肪组织,诊断为直肠癌ⅢB期。手术后静脉化疗 2 周期,因化疗反复出现头部抽痛,恶心呕吐,彻夜失眠,白细胞降低而中止化疗。诊时腹部疼痛,连及两胁及少腹,大便稀溏次多,每日 7~8 次。胃脘痞胀,纳谷不香,体重下降,动则汗出不止,夜寐不安,精神疲乏。舌苔薄白,质瘀紫,边有齿痕,脉细涩。

辨证:脾虚气郁,瘀毒未尽。

治法:益气健脾,化瘀解毒。

方药:炒党参 15g,炒白术 10g,茯苓 15g,炒扁豆 15g,木香 10g,青陈皮(各)6g,制香附 10g,郁金 10g,炙乌梅 5g,炒白芍 10g,炮姜炭 3g,三棱 10g,莪术 10g,藤梨根 30g,白花蛇舌草 30g,焦楂曲(各)12g。

二诊:2010 年 7 月 27 日。

药后大便次减至每日 2~3 次,腹部胀痛缓解,食量稍增加,睡眠较安。仍觉疲乏无力,汗出较多。舌质紫黯,苔薄白,脉细。手术伤正、化疗伤阳,治拟扶正祛邪,温运中阳。原方加肉豆蔻 5g,炙甘草 3g 继进。

三四诊:服药后大便渐次成形,日 1～2 次。进食量明显增加,精神好转,汗出亦少。唯腹部时有隐痛。舌质紫黯,舌苔薄白,脉细。瘀毒未尽,脾虚待复,拟再原法加减调治。原方去炮姜炭;加炙五灵脂 10g,九香虫 3g,台乌药 10g。

五诊:2010 年 9 月 28 日。

大便成形,每日 1～2 次,腹部不痛,精神体力均有好转。因忧虑癌症复发,情绪悲观低落,常太息,左胁部隐隐胀痛不适,纳谷不香,夜寐不宁,舌质紫黯,舌苔薄白,脉细。治拟健脾益气,化瘀解毒。

炙黄芪 15g,太子参 15g,云茯苓 15g,淮山药 20g,炒白术 15g,煨木香 6g,炒扁豆 15g,生苡仁 30g,焦楂曲(各)15g,合欢皮 15g,三棱 10g,莪术 10g,败酱草 30g,炙甘草 3g。

六诊:2010 年 12 月 8 日。

近期复查各项指标,CA724:6.43U/ml;全腹 CT 示:直肠癌术后改变,吻合口壁增厚,右侧附件结构显示不清,左附件影增大,盆腔少量积液。大便干结,夹有黏液。偶有腹痛作胀,口干苦,舌质由紫黯转为黯红,苔薄黄腻,脉细弦。肠腑燥结夹有积滞未尽。治再润肠通便,清化导滞。

大生地 15g,玄参 15g,肉苁蓉 10g,全当归 10g,怀牛膝 10g,枳壳 10g,桃仁泥 10g,木香 10g,槟榔 10g,制军 5g,川连 3g,黄芩 10g,仙鹤草 15g,败酱草 30g。

七诊至十诊:药后大便秘结已缓,每日排便一次,质黄软,腹部不痛,食纳尚可,夜寐安宁,一般状况较好。复查各项指标无明显异常,唯全腹 CT 示:盆腔少量积液。再以健脾清化,行气通腑为治,上方加减服药 4 个多月。

十一诊:2011 年 5 月 5 日。

结肠癌Ⅲ B 期,术后一年余。近期复查 CT 示:直肠癌术后改变,盆腔少量积液。CA125:67.74U/ml,其余指标未见明显异常。下肢略有浮肿,大便时有干结,脘腹痞胀,小便量少,尿色深黄,舌苔薄白,脉细。治拟益气健脾,解毒散结。

生黄芪 30g,太子参 15g,炒白术 10g,云茯苓 15g,大生地 30g,玄参 30g,肉苁蓉 15g,制军 5g,火麻仁 15g,枳壳 10g,槟榔 15g,三棱 10g,莪术 10g,蜈蚣 2 条,全蝎 6g,败酱草 30g。

十二诊至十七诊:药后下肢浮肿消失,腹部不痛,大便通畅,舌苔薄白质淡红,脉细。病情稳定,上方加减继续服用 9 个月。

十八诊:2012 年 2 月 15 日。

大便成形通畅,腹部有时隐隐胀痛,腹部 CT 示:盆腔少量积液,其余检查未见异常。食纳尚可,体重未降,舌苔薄白,脉细。仍属正虚邪实之证,治当扶正祛邪,清肠化滞。除口服中药外,同时使用中药保留灌肠,使药力直达病所。

炙黄芪15g,炒党参15g,炒白术10g,茯苓15g,淮山药15g,当归10g,白芍10g,木香10g,槟榔10g,川连3g,炙乌梅5g,白花蛇舌草30g,仙鹤草30g,炙甘草3g。

另用仙鹤草150g,龙葵30g,败酱草30g。浓煎100~150ml,保留灌肠,每日一次。

十九诊至二十四诊:患者以口服中药及保留灌肠治疗,病情稳定,纳食增加,二便通调。原方继续加减使用6个月。

再诊:2012年8月20日。

近期复查CT示:肠癌术后改变,未见转移灶,腹腔淋巴结未见肿大。血液检查:肿瘤指标、肝肾功能、血常规等未见异常。腹部不胀痛,食欲较好,二便调畅,体重已增加。治疗仍以扶助正气,健脾和胃为主,佐以化瘀解毒辅之。同时,每日间隔一次,中药保留灌肠。

至近日复诊时随访,患者直肠癌已经术后四年余,通过坚持中医辨证治疗,症状得以改善,病情稳定。

【按】本案直肠癌行保肛手术治疗,为腺癌ⅢB期。术后曾化疗两个周期。因腹部胀痛与反复泄泻、便秘交替,影响病情恢复。同时盆腔积液和部分肿瘤标记物出现轻度异常,又慎防肿瘤复发。治疗以健脾扶正为基础,辅以化瘀解毒、润肠通便、清化导滞等多种治法,使症状缓解,症情稳定。其中尤以大剂量仙鹤草、龙葵、败酱草浓煎作保留灌肠,使药物直达病所,提高肠道局部药物浓度,颇具特色。

案例3

任某,男,53岁。

初诊:2013年8月6日。

患者一周前因便血,在江苏省肿瘤医院行肠镜检查,发现:直肠不规则肿块7.1cm,环周溃烂。病理证实为:直肠腺癌。腹部CT检查示:肝脏占位性病变,左侧肺部已有转移灶。患者因直肠癌肝肺转移,无法手术,拒绝住院化疗,遂寻来我院求中医治疗。接诊时据诉,患者三个月前即发现便血,血量较少,时有时无,疑为痔疮出血,未予重视。近十天来,出血量逐渐增多,有时呈喷射状排出,血色鲜红,每日4~5次。同时伴下腹疼痛,排便不畅,肛门坠胀疼痛,尿黄赤,口干口苦。舌质红苔黄腻,脉细弦。

辨证:肠腑瘀热毒结,癌毒弥散。

治法:清肠化湿,解毒通瘀。

方药:川连5g,黄芩10g,当归10g,赤芍10g,枳壳10g,制军5g,木香10g,

槟榔 10g，焦山楂 15g，秦皮 10g，白头翁 15g，地榆炭 15g，生甘草 3g，败酱草 30g。

二诊：2013 年 8 月 20 日。

服药后，便血量有所减少，排便已畅，泻下赤白黏液较多，肛门坠痛随之减轻。口苦，尿黄，舌质红，苔黄腻，脉细弦。肠腑热结瘀毒仍盛，拟再导滞化瘀，清肠解毒。

川连 5g，黄芩 10g，枳壳 10g，秦皮 10g，白头翁 15g，木香 10g，槟榔 10g，制军 5g，当归 10g，赤芍 10g，半枝莲 30g，白花蛇舌草 30g，生甘草 3g。

三诊：2013 年 9 月 3 日。

药后便血已少，大便夹有少量黏液，每日 3～4 次，粪质溏烂，腹部疼痛减轻，食欲不振。舌苔黄腻，脉细弦。据云，肿瘤医院告诫患者肿瘤倍增较快，建议先行直肠手术，以免继发肿瘤堵塞导致肠梗阻，但仍遭患者拒绝。考虑脾气已虚，瘀热积聚未除，治法仍宜益气健脾与清化解毒并进。

炒党参 15g，炒白术 10g，云茯苓 15g，淮山药 15g，生苡仁 15g，煨木香 10g，黄芩 10g，白头翁 15g，地榆炭 15g，炒白芍 10g，川连 3g，陈皮 6g，焦山楂 15g，败酱草 30g，炙甘草 3g。

四诊：2013 年 10 月 5 日。

患者连服上方一个月，便血渐止，腹部疼痛已轻，大便每日 1～2 次，基本成形，肛门轻度坠胀疼痛，食欲已转振。舌苔薄白，脉细弦。因病灶仍在，邪毒内聚，肠腑湿热瘀毒凝滞。拟再标本兼治，扶正祛邪，以荡涤瘀热毒结。原方去白头翁、川连；加仙鹤草 30g。

五诊：2013 年 11 月 4 日。

近来腹部又有隐痛，畏寒喜暖，大便每日 2～3 次，粪便溏烂夹有黏液，肛门坠胀。舌苔薄黄腻，舌质淡红，边有齿印，脉细弦。虚实并见，寒热错杂，拟以乌梅丸法加减进治。

炙乌梅 30g，川连 5g，炒黄柏 10g，炮姜 3g，制附片 5g，桂枝 5g，细辛 3g，炒党参 10g，当归 10g，赤芍 10g，炒白术 10g，茯苓 15g，败酱草 30g。

六诊：2013 年 12 月 1 日。

患者服药后，已无黏液便，大便每日 1～2 次成形，排便通畅，肛门坠胀感已少，腹部不痛，食欲正常。舌苔薄白，脉细弦。再以乌梅丸法进治，并嘱其定期检查，中西医结合治疗。因家住六合农村，出于病情和经济考虑，患者只接受中医治疗，拒绝复查。据证再予原法进治，原方加白花蛇舌草 30g。

七诊：2013 年 12 月 23 日。

患者近四五天来，大便又见红，夹有赤白黏液，排便欠畅，腹隐痛。自觉气短乏力，食欲欠振。舌苔薄白质淡红，脉细弦。拟在上方口服同时，加用灌肠疗法,使药物直达病所,增强药力。

灌肠方:仙鹤草150g,败酱草30g,龙葵30g。浓煎100~150ml,俟温保留灌肠,每日一次。由患者购买灌肠器在家自行操作。

八诊:2014年1月19日。

经口服中药与灌肠疗法并进,便血及黏液未见,大便通畅,每日一次成形,食欲有所增加,唯感气短神疲,行走无力,形体消瘦。舌苔薄白,脉细。正气虚衰,瘀毒未清,癌瘤多处聚着。治当扶正祛邪,补气托毒。

生黄芪60g,炒党参30g,炒白术10g,茯苓15g,当归10g,赤芍10g,木香10g,陈皮6g,黄芩10g,地榆炭15g,蜈蚣2条,全蝎6g,炙甘草5g。

灌肠方:仙鹤草150g,败酱草30g,龙葵30g。浓煎100~150ml,俟温保留灌肠,每日一次。

九诊:2014年2月16日。

经治以来,近两个月排便较好,未见便血及黏液,腹亦未痛,肛门无坠胀感。自觉气力增强,行走有劲,气短乏力改善。舌苔薄白,脉细。拟方再进,原方加焦楂曲(各)15g。灌肠方同前继用。

十诊:2014年4月22日。

患者以上方加减,补正托毒,标本兼顾,维持治疗,采取口服中药与灌肠疗法持续并进,病情相对平稳。未出现便血、腹痛、排便不畅等症状,肝区未见疼痛,食欲尚可。至近日复诊,尚未出现病情恶化状况,已带瘤生存八个月,目前仍在治疗中。

【按】本案直肠癌发现时已属晚期,肝、肺转移,失去手术根治机会,未行化疗,也无更好现代治疗手段。在确诊一周后,患者因便血、腹痛、肛门坠痛,遂求治于中医。其证治以肠腑瘀热毒结、癌毒弥散立论,予清肠化湿、逐瘀解毒急治其标,方用黄芩汤、白头翁汤加减,清化湿热,荡涤肠腑,攻邪为先。药后症状有所改善,便血渐少,腹痛减轻。直肠癌并伴扩散转移,病情至重,非一般痫症所比,故在方中增入虫类药物,以加强解毒之功。观其后续所用方药,一是引乌梅丸加减,二是配合肠道直接给药,三是重用黄芪扶正,颇具新意。患者坚持中医治疗八个月,症状有所改善,病情暂时缓解,能够获得带瘤生存,本身已属不易。

案例4

李某,男,56岁。

初诊:2007年1月17日。

患者2006年2月27日在南京军区总院行结肠癌根治手术。术后病理:横结肠中分化腺癌,侵及浆膜外脂肪组织,上下切缘未见癌组织,淋巴结0/22(+)。术后行腹腔灌注热化疗3个疗程,并行FOLFOX化疗3个周期,口服希罗达1周期。2006年11月20日开始,又行FOLFIRI化疗,化疗反应较大,曾呕吐剧烈,无法进食。同年12月22日,腹部CT复查发现:肝脏右后叶转移。因化疗对肿瘤细胞已不敏感,导致治疗失败。遂就诊于中医,诊时患者面色姜黄,形体消瘦,气短乏力,由家人扶入诊室。纳差,呕吐时作,大便稀溏,日行4~5次,夜寐不安,头晕头昏,肝区疼痛隐隐。舌质淡,边有齿印,苔薄白,脉细弦。

辨证:肝脾两虚,瘀毒内聚。

治法:补益肝脾,化瘀解毒。

方药:生黄芪30g,太子参15g,炒白术10g,茯苓15g,淮山药15g,生苡仁20g,全当归10g,青陈皮(各)6g,白芍10g,木香10g,三棱10g,莪术10g,炮山甲(先煎)10g,炙内金10g,炙甘草5g,郁金10g,白花蛇舌草30g。

二诊:2007年2月14日。

服药后,患者食欲好转,呕吐减少,粪质较稀,大便日行1~2次,精神有所恢复。但肝区仍觉隐隐作痛,舌淡,苔薄白,脉细弦。治以益气健脾,化瘀解毒为法。原方去生苡仁;加醋柴胡6g,茜草15g,紫丹参15g。

三诊:2007年3月14日。

服药后呕吐渐止,大便成形,日行1~2次,食欲有所增进。肝区疼痛减轻,精神好转。舌质淡红,苔薄白,脉细弦。手术伤正,化疗伤阳,肝脾两伤,瘀毒内结。拟再原法继进。

四诊至五诊:患者病情平稳,食欲已有好转,肝区疼痛进一步减轻,体重增加,原方加减续服。

六诊:2007年5月16日。

患者结肠癌肝转移,经中药调治,症状已见缓解。近期采用射频治疗已结束。乏力明显,自汗不止,汗出湿衣,大便稀溏,舌红苔薄白,脉细。正气虚弱,肝脾两伤。治拟调补肝脾,扶正祛邪。

生黄芪30g,太子参15g,黄精15g,炒白术10g,茯苓15g,当归10g,白芍10g,广木香10g,砂仁(后下)3g,炮山甲(先煎)10g,三棱10g,莪术10g,糯稻根15g,浮小麦30g,五味子15g,炙甘草5g,石见穿30g,白花蛇舌草30g。

七诊:2007年8月29日。

患者7月11日复查CT:肝脏左右叶多发性低密度影较以前基本相似。又加用口服希罗达。经服用以上中药后食欲、体力均有所改善,出汗已少,拟再以调补肝脾为主,佐以化瘀散结。原方加炒苡仁15g。

八诊、九诊:原方加减继服。

十诊:2008年1月16日。

患者近日复查,腹部CT示:射频消融治疗后部分肝坏死,瘤体先小后大。

CA50增高,其余肿瘤指标未见明显异常。患者大便偏溏,日行2~3次,饮食量少,脘腹痞胀,口干,体质虚弱,舌苔薄白,脉细。正虚邪实,治当调补肝脾,化瘀消癥。

生黄芪30g,太子参15g,当归10g,白芍10g,茯苓15g,炒白术10g,山药15g,陈皮6g,木香5g,炒苡仁20g,三棱10g,莪术10g,白花蛇舌草30g,石见穿30g,炮山甲(先煎)10g,炙鸡金10g。

十一诊:2008年4月18日。

4月8日复查腹部CT:肝右叶下腔静脉旁低密度病灶较前增大,肝左右叶内小类圆形低密度影基本同前。于4月上旬再次行FOLFIRI化疗,因反应较大而中断。患者神疲气短,纳差,食后饱胀,便溏,精神萎靡,舌质淡,舌苔白腻,脉细无力。肝脾两伤,瘀毒未除。治拟调理肝脾,化瘀散结。

生黄芪30g,太子参15g,炒白术10g,淮山药15g,白芍10g,当归10g,三棱10g,莪术10g,厚朴10g,木香10g,砂仁(后下)3g,虎杖15g,白花蛇舌草30g,炙甘草5g。

十二诊至十四诊:经中药调治以来,患者食欲增加,大便成形,肝区不痛,精神好转。原方加减再进。

十五诊:2008年8月13日。

患者于4月24日至5月12日在上海454医院再次行肝脏病灶γ刀治疗。7月24日复查腹部CT显示:肝右叶低密度病灶较前(2008年4月8日)增大,另肝内类圆形低密度影基本同前;右下肺不张、实变;右侧胸腔积液,两侧胸膜增厚。又再调整化疗为m-FOLFIRI方案。现患者食欲又为不振,进食量甚少,汗出较多,汗出湿衣,神疲乏力,肝区隐痛。舌苔薄白,脉细,治当扶助正气,软坚消积。

生黄芪30g,太子参15g,炒白术10g,酸枣仁15g,糯稻根15g,五味子5g,浮小麦15g,炙甘草5g,当归10g,赤白芍(各)10g,三棱10g,莪术10g,炮山甲(先煎)10g,炙水蛭5g,石打穿30g,白花蛇舌草30g。

十六诊至二十六诊:患者在化疗过程中反复出现纳差,汗多,口干口苦,中药均以健脾扶正为主,佐以消癥散结,减少化疗后副作用,使患者精神体质逐渐恢复。

二十七诊:2009年11月4日。

患者继行γ刀放射治疗。机体虚乏,汗出湿衣,神疲倦怠,食纳不振,肝区略有隐痛,尿黄,舌苔薄白,边有齿印,脉细。系肝脾两伤,正气虚损,瘀毒内结,治当调养肝脾,佐以化瘀散结。

炙黄芪30g,太子参15g,炒白术10g,淮山药15g,枸杞子15g,女贞子15g,三棱10g,莪术10g,麦冬15g,五味子5g,八月札10g,木香10g,砂仁(后下)3g,

白花蛇舌草 30g,石见穿 30g。

二十八诊:2010 年 5 月 13 日。

近来咳嗽不止,痰多白黏,诊断为放射性肺炎,胸腔积液。复查腹部 CT 示:病灶无明显进展。现患者胸闷,喘促,食欲不振,腹胀,肝区不适,舌苔薄白腻,边有齿印,脉细。转以化痰止咳,泻肺平喘。

南沙参 15g,天麦冬(各)15g,桔梗 6g,杏仁 10g,白前 10g,冬瓜子 30g,枇杷叶 10g,葶苈子 10g,杏仁 10g,百部 10g,半枝莲 30g,石见穿 30g,木香 10g,化橘红 10g,桑白皮 10g,黄芩 10g,生甘草 3g。

二十九诊至三十诊:患者咳嗽咯痰减少,胸胁不适好转,原方加减继服。

三十一诊:2010 年 7 月 7 日。

γ 刀放射治疗后患者肝区疼痛时作,脘腹胀满,食欲不振,舌苔薄白,脉细弦。治再健脾益气,化瘀散结,以和肝络。

炙黄芪 15g,潞党参 15g,炒白术 10g,全当归 10g,大白芍 10g,三棱 10g,莪术 10g,醋柴胡 6g,制香附 10g,桃仁 10g,水红花子 10g。炙水蛭 5g,炮山甲(先煎)10g,炙鳖甲(先煎)15g,石打穿 30g,半枝莲 30g,炙甘草 3g。

服药后肝区疼痛逐渐减轻,食欲转好,脘腹胀满亦少,精神体力逐渐恢复。患者结肠癌术后肝转移,在化疗、射频、γ 刀治疗的同时坚持门诊配合中药治疗不但改善症状,而且对抑制肿瘤生长,稳定病情起到了积极作用。后经多次复查病灶稳定,目前带瘤生存已过五年。

【按】本例患者结肠癌肝转移,在针对肝脏转移病灶的处理时,先后采用全身化疗、射频消融、γ 刀放射等治疗措施,肝脏瘤体先缩小后增大,病灶反复。在治疗过程中,患者反复出现肝区疼痛,食欲减退,大量出汗,咳嗽气喘,精神体力下降等不良反应。从中医辨治而言,认为本病正气虚衰、肝脾两伤为本,而瘀毒未尽、凝而积聚为标,因而采用补益肝脾,佐以散结化瘀为其基本治法。在具体拟方用药时,又根据证情变化,参以理气和中、清肺化痰、固表止汗等不同治法,以改善症状,缓解病情。对于肝脏之癥积,每在充分扶正的基础上,应用三棱、莪术、炮山甲、炙鳖甲等药物化瘀散结,使之攻不伤正,标本兼治。患者坚持配合中医药治疗,使病情稳定,带瘤生存已逾五载。

案例 5

严某,女,44 岁。

初诊:2006 年 2 月 21 日。

患者空肠间质瘤术后 2 个月余。手术后体质较差,消化功能薄弱,纳食不香,胃脘痞胀,进食后其胀尤甚;大便每日一次,粪质偏稀,排便费力。头晕头昏,气短乏力,手足欠温,腹部畏寒,动则自汗。舌质淡红,边有齿痕,苔薄白,脉细弱。

辨证:正虚未复,脾胃虚弱,气血不足。

治法:益气健脾,调理中焦。

方药:炙黄芪 15g,太子参 15g,炒白术 10g,淮山药 15g,云茯苓 15g,炒苡仁 20g,煨木香 6g,台乌药 10g,炮姜炭 5g,炙甘草 3g,半枝莲 30g,白花蛇舌草30g。

二诊:2006 年 3 月 21 日。

服药后食欲有所改善,胃脘痞胀减轻、泛酸减少,大便已成形,体力有所增加。舌苔薄白,脉细。治再健脾扶正,佐以祛邪。原方加炙内金 10g,炒谷麦芽(各)15g。

三诊:2006 年 7 月 4 日。

经 4 个多月调治,症状俱有好转,食量增加,胃脘痞胀缓解。唯下腹有时胀痛,痛时自觉有气攻窜不定,大便不畅,肛门坠胀,矢气多,肠鸣,舌苔薄白,脉细弦。胃肠功能未健,气机郁滞。治拟健脾和胃,行气消胀。

炒党参 15g,炒白术 10g,茯苓 15g,陈皮 6g,法半夏 10g,煨木香 10g,砂仁(后下)3g,当归 10g,白芍 10g,枳壳 10g,槟榔 10g,半枝莲 30g,石见穿 30g,炒谷麦芽(各)15g。

六诊:2006 年 9 月 15 日。

上方服用两个月,症情平稳。胃脘无痞胀、疼痛,体力增加,体重较服药前增加 7 斤,食欲较好。唯小腹疼痛,以脐周为主,腹部胀痛怕冷,受寒或情绪影响则疼痛尤剧。经 CT 检查未发现特殊异常。月经量少色黯。舌质淡红,苔薄白,脉细弦。此由寒凝肝经,气机郁滞所致。法宜疏肝行气,散寒止痛,仿天台乌药散加减。

台乌药 10g,制香附 10g,厚朴 10g,苏梗 10g,肉桂(后下)3g,煨木香 10g,当归 10g,炒白芍 10g,小茴香 5g,淡吴萸 3g,青陈皮(各)6g,枳壳 10g,炙甘草3g,石见穿 30g。

七诊、八诊:服药后,小腹胀痛及拘挛症状已止,脘腹较为舒适,食欲正常。后以益气健脾、补养气血为主,调治约半年。

九诊:2007 年 3 月 16 日。

空肠间质瘤手术已一年余,大便不调,腹痛欲泻,泻后痛减,每日溏泄 2~3次,伴腹胀,肠鸣辘辘。苔薄白,脉细弦。肝失疏泄,脾虚不运,当抑木扶土,调肝运脾。

炒白术 10g,炒防风 10g,陈皮 6g,白芍 10g,炮姜炭 3g,煨木香 10g,茯苓15g,台乌药 10g,淡吴萸 3g,制香附 10g,焦楂曲(各)15g,白花蛇舌草 30g。

药后大便每日一次成形,腹痛已止。复查各项指标均未见异常。

再诊:2008 年 1 月 30 日。

患者手术2年,食欲尚振,脘腹无胀痛,大便正常,面色红润,精神较好。唯纳谷不香,舌质淡红苔薄白,脉细。治拟健脾扶正,佐以祛邪。

炙黄芪15g,炒党参15g,炒白术12g,茯苓15g,怀山药15g,陈皮6g,木香6g,当归10g,大白芍10g,炒苡仁15g,酸枣仁15g,炙甘草3g,炙内金10g,石见穿15g,白花蛇舌草15g,炙甘草3g。

患者服用中药治疗,以健脾和胃、行气疏肝为主,佐以祛邪之法。现已术后八年,精神体质均好,多次复查,各项指标在正常范围。

【按】本案为空肠间质瘤术后,因体质较差,脾胃虚弱,气血不足,同时兼夹气郁、寒凝等证。其治法以调理为主,或益气健脾,或疏调气机,或温经散寒,使术后症状得以改善。然该病总属肿瘤之患,故在扶正之中,亦佐用祛邪之品。患者术后恢复良好,调理至愈。

四、肝癌

案例1

程某,男,44岁。

初诊:2011年12月27日。

患者因剑突下隐痛不适在南京市鼓楼医院检查,CT示肝脏左外叶占位,遂于2011年11月22日,在腹腔镜下行手术切除,术后病理示:肿块大小3.2cm×3.4cm,肝细胞性肝癌伴坏死。既往有慢性乙型肝炎、肝硬化病史。刻下:肝区隐痛不舒,饮食尚可,大便正常,尿微黄,舌质偏红,脉细弦。

辨证:肝脾两虚,正虚邪恋。

治法:补益肝脾,扶正祛邪。

方药:炙黄芪15g,太子参15g,全当归10g,炒白芍10g,三棱10g,莪术10g,醋柴胡6g,广郁金10g,炙鳖甲(先煎)15g,桃仁10g,水红花子10g,炙水蛭5g,炙鸡金10g,陈皮5g,石打穿30g。

二诊:2012年2月28日。

药后肝区隐痛减而未已,食欲尚可,二便调,舌苔薄白,脉细弦。原法调治。上方去醋柴胡、炙鳖甲;加玄胡索10g,川楝子10g。

四诊:2012年6月6日。

病情如前,食欲尚可,舌苔薄白,脉细。原方去石打穿,加蛇舌草30g,石见穿30g。

五诊:2012年8月8日。

原发性肝癌术后近九个月,复查CT未见异常,肿瘤标志物正常范围。刻下:肝区隐痛,尿黄,舌苔薄白,脉细弦。治宜补益肝脾,化瘀解毒。

炙黄芪15g,潞党参15g,当归10g,白芍10g,三棱10g,莪术10g,炮山甲

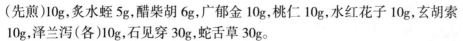

(先煎)10g,炙水蛭5g,醋柴胡6g,广郁金10g,桃仁10g,水红花子10g,玄胡索10g,泽兰泻(各)10g,石见穿30g,蛇舌草30g。

六诊:2012年10月18日。

病史如前,药后症状改善,苔薄白,脉细。原法加减。上方去炮山甲、泽兰泻;加炙鳖甲(先煎)15g。

九诊:2013年3月7日。

原发性肝癌术后一年余,近查AFP:10.80ng/ml,ALT:68.9U/L,均高于正常值。肝区隐痛,尿黄,食欲尚可,舌苔薄白,脉细弦。治再补益肝脾,化瘀解毒。

炙黄芪15g,潞党参15g,当归10g,赤芍10g,三棱10g,莪术10g,炙水蛭5g,桃仁10g,水红花子15g,炙鳖甲(先煎)15g,醋柴胡6g,枳壳10g,川楝子10g,玄胡索10g,黄芩10g,蒲公英15g。

十一诊:2013年7月3日。

肝区仍有隐痛不适,尿微黄,苔薄白,脉细弦。原法再进。原方去炙鳖甲、黄芩、蒲公英;加制香附10g,广郁金10g,泽兰泻(各)10g。

十二诊:2013年10月23日。

原发性肝癌术后近两年,病情稳定,AFP:8.62ng/ml,ALT:65.3U/L,略降。肝区隐痛缓解,舌苔薄白,脉细弦。治拟调养肝脾,化瘀解毒。

生黄芪30g,太子参15g,当归10g,赤白芍(各)10g,紫丹参15g,三棱10g,莪术10g,枳壳10g,广郁金10g,垂盆草15g,蒲公英15g,泽兰泻(各)10g,川楝子10g,玄胡索10g,五味子5g,炙甘草3g。

十四诊:2014年2月21日。

原发性肝癌术后两年余,复查B超:肝硬化未见肿瘤再生。AFP:8.53ng/ml,较前变化不大,转氨酶已正常。肝区无疼痛,食欲尚可,大便成形,尿微黄。舌苔薄白,边有齿印,脉细。治拟补气扶正,化瘀解毒,以资巩固。

生黄芪60g,太子参15g,当归10g,赤芍10g,三棱10g,莪术10g,炙水蛭5g,蒲公英15g,垂盆草15g,醋柴胡5g,枳壳10g,制香附10g,生甘草3g。

【按】本案肝癌手术切除,患者过去有乙肝、肝硬化病史。术后肝脾两伤,肝区隐痛不适,病程中出现AFP和转氨酶升高。从所治经过来看,补益肝脾以扶正,化瘀解毒以祛邪。方中参芪补益脾气;归芍滋养肝血;三棱、莪术、炙水蛭、炮山甲化瘀消癥散结,以防瘀毒聚而再生;垂盆草、蒲公英对于乙肝而转氨酶升高者,有清肝降酶作用,为治者所习用。经治两年余,患者病情稳定,肝区未再疼痛,且肝癌指标未继续升高而略有下降,转氨酶已恢复正常。

案例2

吴某,男,46岁。

初诊:2011年9月13日。

患者于 2011 年 7 月 18 日在南京市鼓楼医院行肝癌手术,肿块大小 5.2cm×5cm×4cm,侵及肝腹膜,脉管见癌栓,神经见癌侵犯,分期为ⅢA($T3N_XcM_0$)。刻下:两目干涩,腹部略有饱胀感,食欲尚好,尿黄,舌质偏红,脉细弦。

辨证:肝脾两伤,瘀毒内结。

治法:调养肝脾,化瘀散结。

炙黄芪 15g,炒党参 15g,当归 10g,白芍 10g,三棱 10g,莪术 10g,炮山甲(先煎)10g,炙水蛭 5g,桃仁 10g,水红花子 10g,制香附 10g,广郁金 10g,石见穿 30g,蛇舌草 30g。

二诊:2011 年 10 月 11 日。

药后目涩好转,尿色已清,唯食后饱胀。舌苔薄白,脉细弦,原法再进。原方加木香 10g,砂仁(后下)3g。

四诊:2011 年 12 月 20 日。

原发性肝癌术后近五个月,病情尚平稳。近日来肝区隐痛不适,食欲尚可,脘腹无胀痛,大便调畅。舌苔薄白,脉细弦。治再补益肝脾,化瘀消癥。

炙黄芪 15g,炒党参 15g,当归 10g,白芍 10g,醋柴胡 6g,青陈皮(各)6g,炙鳖甲(先煎)15g,三棱 10g,莪术 10g,炮山甲(先煎)10g,炙水蛭 5g,桃仁 10g,水红花子 10g,石见穿 30g,蛇舌草 30g。

八诊:2012 年 6 月 13 日。

经上方调治半年余,近复查 CT 未见复发转移,肿瘤标志物正常范围。右胁部隐隐不舒,食欲尚好,二便调。舌苔薄白,脉细弦。治以调养肝脾,化瘀散结。

炙黄芪 15g,炒党参 15g,当归 10g,白芍 10g,三棱 10g,莪术 10g,炮山甲(先煎)10g,制水蛭 5g,桃仁 10g,水红花子 13g,炙鳖甲(先煎)15g,川楝子 10g,青陈皮(各)5g,石见穿 15g,白花蛇舌草 15g。

十二诊:2012 年 12 月 12 日。

近复查 B 超提示肝区未见明显进展,腹腔少量积液。腹部略有饱胀感,肝区无明显不适。舌苔薄白,脉细弦。原法继进。原方加紫丹参 15g。

十四诊:2013 年 3 月 21 日。

原发性肝癌术后一年半,病情稳定,肝功能轻度异常。肝区有时隐痛,舌质红,苔薄白,脉细弦。原法加减再进,原方去炙鳖甲,加垂盆草 15g,蒲公英 15g,马鞭草 15g。

十八诊:2013 年 9 月 16 日。

服药以来病情平稳,右胁部隐痛已缓解。舌苔薄白,脉细弦。治再调养肝脾,化瘀散结。

炙黄芪 15g,炒党参 15g,当归 10g,白芍 10g,三棱 10g,莪术 10g,炮山甲(先煎)10g,炙水蛭 5g,醋柴胡 6g,广郁金 10g,桃仁 10g,水红花子 10g,蒲公英 15g,垂盆草 15g,生山楂 15g,炙甘草 3g。

二十诊:2013 年 12 月 13 日。

近日感寒腹部时有隐痛,大便不成形,肝区尚无不适。舌苔薄白,脉细弦。予以原法调治。原方去蒲公英、垂盆草;加肉桂(后下)3g,台乌药 10g。

二十二诊:2014 年 3 月 10 日。

原发性肝癌术后两年半,病情平稳,食欲较好,两胁肋偶有不适,尿色淡黄。舌苔薄白,边有齿印,脉细弦。肝脾两伤,正虚邪实。拟再调养肝脾、化瘀散结,以期稳定病情。

生黄芪 30g,炒党参 15g,当归 10g,白芍 10g,三棱 10g,莪术 10g,炮山甲(先煎)10g,炙水蛭 5g,桃仁 10g,水红花子 10g,醋柴胡 6g,制香附 10g,石见穿 30g,白花蛇舌草 30g,炙甘草 3g。

【按】本案患者原发性肝癌手术切除后,关键在于恢复功能,预防复发。其治从术后肝脾两伤,防患于未尽之瘀毒入手,采用补益肝脾、化瘀散结治法,是属扶正祛邪在术后肿瘤治疗中的具体运用。三棱、莪术为肝癌癥积之常用药物,功专化瘀散结,但临证每与参芪扶正配伍,则其功尤良;当归、白芍为补肝血之要药;炙水蛭,"药本平和",归于肝经,善散肝经瘀血。诸药相伍,扶正之中兼以祛邪,以防病灶再起。

五、胰腺癌

案例 1

王某,女,52 岁。

初诊:2013 年 3 月 18 日。

患者春节期间,左上腹开始疼痛,食欲不振。后经 CT 检查诊断发现胰尾部占位性病变,肿块 4.5cm×4cm。于 2013 年 2 月 13 日在江苏省人民医院行手术切除。术后口服化疗药替吉奥治疗。来诊时,患者食欲不振,胃部饱胀,大便干结,口干口苦,尿黄,舌质红,苔薄白腻,脉细弦。

辨证:中虚气滞,运化失常。

治法:健脾和胃,理气畅中。

方药:太子参 15g,炒白术 10g,茯苓 15g,陈皮 6g,法半夏 10g,木香 10g,砂仁(后下)3g,枳壳 10g,赤白芍(各)10g,黄芩 10g,蒲公英 15g,瓜蒌仁 15g,火麻仁 15g,生甘草 3g。

二诊:2013 年 4 月 1 日。

服药后,脘腹较松,食欲有所增进,大便已软通畅。舌质偏红,苔薄白,脉细弦。术后正虚未复,脾胃运化不健,气机失调。治先调理中焦,恢复脾运,调畅气机。原方去半夏、砂仁;加炙鸡金 10g,炒谷麦芽(各)15g。

三诊:2013 年 4 月 28 日。

近来上腹偏左疼痛且胀,连及左胁和背部。食欲欠振,口干口苦,胸闷,夜卧少寐。舌质红,苔薄白,脉细弦。肝郁气滞,化热伤阴,胃气不和。治拟疏肝泄热,理气和中。

醋柴胡 6g,枳壳 10g,青陈皮(各)6g,郁金 10g,赤白芍(各)10g,白蒺藜 10g,炒山栀 10g,丹皮 10g,茯神 15g,紫丹参 15g,生地 15g,全瓜蒌 15g,蒲公英 15g,生甘草 3g。

四诊:2013 年 5 月 26 日。

服用上药后,左上腹及胁背部疼痛逐渐缓解,胃脘痞胀亦有减轻,夜能安睡 4～5 小时,尿色偏黄。舌苔薄白,脉细弦。拟再疏肝行气,养阴清热。原方去山栀,丹参;加蜈蚣 2 条,全蝎 6g。

五诊:2013 年 6 月 24 日。

上腹部疼痛已轻,左胁肋及背部仍有不适感,食欲尚好,尿黄口苦。舌质红,舌苔薄白,脉细弦。治拟疏肝清热,化瘀解毒为法。

醋柴胡 6g,枳壳 10g,郁金 10g,川楝子 10g,玄胡索 10g,当归 10g,白芍 10g,制香附 10g,紫丹参 15g,蜈蚣 2 条,全蝎 6g,黄芩 10g,蒲公英 15g,生甘草 3g。

八诊:2013 年 8 月 20 日。

病情相对平稳,腹部及胁背部未再疼痛,唯近来食欲不振,体重有所下降,大便偏溏。苔薄白,脉细。拟再益气健脾,调运中焦。

炒党参 15g,炒白术 10g,茯苓 15g,炒扁豆 15g,淮山药 30g,生苡仁 15g,煨木香 10g,陈皮 6g,炒白芍 10g,炮姜 3g,虎杖 15g,蒲公英 15g,生甘草 3g,焦楂曲(各)15g。

十一诊:2013 年 11 月 15 日。

患者病情相对稳定,食欲较好,腹胁未疼痛,大便成形。唯感气短乏力,极易疲劳,懒言乏力,体重已降 3kg。舌质淡红,脉细。正气亏虚,瘀毒未尽。治拟补气扶正,化瘀解毒。

生黄芪 60g,炒党参 30g,当归 10g,赤芍 10g,三棱 10g,莪术 10g,蜈蚣 2 条,全蝎 6g,黄芩 10g,蒲公英 15g,生甘草 5g。

十二诊:2014 年 1 月 18 日。

病情稳定,食欲精神均较好,自觉行走有力,体重有所增加。唯腹部、下肢怕冷,大便溏烂不爽。舌苔薄白,脉细。原法加减再进。原方去黄芩、蒲公英;加补骨脂 10g,肉豆蔻 5g。

十五诊:2014年4月21日。

病情相对稳定,已多次复查未见复发转移。食欲、精神均好。腹部无胀痛,大便成形畅通。舌苔薄白,脉细。治拟补气扶正,祛邪解毒,以资巩固。

生黄芪60g,炒党参30g,当归10g,赤芍10g,三棱10g,莪术10g,蜈蚣2条,全蝎6g,青陈皮(各)6g,蒲公英15g,生甘草5g。

患者胰腺癌手术后,反复出现左上腹疼痛,胁背部胀痛,食欲减退,体重下降。经辨证调治,症状缓解,体力得以恢复,至近期复诊,病情一直稳定。

【按】本案所治为胰腺癌手术之后。该病多由省人民医院外科转治而来。临证所见,以术后正虚,脾运不健,气机郁滞,兼夹肝胆瘀毒不清为主。治法以健脾理气,恢复中焦运化功能为重点,对肝经郁热,瘀毒未清之兼症加以辨证处理。至于患者气短乏力,体重下降时,尤其重用参芪扶助正气,收效较为明显。通过扶正祛邪治法的灵活运用,患者一年来症情相对稳定。

案例2

卢某,男,50岁。

初诊:2012年6月5日。

患者因上腹部疼痛不适,在南京市明基医院就诊,于2011年11月22日行胰头癌根治手术,术后病理示:肿块4cm×3cm×3cm,胰腺导管腺癌,中低分化,癌组织浸润至十二指肠乳头黏膜肌层,淋巴结(3/6)见癌转移。术后予化疗6个周期。2012年5月28日复查CT示:腹腔及腹膜后多发小淋巴结,肿瘤标志物正常范围。刻下:右上腹疼痛,脐腹局部包块硬结(非肿瘤性),如拳头大小,触之疼痛,腹部饱胀,大便闭结,排出不畅,尿黄,苔薄黄,脉细弦。

辨证:肠失濡润,瘀毒内结。

治法:润肠通便,化瘀散结。

方药:大生地30g,玄参15g,麦冬15g,肉苁蓉10g,当归10g,槟榔10g,莱菔子15g,枳壳10g,三棱10g,莪术10g,制香附10g,川楝子10g,玄胡索10g,火麻仁30g,蒲公英30g。

二诊:2012年6月19日。

药后大便渐已通畅,腹部疼痛减轻,食纳尚可,舌质偏红,苔薄白,脉细弦。原法调治。原方去制香附,改玄参30g;加炙五灵脂10g,九香虫3g。

三诊:2012年7月17日。

大便秘结已通,脐腹局部包块疼痛,食欲尚好。舌苔薄白,脉细,治再润肠通便,化瘀散结。

大生地30g,玄参15g,当归10g,肉苁蓉10g,枳壳10g,槟榔10g,广郁金10g,玄胡索10g,炙五灵脂10g,炙没药5g,白蔻仁(后下)3g,火麻仁30g,瓜蒌仁15g,三棱10g,莪术10g,石见穿30g。

另:参三七粉 60g,每次 2g 调服,每日 2 次。

五诊:2012 年 9 月 11 日。

右下腹近脐部硬结仍有疼痛,食欲尚可,大便通畅,尿略黄,舌质淡,边有齿印,苔薄白,脉细。肝脾两虚,邪毒内聚,气血运行不畅,治拟补益气血,化瘀散结。

炙黄芪 15g,太子参 15g,当归 10g,赤白芍(各)10g,三棱 15g,莪术 15g,炒白术 10g,云茯苓 15g,陈皮 5g,枳壳 10g,大生地 15g,制香附 10g,广郁金 10g,炮山甲(先煎)10g,炙五灵脂 10g,蒲公英 15g,蛇舌草 15g,。

另:参三七粉、守宫粉,各 1g,每日 2 次调服。

八诊:2012 年 12 月 4 日。

胰腺癌术后一年余,右下腹近脐部硬块较前软化,眠食如常,二便调,原法再进。上方加桂枝 5g。参三七粉、守宫粉继服如前。

十诊:2013 年 3 月 13 日。

近来腹部时有隐痛,食后饱胀,大便次多,舌质红,苔薄白,脉细。治以益气扶正,化瘀散结。

炙黄芪 15g,炒党参 15g,炒白术 10g,茯苓 15g,炙甘草 3g,木香 10g,砂仁(后下)3g,陈皮 5g,制香附 10g,三棱 10g,莪术 10g,桂枝 5g,制五灵脂 10g,白芍 10g,炮山甲(先煎)10g,蒲公英 15g。

另:参三七粉、守宫粉,各 1g,每日 2 次调服。

十一诊:2013 年 4 月 16 日。

药后腹痛、腹胀减轻,大便渐成形。舌苔薄白,脉细,原法继进。原方改三棱 15g,莪术 15g。

十四诊:2013 年 8 月 20 日。

复查 CT 较前无明显变化,肿瘤指标正常范围。脐腹局部硬块渐软,疼痛已轻。数日前因肠梗阻腹痛。目前大便欠畅,舌苔薄白,脉细。治拟益气扶正,化瘀解毒,润肠通便。

生黄芪 30g,炒党参 15g,炒白术 10g,茯苓 15g,三棱 15g,莪术 15g,蜈蚣 2 条,全蝎 6g,枳壳 10g,槟榔 10g,桂枝 10g,炮山甲(先煎)10g,制五灵脂 10g,蒲公英 15g,火麻仁 15g,郁李仁 15g,炙甘草 3g。

另:参三七粉、守宫粉,各 1g,每日 2 次调服。

十七诊:2013 年 12 月 4 日。

胰腺癌术后两年余,病情平稳,腹部硬肿包块已软,压之不痛,食欲尚可。唯感气短神疲,大便偏干,舌质淡红,脉细弦。治再补气养正,解毒散结。

生黄芪 60g,炒党参 15g,当归 10g,白芍 10g,三棱 15g,莪术 15g,蜈蚣 2 条,全蝎 6g,大生地 15g,麦冬 15g,制五灵脂 10g,陈皮 6g,火麻仁 15g,郁李仁

15g,生甘草 3g,蒲公英 15g。

另:参三七粉、守宫粉,各 1g,每日 2 次调服。

十九诊:2014 年 2 月 19 日。

近来因事务繁忙而操劳,甚感疲乏气短,右上腹偶有隐痛,腹部柔软无包块触及,大便干结,面色少华,苔薄白,脉细。治拟补气扶正,化痰散结,佐以疏肝润肠。

生黄芪 60g,炒党参 15g,当归 10g,赤芍 10g,三棱 15g,莪术 15g,炙僵蚕 10g,浙贝 10g,生牡蛎(先煎)30g,肉桂(后下)3g,火麻仁 30g,全瓜蒌 15g,蒲公英 15g,生甘草 3g。

另:参三七粉、守宫粉,各 1g,每日 2 次调服。

患者坚持服药,手术至今已近两年半,病情相对稳定,右上腹疼痛已少,腹部硬结之包块已消,食欲正常。

【按】本案胰腺癌属中—低分化,部分淋巴结转移。化疗后以右上腹疼痛为主要症状,脐腹局部有拳头大小之硬块,触之疼痛,大便秘结难解。据证认为,胰腺肿块虽已切除,但瘀毒未尽,肠腑失于通降,故而腹痛、硬块、便结。采用化瘀散结、润肠通便、行气止痛等诸法配合,使腹痛渐止,硬块消散,大便通畅,症状得以改善。胰腺癌病情凶险,中医治疗从一个侧面对于缓解和稳定病情确有帮助。观方中治疗脐腹瘀血疼痛所配之"手拈散"(五灵脂、玄胡索、没药、豆蔻),亦为古方活用之范例。

案例 3

邢某,女,43 岁。

初诊:2013 年 3 月 6 日。

患者因尿液黄赤不愈及其腹部症状,在南京江北人民医院行 ERCP+肠道支架置入术,病理提示腺癌。后于 2012 年 11 月 23 日行"剖腹探查+胰十二指肠切除术",术后病理诊断:十二指肠乳头壶腹部腺癌,癌组织侵及全层,周围淋巴结(6/8)见癌转移。因化疗反应较重,难以耐受,而就诊于中医。诊时患者食欲不振,胃脘时有隐痛,腹部饱胀。舌质偏红,苔薄白,脉细。

辨证:脾气虚弱,瘀毒内结。

治法:益气健脾,化瘀解毒。

生黄芪 30g,炒党参 15g,炒白术 10g,茯苓 15g,青陈皮(各)6g,木香 10g,制香附 10g,当归 10g,赤芍 10g,三棱 10g,莪术 10g,蜈蚣 2 条,全蝎 6g,黄芩 10g,蒲公英 30g,生甘草 5g。

二诊:2013 年 4 月 10 日。

药后胃脘疼痛缓解,腹胀减轻,食欲略增进,唯肿瘤标志物 CA199>1000U/ml。舌苔薄白,脉细弦。正气虚弱,癌毒内结未消。原方加减再进。

五诊:2013 年 8 月 12 日。

已服中药 5 个月,近查 CA199 降至 659.8U/ml。食纳尚可,胃脘胀痛,大便秘泻交替。舌苔薄白腻,脉细弦。脾虚气滞,正虚邪实。治再健脾益气,化瘀解毒。

炒党参 15g,炒白术 10g,茯苓 15g,生苡仁 30g,淮山药 30g,木香 10g,砂仁(后下)3g,陈皮 5g,法半夏 10g,三棱 10g,莪术 10g,蒲公英 30g,黄芩 10g,蜈蚣 2 条,全蝎 6g,生甘草 5g。

八诊:2013 年 11 月 20 日。

守上方加减服用 3 个月余,胃脘无胀痛,大便通畅,食纳尚可。舌苔薄白,脉细弦。治再补气托毒,上方再加生黄芪 60g。继服。

十一诊:2014 年 3 月 13 日。

近查 CA199:159.8U/ml,其余肿瘤标志物均在正常范围。上腹部 CT 提示:与前片比较变化不大。刻下:腹部有时胀痛,以上腹、胃脘为主,舌苔薄黄,脉细弦。治以益气扶正,化瘀解毒。

生黄芪 30g,太子参 15g,茯苓 15g,炒白术 10g,陈皮 5g,法半夏 10g,木香 10g,砂仁(后下)3g,当归 10g,赤白芍(各)10g,三棱 10g,莪术 10g,蜈蚣 2 条,全蝎 6g,黄芩 10g,蒲公英 30g,生甘草 5g。

患者病情偏晚,淋巴结转移较多,在门诊坚持服用中药一年多,症状得以改善,肿瘤标志物 CA199 持续下降,目前仍在中药治疗。

【按】本例患者十二指肠乳头壶腹部腺癌,周围淋巴结 6/8 转移。因化疗反应较重未能坚持。从该案经治来看,一是从益气健脾入手,调运中焦;二是从肝胆瘀热立论,清解瘀毒,总属扶正祛邪治法范畴。由于患者坚持服药,能使症状暂得改善,肿瘤标志物逐渐下降(CA199>1000U/ml 到 159.8U/ml),确属不易。因病程一年多,反复变化在所难免,如何发挥中医之长,总结用药经验,提高肿瘤治疗效果,仍有漫长道路要走。

六、胆囊癌

王某,男,69 岁。

初诊:2012 年 10 月 9 日。

患者因胆总管中部梗阻,诊断为胆囊癌。于 2011 年 3 月 22 日在上海东方肝胆医院外科行手术治疗,术后发现肠系膜根部数个肿大淋巴结,考虑转移,行胆总管—空肠吻合术。后予化疗 6 个疗程。2012 年 9 月复查 CT 示:腹腔、肝脏、淋巴结广泛转移。患者拒绝再行化疗,求治于中医。就诊时,胃脘及上腹部疼痛,食欲不振,大便数日未解,尿黄,舌苔淡黄而厚腻,脉细弦。

辨证:湿阻气滞,正虚邪实。

治法:先予清化和中,疏调气机。

苏梗10g,枳壳10g,陈皮5g,全瓜蒌15g,薤白10g,炒竹茹10g,黄芩10g,川楝子10g,玄胡索10g,茯苓15g,川朴10g,泽泻10g,蒲公英15g,炒谷麦芽(各)15g。

二诊:2012年11月13日。

药后腹部疼痛减轻,胸膈、胃脘时有隐痛,大便已通。仍消瘦乏力,气短神疲,食欲不振。舌苔薄白,脉细弦。治以补气扶正,化瘀解毒。

生黄芪60g,炒党参15g,炒白术10g,茯苓15g,川楝子10g,玄胡索10g,蜈蚣2条,全蝎6g,三棱10g,莪术10g,苏梗10g,青陈皮(各)6g,枳壳10g,黄芩10g,蒲公英15g,生甘草3g。

三诊:2012年12月11日。

胸膈、胃脘疼痛缓解,食纳略有增加,食后饱胀,大便每日一行。舌苔薄白,脉细。原方去苏梗、枳壳;加白芍10g,炙甘草3g,木香10g,砂仁(后下)3g。

七诊:2013年4月9日。

一个月前复查CT:肝脏病灶与前变化不大,转移淋巴结部分缩小。右上腹偶有隐痛不适,胃脘饱胀,大便干稀不调,舌苔薄白,脉细。正气不足,癌毒内聚。治再补气扶正,化瘀散结。

生黄芪60g,炒党参15g,炒白术10g,茯苓15g,当归10g,白芍10g,三棱10g,莪术10g,蜈蚣2条,全蝎6g,川楝子10g,玄胡索10g,白花蛇舌草30g,生甘草3g。

十诊:2013年7月19日。

病情相对平稳,食欲转振,脘腹无胀痛,二便调,夜寐尚安。舌苔薄白,脉细。治法不变,原方加减继进。

十四诊:2013年11月14日。

食欲较好,偶有饱胀。唯近来皮肤瘙痒,头目昏胀,舌苔薄黄,脉细弦。原法加减调治。2013年4月9日方去蛇舌草,加木香10g,砂仁(后下)3g,冬桑叶10g,丹皮10g。

十六诊:2014年2月19日。

胆囊癌肝脏、腹腔多发转移,未行化疗。服中药先后已有一年半,目前病情尚未有新的进展。有时腹胀,皮肤瘙痒,神疲气短,舌质淡红,苔薄黄腻,脉细弦。治拟补气扶正,化瘀解毒。

生黄芪60g,炒党参15g,当归10g,白芍10g,三棱10g,莪术10g,蜈蚣2条,全蝎6g,生甘草3g,木香10g,炒柴胡6g,青陈皮(各)5g,枳壳10g,蒲公英15g,虎杖15g,乌梢蛇10g,地肤子10g。

【按】本案患者胆囊癌广泛转移,目前现代医疗手段已少。病至晚期,正气不足,脏腑虚衰,癌毒弥散,病情甚重。该案所治,根据诊时所见,先从清化和中,疏调气机入手,改善腹痛、便秘等症状。待食欲转好,一般症状有所改善后,则根据"正气存内,邪不可干"之经旨,侧重补气扶正,兼祛余邪。方中除清热解毒的蒲公英、虎杖、黄芩等药物外,尤以虫类药贯于始终,以加强攻剔解毒之能。经辨证治疗,使患者症状有所改善,并获一定时期的相对稳定。

七、肺癌

案例1

邹某,女,58岁。

初诊:2012年2月27日。

患者一年前确诊为右下肺癌,术后化疗。近期复查出现骨转移及纵隔淋巴结转移,住院对症治疗后,仍觉转移灶疼痛剧烈、咳嗽不止,遂求诊于中医。诊时患者咳嗽咯痰,痰白质黏,不易咯出,腰脊、下肢关节疼痛,痛处固定拒按,夜间尤甚,影响活动,夜寐不安,舌质紫黯有瘀斑,舌苔薄白,脉细弦。

辨证:肺脾两伤,瘀毒内结。

治法:益气养阴,化瘀解毒。

方药:生黄芪15g,太子参15g,南沙参15g,麦冬15g,桑白皮15g,黄芩10g,化橘红6g,法半夏10g,枳壳10g,杏仁10g,蜈蚣2条,全蝎6g,僵蚕10g,半枝莲30g,白花蛇舌草30g,五味子5g,炙甘草5g。

二诊:2012年3月27日。

药后关节疼痛减轻,咳嗽咯痰减而未已,舌质紫黯,舌苔薄白,脉细弦。仍治以补益肺脾,化瘀散结。原方加炙紫菀15g,桔梗6g,芦根30g,北沙参15g,麦冬15g。

三四诊:药后患者咳嗽咯痰,关节疼痛均有所缓解,原方继服。

五诊:2012年6月13日。

近两周来患者头昏头痛,畏风流涕,食欲不振,胃脘不适,口干口苦,神疲乏力,夜寐不安,舌苔薄白,脉细。治拟补益肺脾,清泄厥阴。

生黄芪30g,桂枝6g,防风10g,当归10g,桑叶10g,丹皮10g,杭菊10g,白芍10g,川芎6g,僵蚕10g,天麻15g,钩藤15g,白蒺藜10g,蜈蚣2条,全蝎6g,夜交藤30g。

六诊:2012年9月30日。

上方服用后,患者食欲转好,关节疼痛几乎消失,行走自如,唯左腹股沟淋巴结疼痛,口干舌燥,舌质红,苔薄白,脉细弦。治拟益气养阴,化瘀解毒。

生黄芪30g,太子参30g,炒白术10g,淮山药30g,南沙参15g,麦冬15g,枳壳10g,冬瓜子30g,炙紫菀15g,杏仁10g,陈皮5g,蜈蚣2条,全蝎6g,僵蚕

10g,莱菔子10g,蚤休15g。

七诊至十诊:患者服药后自觉舒适,腹股沟淋巴结疼痛减轻,咳嗽咯痰均有好转,原方加减继服。

十一诊:2013年10月17日。

患者近日又觉口干舌燥,痰黏难以咯出,食纳尚可,二便调,夜寐安,舌苔薄白,脉细。治拟益气滋阴,解毒散结。

太子参30g,炒白术10g,淮山药30g,南沙参15g,麦冬15g,枳壳10g,冬瓜子10g,全瓜蒌15g,陈皮5g,蜈蚣3条,全蝎10g,僵蚕10g,蚤休15g,大生地30g,桑白皮10g,黄芩10g。

十二诊:2014年1月9日。

患者中药调治两年余,病情稳定,近来咳嗽痰白,有时自觉腰酸颈痛,食欲尚可,面色红润,二便尚调。舌苔薄白,脉细,治拟补气扶正,化瘀散结。

生黄芪60g,炒党参30g,南北沙参(各)15g,麦冬15g,蜈蚣2条,全蝎6g,枇杷叶10g,当归10g,白芍10g,生甘草5g,炒竹茹10g,枳壳10g,川贝粉(冲服)10g。

十三诊:2014年3月31日。

近期磁共振复查,纵隔肿大淋巴结消失,骨转移灶与之前检测无明显变化。偶有咳嗽,咳痰白黏夹黄,面色红润,体力较好,食欲尚可,骨转移灶无明显疼痛。舌苔薄白,脉细弦。治拟补气扶正,化瘀散结。

生黄芪60g,当归15g,赤芍15g,南北沙参(各)15g,麦冬15g,蜈蚣3条,全蝎6g,桑白皮10g,黄芩10g,枳壳10g,陈皮5g,生甘草3g。

【按】本案为右下肺癌伴骨转移、纵隔淋巴结转移。因化疗已不敏感,病情发展,咳嗽不止,骨质破坏疼痛剧烈而求治于中医。临证认为此乃肺脾两伤,瘀毒凝结,痰热蕴肺所致。故从补益肺脾,清热化瘀,攻毒散结等法论治,使病情逐渐有所缓解,尤其剧烈疼痛在未用镇痛药的情况下能够完全消失。患者坚持服药两年多,经复查纵隔转移的肿大淋巴结消失,骨转移灶无变化,并且无新的转移病灶。患者生活自理,病情相对稳定。从中可见,中医的辨证论治和某些药物的特殊配伍,可能是探索肿瘤治疗方法的一种积极尝试。

案例2

章某,女,81岁。

初诊:2013年1月7日。

患者于2012年12月16日,经CT检查诊断为右上肺癌,肿瘤大小2.8cm×3.6cm,肺门纵隔淋巴结肿大,考虑转移,胸腔内少量积液。因年龄和体质因素,未行手术和化疗。遂由安徽当涂来宁求助中医治疗。该时患者咳嗽较剧,痰多黄稠或白黏痰中夹有血丝,右侧胸痛,气短乏力,口干苦。舌质偏红,苔薄黄腻,脉细弦滑。

辨证:痰热阻肺,瘀毒内结。

治法:化痰泄热,肃降肺气。

方药:南沙参15g,麦冬15g,百部10g,葶苈子10g,黄芩10g,桑白皮10g,瓜蒌皮15g,枇杷叶10g,炒苏子10g,浙贝母10g,广郁金10g,茜草15g,白茅根30g。

二诊:2013年1月21日。

服药14剂,黄痰渐少,咳嗽亦轻。右侧胸胁仍觉隐痛,胸闷气短,舌苔薄黄腻,脉细弦滑。痰热未清,肺失肃降,热伤血络。治拟清肺化痰,养阴和络。

南北沙参(各)15g,麦冬15g,玄参15g,百部10g,桑白皮10g,冬瓜子30g,黄芩10g,枇杷叶10g,茜草15g,瓜蒌皮15g,枳壳10g,郁金10g,丝瓜络10g,白茅根30g。

三诊:2013年2月18日。

再服上药近一个月,咳痰已少,咳嗽渐止,胸闷气短亦有改善。已经20多天痰中未见带血。唯口干神疲,自服中药以来,大便时溏,脘腹饱胀,口干,食欲不振。舌质偏红,苔薄白,脉细。痰热虽清,脾肺两虚,气阴不足。转以补益肺脾,佐以养阴清热。

太子参15g,炒白术10g,云茯苓15g,炒扁豆15g,淮山药15g,煨木香10g,广陈皮6g,炒白芍10g,南沙参15g,麦冬15g,炙甘草5g,五味子5g,仙鹤草30g,蛇舌草30g。

四诊:2013年3月14日。

药后症状改善明显,咳嗽咯痰已少,大便成形,每日一次,食欲渐增,已恢复病前食量。舌苔薄白,脉细。原法继进,取原方调治。

五诊:2013年4月11日。

患者日前感冒发热,在当地医院挂水抗感染治疗。先仍有咳嗽,咳痰色黄,未见痰血,咽痛,口干苦,体温37.6℃。舌质红苔薄黄,脉浮数。急则治标,患者风热外感,肺失清肃。当予疏风清肺止咳为先。

桑叶10g,菊花10g,桔梗6g,杏仁10g,连翘10g,黄芩10g,浙贝10g,桑白皮10g,南沙参15g,仙鹤草30g,生甘草3g,芦根30g。

六诊:2013年4月25日。

近来已无咳嗽胸闷,食欲较好,唯感气短乏力。舌苔薄白,脉细。正气不足,癌毒内聚。治拟补气扶正,化痰散结。

生黄芪60g,炒党参15g,炒白术10g,云茯苓15g,生甘草3g,炙僵蚕10g,浙贝母10g,生牡蛎(先煎)30g,昆布15g,海藻15g,黄药子10g,山慈菇15g。

七诊、八诊:病情平稳,精神较好,无咳嗽胸闷,咳痰,食欲较佳,舌苔薄白,脉细,以上方略作加减,取药继服。

九诊:2013 年 6 月 20 日。

病情相对平稳,无咳嗽、胸闷,自觉气力增强,常一人乘车来宁看病取药。唯近日来口苦,尿黄有灼烧感。舌质偏红,脉细。原方去黄药子;加炒黄柏 10g,知母 10g,泽泻 10g。

十三诊:2013 年 10 月 8 日。

精神较好,面色红润,气力增强,自觉行走有力,食欲正常,无咳嗽、咯痰。唯右侧胸胁有时隐痛。舌苔薄白,脉细。治再补气扶正,化痰散结。

生黄芪 60g,炒党参 15g,当归 10g,赤芍 10g,三棱 10g,莪术 10g,蜈蚣 2 条,全蝎 6g,炙僵蚕 10g,浙贝母 10g,生牡蛎(先煎)30g,山慈菇 15g,生甘草 3g。

十六诊:2014 年 1 月 5 日。

病情稳定,上方已服药三个月,近来皮肤瘙痒较甚,余无不适。舌苔薄白,脉细。原方去牡蛎、山慈菇;加乌梢蛇 10g,地肤子 10g,生甘草 3g。

十九诊:2014 年 4 月 23 日。

病情稳定,无咳嗽胸痛,未见咯痰带血,食欲、精神俱好,2014 年 4 月 16 日在安徽省人民医院复查 CT 显示:右上肺癌灶 1.9cm×2.1cm,边缘分叶状,已较一年多前有所缩小;肺门纵隔淋巴结未见肿大。舌苔薄白,脉细。治再补气扶正,化痰散结,标本兼治。拟方如下:

生黄芪 60g,炒党参 30g,当归 10g,赤芍 10g,三棱 10g,莪术 10g,蜈蚣 3 条,全蝎 6g,浙贝母 10g,炙僵蚕 10g,生甘草 3g,半枝莲 30g。

患者系晚期肺癌,未行手术治疗,坚持服用中药一年多,瘤体缩小,转移淋巴结消失,病情稳定。除辨证用药外,病程中黄芪用量较大,对于年老体衰、正气亏虚,以其"补气内托",对于扶正消邪似有一定的帮助。

【按】本案患者高龄晚期肺癌,未行手术和化疗。一年多来仅以中药治疗,从未间断。不但咳嗽、咯血、胸痛症状改善,而且经复查显示:肺部癌灶缩小,肺门纵隔转移淋巴结消失,中医治疗颇有效果。诚如案中所言,除清肺化痰、补益肺脾等辨证用药外,其中参芪补气用量较大,在加大扶正的基础上,兼用三棱、莪术之化瘀消癥,浙贝、僵蚕之化痰散结,蜈蚣、全蝎之攻剔解毒,使其攻邪不伤正,正复邪自消,可能有一定的配伍作用,值得总结探索。

其 他 杂 病

一、胃病郁证

陈某,女,32 岁。

初诊:2005 年 6 月 18 日

患者 2 个月前,因母亲病逝而悲思不解,加之家庭事务情绪不畅,故郁而致病。因胃中闷堵,食欲不振,检查胃镜示:慢性萎缩性胃炎伴肠化生,HP(++)。曾口服丽珠维三联抗菌治疗,然症状未解。诊时胸闷心烦,抑郁不欢,头晕乏力,胸胁胀满,手足心发热,难以入睡或睡后易醒,服安眠药口干口苦,嗳气频频,胃胀,便溏;月经不调,色黯。舌质红,苔薄白,脉细弦。

辨证:肝气郁结,心脾两虚。

治法:疏肝解郁,调养心脾。

方药:醋柴胡 6g,白芍 10g,当归 10g,白术 10g,茯神 15g,丹皮 10g,炒山栀 10g,制香附 10g,广郁金 10g,枳壳 10g,紫丹参 15g,合欢皮 10g,酸枣仁 15g,炒麦芽 15g,炙甘草 3g。

二诊:2005 年 7 月 3 日。

患者症状较多,与肝郁有关,药后心胸闷堵感减轻,睡眠略有改善,仍感乏力头晕,甚则恶心欲吐。舌苔薄白,脉细弦。拟疏肝调气,安养心神。

醋柴胡 6g,枳壳 10g,青陈皮(各)5g,郁金 10g,合欢皮 10g,紫丹参 15g,炒白术 10g,茯苓神(各)15g,白蒺藜 10g,当归 10g,赤芍 10g,丹皮 10g,夜交藤 15g,炙甘草 3g。

三诊:2005 年 8 月 10 日。

续用上方加减,1 个月后复诊,据诉症状已有明显改善,头晕胸闷已轻,胃无堵塞感,夜间能睡 5~6 小时,食欲转振。舌苔薄白,脉细弦。原法再进。并嘱其调节情志,舒畅情怀。

【按】本案是属肝气郁结,心脾两虚之证。病起于情志失调,忧思不解。其症既有肝郁气滞,胸胁苦满,郁而化热的表现;也有夜不安寐,心神不宁的症状;肝失疏泄,影响脾胃运化,而致胃胀、便溏。故治以疏肝解郁,调养心神为法,方取丹栀逍遥散化裁,在疏肝清热的基础上加入养心安神之品,以使肝气条达,郁热清泄,心神得安则病可向愈。经云:"木郁达之",凡肝气郁而不解,皆当疏肝调气为先,而养心安神也是其中重要治法。

二、肠道息肉

皮某,男,54 岁。

初诊:2012 年 6 月 26 日。

患者一年前因排便困难,在南京市中医院经纤维肠镜检查,诊断为肠道多发性息肉,大小数十枚。病理示直肠管状 - 绒毛状腺瘤,部分腺体中 - 重度异型增生。一年内已先后 5 次在内镜下行息肉切除,并服中药百十剂。但息肉增生,反复发作,屡摘屡长,切而不尽。并伴有腹部冷痛,肛门坠胀,大便溏薄夹有黏液,每日 2~3 次。舌质偏红,舌苔薄白,脉细弦。前来我院就诊,遂予乌梅丸法施治并观察。

方药：炙乌梅30g,川连3g,炒黄柏10g,制附片5g,炮姜3g,肉桂（后下）3g,川椒3g,炒党参10g,当归10g,炙僵蚕10g,木香10g,槟榔10g,败酱草30g。

二诊：2012年7月10日。

药后腹痛减轻,大便渐以成形,黏液已少。舌苔薄白,脉细弦。治拟原法加减。原方加炮山甲（先煎）10g。

五诊：2012年10月10日。

患者按原方未动,每月复诊取药一次,连续服药近三个月,症状进一步改善,腹已不痛,大便成形,无黏液。食纳正常,舌质红,苔薄白,脉细弦。2012年9月27日肠镜检查：慢性直肠炎;病理示,直肠少量破碎黏膜为中度慢性炎症,活动性。未见肠道息肉;病理检查无异型增生。原方续服调治。

八诊：2013年4月2日。

服药以来,腹部较舒适,大便成形,每日一次,肛门已无坠胀感。2013年3月29日再次复查肠镜示：慢性结直肠炎,未发现肠道息肉。仍仿乌梅丸法加减,间断服药,以资巩固。

炙乌梅30g,川连3g,炒黄柏10g,制附片5g,炮姜3g,桂枝5g,细辛3g,川椒3g,炮山甲（先煎）10g,木香10g,槟榔10g,僵蚕10g,败酱草30g。

患者坚持服药一年多,至2014年1月再次复查肠镜,仍未发现肠道息肉样腺瘤及不典型增生,病情稳定。

【按】本案为肠道多发性腺瘤样息肉,伴中-重度异型增生。患者虽经内镜摘除,但反复再生,切而不尽,一年内复发五次,属于肠癌前高危人群,痛苦不堪。目前西医除外科手术或内镜下摘除外,无特殊药物治疗方法。考《灵枢·水胀》曰："寒气客于肠外,与卫气相搏,气不得荣,因有所系,癖而内着,恶气乃起,息肉乃生"。首次提出息肉的概念及其成因。该案所治属肠腑积滞,寒热错杂之证,方选乌梅丸加减,清肠化湿与温阳散寒并用。方中乌梅用量独重,除酸敛涩肠作用外,尤有"化痔消息肉"之功。《本经》谓其能"去死肌,青黑痣、蚀恶肉"。《本经逢原》说它"恶疮胬肉,如烧灰研敷,恶肉自消"。除乌梅丸方之外,炙僵蚕、炮山甲均有消风化痰,行瘀散结的功效;伍以木香、槟榔,行气导滞,有利于通降腑气。

经乌梅丸加减应用,患者屡发频发之腺瘤样息肉未再出现,肠道异型增生消失,随访息肉治愈。乌梅丸为仲景治疗蛔厥之方,又主久利。对于肠道息肉的治疗亦颇具疗效,值得深入研究。

三、腹冷畏寒

张某,男,49岁。

初诊:2010年4月27日。

患者有慢性浅表性胃炎、直肠炎病史。1个月前因下消化道出血,曾住院治疗2周。主诉腹部畏寒怕冷,终日犹如"腹有冰块",缺乏温度。受凉后极易腹泻,饮食不香,面色少华,口唇色淡,头晕乏力,四肢欠温。舌苔薄白,质淡,边有齿印。

辨证:中焦虚寒,气血亏虚。

治法:温中散寒,补气养血。

方药:炒党参10g,炒白术10g,炮姜炭5g,制附片5g,肉桂(后下)3g,当归10g,白芍10g,熟地15g,砂仁(后下)3g,川椒3g,陈皮6g,煨木香10g,红枣10g,焦建曲15g,炙甘草3g。

二诊:2010年5月10日。

腹部畏寒减轻,饮食有所增加,大便较实。舌苔薄白,脉细。辨证为脾阳不振,气不温煦。治再温补中阳,益气健脾。原方加炙黄芪15g。

【按】本案主诉腹部畏寒,终日犹如"腹有冰块",可见阴寒之甚。同时伴有泄泻、纳差、舌淡苔白,当属中焦虚寒之证。治法以温中散寒为主,取附子理中丸加减。方中加肉桂、川椒以增温补散寒之力。脾阳不振,胃气虚弱,气血生化乏源,故在纳运失常的同时,又伴气血亏虚。方中配黄芪、当归、白芍、熟地以补气养血。中阳振,阴寒散,则腹冷症状改善;脾运复常,也有利于气血生旺。

四、手术切口久不愈合

娄某,男,74岁。

初诊:2010年12月15日。

患者结肠癌于2010年3月行手术治疗,肿瘤大小4.3cm×2.5cm,穿透浆膜层,达周围脂肪组织,淋巴结部分转移。术后接受全身化疗,反应较重。后因排便困难,腹部疼痛,诊断为非肿瘤复发性肠梗阻,又于2010年10月16日行二次腹部手术。术后手术切口久久不能愈合,切口周边红肿,渗血渗水,虽经抗感染、局部换药、支持疗法,局部症状仍未能改善。会诊时,患者低热,体温37.6℃,白细胞及中性粒细胞略高于正常,切口局部未愈合,红肿,有少量渗出液。神疲气短,食欲不振,腹部隐痛,下肢浮肿,大便溏烂量少,舌质淡红,苔薄白,脉细。

辨证:正气不足,邪毒内留。

治法:补气内托,扶正祛邪。

方药:生黄芪30g,炒党参15g,炒白术10g,茯苓15g,汉防己15g,当归10g,白芍10g,木香5g,陈皮6g,银花15g,蒲公英15g,生甘草3g。

二诊：2010 年 12 月 22 日。

服药一周，体温已正常。切口渗出液已少，局部较干，下肢水肿渐消，仍感气短乏力，腹部隐痛。原方去蒲公英、汉防己；加熟地 15g，砂仁（后下）3g，肉桂（后下）3g；生黄芪加至 45g。

三诊：2010 年 12 月 29 日。

服上方七剂切口渐有愈合趋势，下肢水肿已消。舌苔薄白，脉细，拟再补气扶正，生肌收口。

生黄芪 45g，炒党参 15g，炒白术 10g，茯神 15g，当归 10g，白芍 10g，熟地 15g，砂仁（后下）3g，陈皮 5g，肉桂（后下）3g，银花 15g，生甘草 3g。

又服药一周，切口完全愈合，体温正常，腹已不痛，食欲较佳，大便成形。

【按】患者结肠癌因肠梗阻而先后两次手术，全身化疗反应较重。故在第二次腹部手术后，切口迟迟不能愈合。观中医所治，未从局部感染而用清热解毒之药，而是以正气不足，气血两虚立论。认为切口不收的关键是气虚不能托毒，血虚无以生肌长肉。故而重用黄芪并配以党参加强补气升陷之力，以当归、白芍、熟地补养阴血，方中又用少量肉桂以鼓舞气血，银花、蒲公英、生甘草清解未尽余邪。共起内补托毒，补气养血，生肌收口之功。服药之后，久不愈合的切口逐渐收口，红肿消退，同时腹部未再疼痛，精神体力亦渐渐恢复。

五、腰腿痛（骨转移）

周某，男，50 岁。

初诊：2007 年 6 月 13 日。

患者肝癌手术后 1 年，虽经综合治疗，病情仍有进展。近月来腰痛尤剧，引及下肢，步履困难，夜间疼痛更甚，以致夜不能寐。下肢发凉，虽用镇痛药物疼痛亦难缓解，十分痛苦。磁共振检查提示：腰椎椎体骨质破坏。肿瘤标志物检测，AFP：24000ng/ml。

辨证：肝肾亏虚，癌毒内聚。

治法：补益肝肾，活血和络。

方药：独活 10g，桑寄生 15g，防风 10g，赤芍 10g，当归 10g，川芎 6g，生苡仁 15g，桂枝 10g，细辛 3g，紫丹参 15g，川断 15g，狗脊 15g，怀牛膝 10g，蜈蚣 2 条，全蝎 6g，白花蛇舌草 30g。

二诊：2007 年 6 月 29 日。

腰腿剧痛有所缓解，仍觉肢体畏寒怕冷，舌质有紫气，苔薄白，脉弦涩。正气亏虚，瘀毒寒凝，拟再原方进治，冀希减轻痛苦。原方加生黄芪 30g、制川乌 5g。

三诊：2007 年 7 月 13 日。

腰部疼痛明显缓解,已能离开推车,自行步入诊室就诊。精神好转,夜间亦能安睡。舌淡红,苔薄白,脉细。患者以上方加减治疗 3 个多月,腰腿疼痛虽未能完全缓解,但症状已明显减轻,并停用镇痛药物。

【按】本案为肝癌晚期,腰椎转移,骨质破坏而导致的腰腿剧烈疼痛。虽用镇痛药而痛不能止,患者痛苦异常。本案所治以独活寄生汤加减,补益肝肾,活血通络,温经散寒。因癌毒内聚,正气已衰,气血凝滞,不通则痛。故从"肾主骨"着眼,补肾强腰扶其正;再从"寒凝毒瘀"考虑,温经解毒祛其邪。药后腰腿剧痛逐渐缓解。方中配伍蜈蚣、全蝎,具有搜风、止痉、攻毒、散结的作用,对于癌性骨转移疼痛,有良好的镇痛作用。

六、乏力气短

尹某,女,42 岁。

初诊:2010 年 5 月 11 日。

患者半年来自觉气短欲脱,四肢乏力,懒言怕动。同时伴有头昏头晕,不耐烦劳,甚则感觉难以坚持工作。检查血常规提示白细胞偏低,WBC:2.1×10^9/L。曾口服升白细胞药物以及地榆升白片等无明显效果。诊时面色少华,夜寐不安,头晕乏力,舌质淡苔薄白,脉细。

辨证:心脾两虚,气血不足。

治法:健脾益气,养血安神。

方药:炙黄芪 30g,炒党参 15g,白术 10g,茯苓神(各)10g,淮山药 15g,木香 10g,砂仁(后下)3g,枸杞子 15g,菟丝子 15g,当归 10g,紫丹参 15g,远志 5g,酸枣仁 15g,炙甘草 5g。

二诊:2010 年 5 月 26 日。

自感服药后体力有所增加,口唇稍红润,头昏头晕亦有好转,食欲欠振。舌淡苔白,脉细。气血不足,心脾两虚,尚未愈复,再从调养入手进治。原方去远志、熟地,加川断 15g,杜仲 15g,肉桂(后下)3g。

三诊:2010 年 6 月 12 日。

服药以来疲乏症状改善,体力明显增强,面色红润,食量亦较前增加。舌苔薄白,脉细,其后随诊,复查血常规:红细胞、白细胞均回复至正常。

【按】本案以气短乏力为主要症状,伴头昏头晕,不耐烦劳,夜不安寐,面色少华,舌淡苔白,脉细,血查白细胞减少。当属气血两虚之证,治拟益气健脾,养血安神为法,方取归脾汤化裁。药如黄芪、党参、白术、茯苓、淮山药、炙甘草补气健脾;当归、枸杞子、丹参养血和血;茯神、远志、酸枣仁养心安神;木香、砂仁行气和中;菟丝子、肉桂、川断、杜仲温肾助阳,鼓舞气血。药后症状得以改善,血细胞水平渐至正常。

七、汗证

张某,女,58岁。

初诊:2009年9月21日。

患者2007年12月,因咳嗽伴胸闷查胸部CT发现:左肺上叶占位,纵隔淋巴结增大,心包增厚。肺穿刺病理示:低分化腺癌。曾先后行TP方案化疗6次,NP方案化疗2次,GP方案化疗4次,未行手术治疗。近两月来汗出不止,自颈下至上半身为甚,常常汗多湿衣。不动汗出,动则尤甚,汗后怕风怕冷,容易感冒。伴有乏力咳嗽,口淡少味,夜寐不安。舌尖及右指麻木。舌质淡胖,苔薄白,脉细。

辨证:阳气虚弱,卫外失固。

治法:温阳益气,固表止汗。

方药:生黄芪30g,炒白术10g,防风10g,桂枝10g,当归10g,煅牡蛎(先煎)30g,白芍10g,炒党参15g,制附片5g,糯稻根15g,浮小麦30g,大枣10g,酸枣仁15g,炙甘草5g。

二诊:2009年10月4日。

上方连服14剂,汗出较前明显减少,恶寒怕风症状改善,舌尖及右指麻木系化疗毒副反应所致。舌质淡胖,苔薄白,脉细。阳虚不固,营卫失和,亦有气血流行不畅。原方加鸡血藤15g,络石藤15g。

三诊:2009年10月18日。

经服药调治,自汗症状已止,睡眠转安。唯指麻如前,后以抗肿瘤治疗为主。

【按】本案以汗出不止为主诉,是为阳气虚弱,卫外失固所致。《杂病源流犀烛·诸汗源流》:"气虚而阳弱者,必体倦自汗"。患者迭经化疗,阳气亏虚,气虚不能固表,故汗出如流,怕风怕冷,极易感冒。故以温阳益气,固表止汗为治。方取玉屏风散、黄芪建中汤加减,方中所配糯稻根、浮小麦、大枣具有安神敛汗作用,药后汗出渐止,症状改善。

八、口疮

周某,女,44岁。

初诊:2007年5月8日。

患者既往有慢性萎缩性胃炎病史数年,经常胃痛、痞胀。近年来,口腔溃糜严重,唇舌及牙龈多处小溃疡反复发生,曾服大量维生素B族药物无效,服滋阴养液、清热泻火中药其效亦不显。因溃疡疼痛怕喝热汤,咸辣刺激性食物尤不敢进口,说话张口也觉疼痛,十分痛苦,竟有两月未能讲课。此外又伴胃

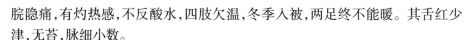

脘隐痛,有灼热感,不反酸水,四肢欠温,冬季入被,两足终不能暖。其舌红少津,无苔,脉细小数。

辨证:阴伤液燥,虚火上炎。

治法:甘寒润燥,酸甘化阴。

方药:生地 15g,玄参 15g,麦冬 15g,玉竹 10g,天花粉 15g,炙乌梅 5g,白芍 10g,炒黄柏 10g,丹皮 10g,知母 10g,银花 15g,生甘草 3g,肉桂(后下)2g。

二诊:2007 年 5 月 22 日。

服药 14 剂后,口腔溃疡逐渐减少,疼痛减轻。原方去玉竹;加淡竹叶 10g,人中白 6g。

再服 14 剂后,溃疡已大部分消失,胃脘隐痛、灼热感亦止。后虽有小发,但以上方加减服之即愈。后因胃疾来诊,随访口腔溃疡多年未发。

【按】本例口腔溃疡,属中医"口疳"之证。患者口内多处溃糜疼痛,反复发作,颇为痛苦。发此症同时,兼有脘痛灼热之胃疾。诊其舌脉,舌红无苔,脉象细而小数。因而辨之此乃阴伤液燥,胃火上熏所致。予以甘凉濡润,以补其阴,苦寒清热以降其火。方中尤配少量肉桂一味,以"引火归原"。药后收效,口腔溃疡逐渐消退,疼痛减轻,胃脘隐痛亦明显改善。

"引火归原"属中医反治法之一,临床适用于上热下寒症,盖由肾中虚火上升而表现的各种症状。案中以少量肉桂一味,配入大量滋阴清热方中,是引虚火下归于肾,而达到交通阴阳的目的。

九、口涎

陈某,男,49 岁。

初诊:2013 年 8 月 6 日。

患者数月来口中渗涎,常在不自觉中口水自口角流淌,或夜寐湿枕,除大便时溏,余无它症,舌苔薄白,脉细。遂求中医诊治。

辨证:脾虚不摄。

治法:健脾摄涎。

方药:炒党参 15g,炒白术 10g,云茯苓 15g,益智仁 15g,淮山药 15g,炒苡仁 15g,炒扁豆 10g,陈皮 5g,木香 6g,炒白芍 15g,炮姜 3g,焦楂曲(各)15g,炙甘草 3g。

二诊:2013 年 8 月 20 日。

经上治疗,口水已少,舌苔薄白,边有齿印,拟再健脾摄涎、调理中焦。原方加炙黄芪 15g 续进。后再服药 7 剂,渗涎已止。

【按】本案患者口中渗涎,余无不适,苔脉如常,属脾气虚弱之证。《素问·宣明五气》曰:"脾为涎"。脾气虚弱,则不能收摄涎液。治法当以补益脾气,固摄涎液为主,方选参苓白术散加减,药用党参、白术、山药、扁豆、炙甘草,益气健脾;茯苓、苡仁,健脾化湿;陈皮、木香,理气和中;白芍酸收敛阴,炮姜温运脾阳,益智仁温脾涩涎。再诊时患者口涎已少,治法有效,再加炙黄芪以增益气健脾之力。

十、膏方

案例1

王某,女,63岁。

初诊:2008年1月14日。

患者胃癌Ⅱ期手术后4年。近两年来常觉胸闷气短,自汗易感,进食后偶有泛呕酸水,胃脘不舒,倦怠乏力,夜寐不安,腰膝酸软,腰背部怕冷,四肢不温。舌苔薄白,质偏淡,边有齿印,脉细弦。进入冬令,膏方调补。证属脾肾两虚,气血不足。拟方健脾益肾,补益气血。

太子参150g,炙黄芪200g,炒白术100g,茯苓神(各)150g,炒苡仁150g,全当归150g,白芍100g,煨木香100g,砂仁(后下)30g,肉桂(后下)30g,补骨脂100g,菟丝子150g,巴戟天100g,鹿角胶100g,生熟地(各)150g,制首乌150g,明天麻150g,杜仲150g,桑寄生150g,金毛狗脊150g,川断150g,川连30g,吴茱萸15g,苏梗100g,枳壳100g,酸枣仁150g,柏子仁150g,夜交藤150g,淮山药200g,防风100g,女贞子100g,阿胶250g,龙眼肉150g,红枣250g,炙甘草50g,冬虫夏草30g,蜂蜜250g,白糖250g。如法制膏,早晚各服一汤匙,开水调服。

【按】本案为胃癌术后,气血不足,脾肾两虚之证。治当补益气血,温养脾肾。经云:"形不足者,温之以气;精不足者,补之以味。"故方中以补养之药为主,根据证候表现的不同,又配以益气固表、补肾强腰、养心安神、行气和中等相应药物。膏方调补,有利于抗病功能的恢复,是肿瘤患者缓补扶正的一种方法。

案例2

薛某,男,72岁。

初诊:2008年12月16日。

患者胃癌期术后已有七年,病情稳定。唯感体虚乏力,形体消瘦,多食则腹胀,便溏,每日1~2次。舌苔薄白,质淡红,脉细。胃镜复查:食管糜烂、反流性食管炎、慢性浅表萎缩性胃炎。进入冬令,膏方调补。证属脾胃虚弱,气血不足。拟方健脾养胃,补益气血。党参150g,炙黄芪150g,炒白术100g,茯苓150g,怀山药150g,当归100g,白芍100g,木香100g,砂仁(后下)30g,炮姜炭30g,吴茱萸30g,肉豆蔻50g,川朴100g,炒苡仁200g,炒扁豆150g,枸杞子

150g,煅瓦楞子(先煎)300g,山萸肉 150g,生熟地(各)150g,枳壳 100g,香橼皮 100g,佛手 150g,陈皮 60g,法半夏 100g,炙鸡金 100g,炙甘草 30g,红枣 250g,龙眼肉 150g,阿胶 250g,蒲公英 150g,神曲 150g,炒谷麦芽(各)150g。白糖 250g,冰糖 250g,如法治膏。早晚各服用一汤匙,开水调服。

【按】本案胃癌已经七年,病情稳定。唯体虚乏力,形体消瘦,腹胀便溏。当属脾胃虚弱,气血不足之证。治当补益脾胃,运化中焦,滋阴养血为要。方以温阳健脾,理气和胃为主,兼以补阴养血。为防滋腻碍胃,影响脾运,方中又配较多理气畅中,开胃消食之品。